TNM – Klassifikation maligner Tumoren

Union for International Cancer Control (UICC)

TNM – Klassifikation maligner Tumoren

Neunte Auflage

Herausgegeben von

James Brierley
Meredith Giuliani
Brian O'Sullivan
Brian Rous
Elizabeth Van Eycken

Übersetzung herausgegeben von

Christian Wittekind

WILEY-VCH

Herausgeber
Prof. Dr. Christian Wittekind
Universitätsklinikum Leipzig
Institut für Pathologie
Liebigstr. 26
04103 Leipzig
Deutschland

Titel der englischen Ausgabe:
J.D. Brierley, M. Giuliani, B. O'Sullivan,
B. A. Rous, E. Van Eycken
(eds.): TNM Classification of Malignant Tumours,
9th Edition

Cover Design & Titelbild: UICC & Motherbird

Typesetting: Newgen KnowledgeWorks (P) Ltd.,
Chennai, India

Bibliografische Information der Deutschen Nationalbibliothek
Die Deutsche Nationalbibliothek verzeichnet diese Publikation in der Deutschen Nationalbibliografie; detaillierte bibliografische Daten sind im Internet über http://dnb.d-nb.de abrufbar.

Print ISBN: 9783527356034
ePDF ISBN: 9783527855179
ePub ISBN: 9783527855162

Die Deutsche Nationalbibliothek verzeichnet diese Publikation in der Deutschen Nationalbibliografie; detaillierte bibliografische Daten sind im Internet über http://dnb.d-nb.de abrufbar.

Neunte Auflage 2026
Achte Auflage 2017
Siebente Auflage 2010

Printed and bound in Great Britain by
Bell and Bain Ltd, Glasgow

B0582450_100326

Bevollmächtigte des Herstellers gemäß EU-Produktsicherheitsverordnung ist die WILEY-VCH GmbH, Boschstr. 12, 69469 Weinheim, Germany, e-mail: Product_Safety@wiley.com.

Die sind weise zu nennen, die
Dinge in die rechte Ordnung bringen

Thomas von Aquin,
Summa contra gentiles,
Buch 1, Kapitel 1

Inhaltsverzeichnis

Die Herausgeber

Hauptherausgeber

James Brierley, BSc, MB, FRCP, FRCR, FRCPC
Emeritus Professor, Department of Radiation Oncology, University of Toronto; Princess Margaret Cancer Centre, Toronto, Ontario, Kanada
Dr. Brierley erhielt seine Ausbildung in klinischer Onkologie im Vereinigten Königreich und entwickelte ein Interesse an der Stadienbestimmung als er nach Kanada übersiedelte. Er ist seitdem auf lokaler, nationaler und internationaler Ebene in der Krebsüberwachung tätig. Er ist der Ko-Vorsitzende des TNM Prognosefaktoren-Projekts der UICC und Mitherausgeber zahlreicher Publikationen, darunter *TNM Classification of Malignant Tumours, 8th edition* (Wiley 2017, in deutscher Übersetzung bei Wiley-VCH erschienen), *TNM Supplement, 5th edition* (Wiley 2019), *UICC Manual of Clinical Oncology* (Wiley 2015), *UICC TNM Atlas, 7th edition* (Wiley 2020, in deutscher Übersetzung bei Wiley-VCH erschienen), sowie *UICC Cancer Systems and Control for Health Professionals* (Wiley 2025).

Meredith Giuliani, MB, FRCPC
Associate Professor, Department of Radiation Oncology, University of Toronto; Director of Education, Princess Margaret Cancer Centre; Associate Dean of Postgraduate Medical Education, University of Toronto, Kanada.
Dr. Giuliani erhielt ihre Qualifikation als MBBS von der Universität London und schloss ihre Ausbildung als Assistenzärztin an der Universität Toronto ab. Sie qualifizierte sich weiter zum Master of Education am Ontario Institute of Sciences in Education der Universität Toronto und promovierte an der School of Health Professions Education der Universität Maastricht. Ihre akademischen Schwerpunkte sind die Globalisierung in der Medizin und der Einfluss des Bildungssystems auf das Gesundheitssystem. Sie ist Mitherausgeberin von *UICC Cancer Systems and Control for Health Professionals* (Wiley 2025).

Brian O'Sullivan, MB, BCh, FRCPC, FRCPI, FFRRCSI (Hon)
Professor, Department of Radiation Oncology, Princess Margaret Cancer Centre, University of Toronto; Member of the faculty at Centre Hospitalier de l'Université de Montréal (CHUM), Université de Montréal, Kanada
Dr. O'Sullivan erhielt seine akademische Ausbildung an der National University of Ireland am University College Dublin und seine berufliche Ausbildung in klinischer Onkologie sowie in seinem Schwerpunktfach Radioonkologie in Dublin und Toronto. Er engagiert sich seit 1997 im Prognosefaktoren-Projekt der UICC, u. a. als Mitglied im Hauptausschuss und Vorsitzender eines Fachausschusses. .

Er ist Mitherausgeber der zweiten und dritten Auflage von UICC *Prognostic Factors in Cancer* (Wiley 2001 bzw. 2006), der siebten und achten Auflage des UICC *Manual of Clinical Oncology* (Wiley 1999 bzw. 2004) und federführender Herausgeber der neunten Auflage des *Manual of Clinical Oncology* (Wiley 2015).

Brian A. Rous, MA (Cantab), MB, BChir, PhD, FRCPath
Consultant Histopathologist, Cambridge University Hospitals NHS Foundation Trust, Großbritannien
Dr. Rous erhielt seine akademischen Qualifikationen als MB, BChir und PhD von der Universität Cambridge. Seine Dissertation befasste sich mit dem intrazellulären Transport von lysosomalen Proteinen. Als Verantwortlicher für die klinischen Aspekte des englischen National Disease Registration Service führte er viele Jahre lang Beratungen zur Kodierung und Klassifizierung von Neoplasmen durch. Er ist ein Mitherausgeber UICC *TNM Atlas, 7th edition* (Wiley 2020, in deutscher Übersetzung bei Wiley-VCH erschienen).

Elizabeth Van Eycken, MD
Director, Belgian Cancer Registry, Brüssel, Belgien
Dr. Van Eycken erhielt ihre Ausbildung in der Radioonkologie am Klinikum der Universität Leuven (Belgien) und qualifizierte sich weiter zur Expertin für Gesundheitsdatenmanagement. Sie wechselte von der Klinik in die Krebsregistrierung mit Schwerpunkt in der Anwendung der Stadienbestimmung bei Tumoren. Sie ist die Ko-Vorsitzende des TNM Prognosefaktoren-Projekts der UICC, beantwortet regelmäßig Fragen des UICC TNM Helpdesk und ist Mitherausgeberin des UICC *TNM Supplement, 5th edition* (Wiley 2019), und des UICC *TNM Atlas, 7th edition* (Wiley 2020, in deutscher Übersetzung bei Wiley-VCH erschienen).

Mitherausgeber

H. Asamura, MD
Professor of Surgery, Chief, Division of Thoracic Surgery, Keio University School of Medicine, Tokyo, Japan

E. Asare, MD, MS, CMQ, FACS
Assistant Professor, Section of Surgical Oncology, Division of General Surgery, University of Utah, Salt Lake City, UT, USA

J. Aitken
Professor, Cancer Council Queensland, Brisbane, Australien

A. Berlin, MD, MSc, FRCPC
Associate Professor, Princess Margaret Cancer Centre, Department of Radiation Oncology, University of Toronto, Toronto, Ontario, Kanada

M. Gospodarowicz, MD, FRCPC, FRCR (Hon)
Emeritus Professor, Department of Radiation Oncology, University of Toronto, Toronto, Ontario, Kanada

D. Hodgson, MD, MPH, FRCPC
Professor, Princess Margaret Cancer Centre, Department of Radiation Oncology, University of Toronto, Toronto, Ontario, Kanada

S. Huang, MD, MSc, MRT (T)
Associate Professor, Princess Margaret Cancer Centre, Department of Radiation Oncology, University of Toronto, Toronto, Ontario, Kanada

A. Lee, MD, FRCR
Professor and Head, Department of Clinical Oncology, The University of Hong Kong and the University of Hong Kong-Shenzhen Hospital, Hong Kong, China

A. Mallipatna, MD
Assistant Professor, SickKids Hospital, Department of Ophthalmology and Vision Sciences, University of Toronto, Toronto, Ontario, Kanada

M. Piñeros, MD, MSc
Cancer Surveillance Section, International Agency for Research on Cancer, Lyon, Frankreich

M.K. Washington, MD, PhD
Professor of Pathology, Vanderbilt University Medical Center, Nashville, TN, USA

D. Youlden
Biostatistician, Cancer Alliance Queensland, Queensland, Australien

Vorwort der UICC

In der 9. Auflage der TNM-Klassifikation maligner Tumoren blieben die meisten Tumoren gegenüber der 8. Auflage unverändert [1]. Einige Tumorentitäten und anatomische Lokalisationen wurden neu eingeführt, bei anderen wurden Modifikationen vorgenommen. Damit wurde der Basisphilosophie gefolgt, die Klassifikationen über einen längeren Zeitraum stabil zu halten.

Die Modifikationen und Ergänzungen basieren auf neuen Daten zur Prognose und neuen Methoden zur Bestimmung der Prognose [2]. Einige der Veränderungen wurden bereits im TNM-Supplement [3] als Vorschläge publiziert. Unterstützende Daten rechtfertigten ihre Aufnahme in die Klassifikation.

In der 7. Auflage wurde wurde eine neue Vorgehensweise eingeführt, um die Stadiengruppierungen von den prognostischen Gruppierungen abzugrenzen, wobei in Letzteren neben den T-, N- und M-Kategorien auch andere Prognosefaktoren berücksichtigt wurden. Diese neuen prognostischen Gruppen wurden für Tumoren des Ösophagus und der Prostata vorgestellt. Die Bezeichnung „Stadium" wird in der 9. wie auch in der 8. Auflage für Situationen gebraucht, in denen nur Beschreibungen der anatomischen Ausbreitung verwendet werden und der Terminus „Prognostische Gruppeneinteilung" wenn zusätzliche Prognosefaktoren mit einbezogen werden.

Inhaltliche Änderungen der vorliegenden 9. Auflage gegenüber der 8. Auflage sind durch eine Markierung am linken Rand des Textes gekennzeichnet. Um Verwechslungen zu vermeiden, werden TNM-Nutzer dringend aufgefordert, die Auflage (Erscheinungsjahr) der TNM-Klassifikation, die sie verwendet haben, im Literaturverzeichnis anzugeben.

Eine TNM-Webseite mit häufig gestellten Fragen (Frequently Asked Questions, FAQs) und ein Formblatt, um Fragen einzureichen oder Kommentare abzugeben sind zu finden unter: www.uicc.org.

Das American Joint Committee on Cancer (AJCC) publiziert für diese 9. Auflage der TNM Klassifikation keine eigene Anleitung (AJCC Manual) mehr. Stattdessen sollen regelmäßig aktualisierte Richtlinien publiziert werden, in Übereinstimmung mit der FIGO und den jeweiligen aktuellen Richtlinien der UICC, welche unter www.uicc.org verfügbar sind. Dieses Projekt began im Jahr 2021 mit den Karzinomen der Cervix uteri.

Ähnlich wie bei Karinomen der Cervix uteri basieren Veränderungen dieser 9. Auflage auf Konsultationen mit dem UICC TNM Project und anderen Expertengruppen wie der FIGO und der IASLC für Thoraxtumoren, anderen globalen Expertengruppen, Konsortien und nationalen TNM-Komitees.

Union for International Cancer Control (UICC)
31–33 Avenue Giuseppe Motta
1202 Genf, Schweiz
https://www.uicc.org

Literatur

1 Brierley, J.D., Gospodarowicz, M.K. und Wittekind, C. (Hrsg.) (2017). *International Union Against Cancer (UICC):TNM Classification of Malignant Tumours*. 8. Auflage. John Wiley & Sons.
2 Gospodarowicz, M.K., O'Sullivan, B. und Sobin, L.H. (Hrsg.) (2006). *International Union Against Cancer (UICC):Prognostic Factors in Cancer*. 3. Auflage, John Wiley & Sons.
3 Wittekind, C., Brierley, J.D., Lee, A. und van Eycken, E. (Hrsg.) (2019). *International Union Against Cancer (UICC):TNM Supplement. A Commentary on Uniform Use*. 5. Auflage. Wiley Blackwell.

Danksagung

Die Herausgeber danken für die große Unterstützung, die sie von den Mitgliedern des TNM Prognostic Factors Project Committee, den nationalen Staging Committees, den Global Representatives and und den auf der folgenden Seite genannten internationalen Organisationen erfahren haben.

Die neunte Auflage ist ein Ergebnis zahlreichen Konsultations-Treffen, die von den Sekretariaten der UICC und AJCC organisiert wurden, mit speziellem Dank an Zuzanna Tittenbrun von der UICC.

Komitees und assoziierte Organisationen

Mit dem TNM-System assoziierte Organisationen

CDC	Centers for Disease Control and Prevention (USA)
FIGO	International Federation of Gynaecology and Obstetrics
IACR	International Association of Cancer Registries
IARC	International Agency for Research on Cancer
IASLC	International Association for the Study of Lung Cancer
ICCR	International Collaboration on Cancer Reporting
WHO	World Health Organization
Vereinigtes Königreich	National Staging Committee
Vereinigte Staaten von Amerika	American Joint Committee on Cancer

Mitglieder der TNM-Komitees der UICC

1950 bestellte die UICC ein *Committee on Tumour Nomenclature* and Statistics. 1954 wurde dieses Komitee in *Committee on Clinical Stage Classification and Applied Statistics* umbenannt. Seit 1966 nannte es sich *Committee on TNM Classification*. Unter Berücksichtigung neuer Prognosefaktoren wurde das Komitee 1994 in *TNM Prognostic Factors Project Committee* umbenannt und 2003 wurde dem Hauptkomitee der Namen *TNM Prognostic Factors Core Group* gegeben. Unter www.uicc.org is eine Liste der ehemaligen Mitglieder des Komitees verfügbar.

UICC TNM Prognostic Factors Core Group: 2024

Asamura, H.	Japan
Brierley, J.	Kanada
Brookland, R.	USA
Giuliani, M.	Kanada
Gospodarowicz, M.K.	Kanada
Lee, A.	China
O'Sullivan, B.	Kanada
Van Eycken, E.	Belgien
Ex-officio-Mitglieder	
Tittenbrun, Z.	Schweiz
Johnson, S.	Schweiz

Herausgeber der einzelnen Abschnitte

Allgemeine Regeln	J.D. Brierley, E. Van Eycken, B. O'Sullivan, B.A. Rous
Kopf- und Hals	B. O'Sullivan, S. Huang, A. Lee, W.M. Lydiatt
Nasopharynx	M. Chua Lee Kiang, P. Blanchard, S. Huang, A. Lee, B. O'Sullivan
Oropharynx	S. Huang, M. Evans, W.M. Lydiatt, H. Mehanna, B. O'Sullivan
Speicheldrüse	V. Vander Poorten, A. Hosni
Schilddrüse	J.D. Brierley
Verdauungstrakt	J.D. Brierley
Lunge, Pleura und Thymus	H. Asamura, M. Giuliani
Knochen und Weichteile	B. O'Sullivan
Haut	J.D. Brierley, B. O'Sullivan
Mamma	E. Van Eycken
Gynäkologische Tumoren	B.A. Rous
Urologische Tumoren	A. Berlin, M.K. Gospodarowicz
Augentumoren	J.D. Brierley, A. Mallipatna
Lymphome	D. Hodgson
Zentralnervensystem	B.A. Rous
Kindertumoren	J. Aitken, D. Youlden, E. Van Eycken
Essentielles TNM	M. Piñeros, J.D. Brierley
AJCC Liaison	K. Washington, E. Asare

Zusätzlich möchten die Herausgeber den nachfolgenden Personen für die wertvolle Unterstützung danken:

Verdauungstrakt	J. Connor, R. Kirsch, R. Jiang
Urogenitaltrakt	P. Chung, P. Cornfeld
Thorax	F. Detterback, E. Ruffini, V. Rusch, R. Ramon Porta
Lymphome	Ying Ying Sum
Essentielles TNM	M. Parkin, Biying Liu
Kindertumoren	L. Frazier, S. Gupta
Expertengruppen	Siehe die Liste der Mitglieder unter www.uicc.org

Einleitung

Geschichte des TNM-Systems

Das TNM-System zur Klassifikation der malignen Tumoren wurde von P. Denoix (Frankreich) in den Jahren 1943–1952 entwickelt [1].

1950 bestellte die UICC ein *Committee on Tumour Nomenclature and Statistics*. Dieses Komitee griff für die Klassifikation der klinischen Stadien die vom Subkomitee der WHO zur Registrierung von Krebserkrankungen und ihrer statistischen Erfassung [2] vorgeschlagenen allgemeinen Definitionen der lokalen Ausdehnung maligner Tumoren auf.

1958 veröffentlichte das Komitee seine ersten Empfehlungen für die klinische Stadieneinteilung des Brust- und Larynxkrebses und für die Darstellung der Behandlungsergebnisse [3]. Eine zweite Veröffentlichung im Jahr 1959 enthielt revidierte Vorschläge für die Klassifikation des Brustkrebses, deren klinische Anwendung und die Auswertung einer 5-Jahres-Periode (1960–1964) [4].

1968 wurden vorausgegangene Broschüren in einem Taschenbuch, dem „Livre de Poche" [5], zusammengefasst. Ein Jahr später erschien ein Ergänzungsband mit Empfehlungen für die Durchführung von Feldstudien, für die Darstellung von Endergebnissen sowie für die Bestimmung von Überlebensraten [6]. Das „Livre de Poche" wurde nach und nach in 11 Sprachen übersetzt. 1974 und 1978 erschienen die 2. und 3. Auflage [7, 8] mit Klassifikationen neuer anatomischer Bezirke und Verbesserungen früher veröffentlichter Klassifikationen. Die 4. Auflage der TNM-Klassifikation wurde 1987 veröffentlicht [9].

1993 veröffentlichte das TNM Committee das „TNM Supplement" [10]. Der Zweck dieses Buches war, die einheitliche Anwendung von TNM durch die Veröffentlichung von detaillierten Erklärungen mit praktischen Beispielen zu fördern. Eine 2. Auflage erschien 2001 [11], die 3. Auflage 2003 [12],die 4. Auflage 2012 [13] und die 5. Auflage 2019 [14].

Das Komitee veröffentlichte auch den TNM-Atlas als illustrierten Leitfaden für die Klassifikation maligner Tumoren. Die 7. Auflage wurde 2021 publiziert und entsprach in ihrem Inhalt der 8. Auflage der TNM-Klassifikation maligner Tumoren [15].

1995 veröffentlichte das TNM Committee das Buch „Prognostic Factors in Cancer" [16], eine Zusammenstellung und Diskussion von anatomischen und nichtanatomischen Prognosefaktoren bei Krebserkrankungen verschiedener Lokalisation. Eine 2. Auflage erschien 2001 [17] die 3. Auflage im Jahr 2006 [18].

TNM – Klassifikation maligner Tumoren, Neunte Auflage. Herausgegeben von James Brierley, Meredith Giuliani, Brian O'Sullivan, Brian Rous und Elizabeth Van Eycken. Übersetzung herausgegeben von Christian Wittekind. Veröffentlicht 2026 von Wiley-VCH GmbH.

Die vorliegende 9. Auflage enthält Regeln für die Klassifikation und das Staging, die im Wesentlichen denen der 8. Auflage des *AJCC Cancer Staging Manual* (2016) [19] und den nachfolgenden Publikationen der 9. Auflage [20] entsprechen. Wiewohl UICC und AJCC identische Klassifikationen haben möchten, gibt es kleinere Unterschiede, die als Anmerkungen gekennzeichnet sind. Wo immer möglich basiert die Klassifikation der UICC auf publizierten Evidenz-basierten Empfehlungen sowie auf der Analyse von Datenbanken, welche die aktuelle klinische Praxis abbilden.

Der Aufbau und die Weiterentwicklung eines allgemein anerkannten Klassifikationssystems konnten nur auf der Basis engster Zusammenarbeit aller nationalen und internationalen Komitees gelingen. Nur so ist eine einheitliche Sprache aller Onkologen beim Vergleich ihres klinischen Krankengutes und bei der Bewertung ihrer Behandlungsresultate zu erreichen. Während die Klassifikationen generell auf publizierter Evidenz basieren, sind sie in Abschnitten ohne sehr gute Evidenz auf einem internationalen Konsensus aufgebaut. Nach wie vor bemüht sich die UICC um eine allgemeine Zustimmung zur Klassifikation der anatomischen Ausbreitung der Erkrankung in allen Ländern unabhängig von deren Pro-Kopf-Einkommen.

Genauere Angaben zur Geschichte sind auf der UICC-Website verfügbar: www.uicc.org

Prinzipien des TNM-Systems

Die Bestimmung des Ausmaßes einer Krebserkrankung ist eine notwendige Voraussetzung für die verlässliche Prognose und die angemessene Behandlung eines Krebspatienten. Aus der Erfahrung, dass die Überlebensraten bei lokalisierten Krebserkrankungen höher liegen als bei Ausbreitung über das Ursprungsorgan hinaus, entwickelte sich die Praxis, Krebspatienten nach sog. Stadien in verschiedene Gruppen zu unterteilen. Diese Gruppen wurden häufig als „Früh-“ bzw. „Spätfälle“ bezeichnet, wobei eine stetige Progression während des Krankheitsverlaufes angenommen wurde. Dabei kann das Stadium der Erkrankung zum Zeitpunkt der Diagnosestellung nicht nur die Wachstumsrate und die Ausdehnung der Geschwulst, sondern auch die Art des Tumors und die Tumor-Wirt-Beziehung widerspiegeln.

Es ist wichtig, für jede Lokalisation exakte Angaben über die Tumorausbreitung zu registrieren, um folgende Ziele zu erreichen:

1. dem Kliniker bei der Behandlungsplanung zu helfen,
2. Hinweise auf die Prognose zu geben,
3. zur Auswertung der Behandlungsergebnisse beizutragen,

4. den Informationsaustausch zwischen Behandlungszentren und -gebieten zu erleichtern,
5. zur kontinuierlichen Erforschung der menschlichen Krebserkrankungen beitragen und
6. Bemühungen zur Kontrolle von Krebserkrankungen zu unterstützen.

Die Bestimmung der anatomischen Ausbreitung (Cancer staging) ist sowohl für die Forschung betreffend die Betreuung der Patienten als auch zur Kontrolle von Krebserkrankungen sehr wichtig. Aktivititäten zur Beherrschung der Krebserkrankungen schließen neben direkten die Patienten-Betreuung betreffenden Bemühungen auch die Entwicklung und Implementierung von klinischen Handlungs-orientierten Leitlinien mit ein. Dazu kommen zentralisierte Aktivitäten wie Feststellung der Tumorausbreitung in Krebsregistern zum Zwecke der Überwachung. Diese verschiedenen Komponenten erleichtern die Auswertung von Erkrankungen in einer bestimmten Population. Die Feststellung der Stadien ist sehr wichtig für die Auswertung handlungsorientierter klinischer Leitlinien und Krebsprogramme, einschließlich der Früherkennung. Um die Langzeitverläufe in Populationen auswerten zu können, ist es entscheidend, dass Klassifikationen stabil bleiben. Dabei kann es zu Konflikten kommen, dadurch, dass eine Klassifikation als relevant erkannt und klinisch angewandt wird und dabei auf den jeweils neuesten Stand der klinischen Praxis gebracht wird, während andererseits eine Klassifikation beibehalten wird und damit die Durchführung langfristiger (longitudinaler) Studien begünstigt. Die UICC unterstützt beide Ziele. Eine internationale Verständigung über die Klassifikation von Krebserkrankungen nach ihrer anatomischen Ausbreitung bietet eine Methode an, klinische Erfahrungen Anderen in eindeutiger Weise zur Verfügung zu stellen.

Es gibt viele Grundlagen oder Achsen einer Klassifikation, z. B. der anatomische Sitz sowie die klinische und pathologische Ausbreitung der Erkrankung, die anamnestische Dauer der Beschwerden oder Symptome, Geschlecht und Alter der Patienten, deren Komorbiditäten und Allgemeinzustand, der histologische Typ und Differenzierungsgrad, sowie relevante molekulare und genetische Marker. Alle diese Parameter haben einen Einfluss auf den weiteren Verlauf der Erkrankung und eine auf den Patienten zugeschnittene Therapie. Das TNM-System der UICC behandelt in erster Linie die Klassifikation nach anatomischer Ausbreitung der Erkrankungen.

Der Kliniker hat vordringlich die Prognose zu beurteilen und eine Entscheidung hinsichtlich der wirkungsvollsten Behandlung zu treffen. Diese Beurteilung und diese Entscheidung erfordern – unter anderem – eine objektive Bestimmung der anatomischen Ausbreitung der Erkrankung.

Allgemeine Regeln des TNM-Systems („General Rules")

Das TNM-System zur Beschreibung der anatomischen Ausbreitung der Erkrankung beruht auf der Feststellung der 3 Komponenten:

T Ausbreitung des Primärtumors
N Fehlen oder Vorhandensein und Ausbreitung von regionären Lymphknotenmetastasen
M Fehlen oder Vorhandensein von Fernmetastasen und deren Lokalisierung

Durch Hinzufügen von arabischen Ziffern werden bestimmte Kategorien für diese drei Komponenten festgelegt, welche die Ausbreitung der malignen Erkrankung anzeigen:

T0, T1, T2, T3, T4 N0, N1, N2, N3 M0, M1

Im Grunde ist das System eine „Kurzschrift" zur Beschreibung der Ausdehnung eines bestimmten malignen Tumors.

Grundregeln, die sich auf alle anatomischen Bezirke anwenden lassen

1. Alle Fälle sollen mikroskopisch bestätigt sein. Alle nicht auf diese Weise verifizierten Fälle müssen gesondert analysiert und dokumentiert werden. Für jede Lokalisation werden zwei Klassifikationen beschrieben:
   a) *Klinische Klassifikation:* die prätherapeutische klinische Klassifikation, bezeichnet als **cTNM**, ist wichtig für die Auswahl und Bewertung der Therapie. Sie basiert auf vor der Behandlung erhobenen Befunden. Solche ergeben sich aufgrund von klinischer Untersuchung, bildgebenden Verfahren, Endoskopie, Biopsie, chirurgischer Exploration und anderen relevanten Untersuchungen.
   b) *Pathologische Klassifikation:* die postoperative histopathologische Klassifikation, als **pTNM** bezeichnet, liefert zusätzliche Daten um die Prognose und die Erfolgsaussichten weiterer Therapieschritte abzuschätzen . Bei dieser Klassifikation wird der vor der Behandlung festgestellte Befund ergänzt oder abgeändert durch Erkenntnisse, die beim chirurgischen Eingriff und durch die pathologische Untersuchung gewonnen werden. Die pathologische Beurteilung des Primärtumors (pT) erfordert eine Resektion des Primärtumors oder Biopsien, die zur Bestimmung der höchsten pT-Kategorie adäquat sind. Werden zwei chirurgische Eingriffe für eine bestimmte Läsion durchgeführt, sollte die pTNM Klassifikation auf der histologischen Untersuchung der Gewebeproben aus beiden Eingriffen beruhen.

2. Die pathologische Beurteilung der regionären Lymphknoten (pN) erfordert die Untersuchung mindestens eines Lymphknotens verbunden mit der pathologischen Untersuchung des Primärtumors (pT), außer im Fall eines unbekannten Primärtumors (T0). Sofern die höchste N-Kategorie durch eine Exzisionsbiopsie bestätigt wird, kann pN klassifiziert werden. Eine Exzisionsbiopsie eines Lymphknotens ohne pathologische Untersuchung des Primärtumors ist nicht ausreichend, um die pN-Kategorie vollständig festzulegen und entspricht deswegen einer klinischen Klassifikation, außer im Fall eines unbekannten Primärtumors (T0). Die pathologische Feststellung von Fernmetastasen (pM) erfordert die mikroskopische Untersuchung. Die Kriterien für die pathologische Beurteilung sind jedoch auch dann erfüllt, wenn entweder die höchsten T- und N-Kategorien oder die M1-Kategorie mikroskopisch nachgewiesen sind; dazu ist eine Exzisionsbiopsie ohne Entfernung des Primärtumors ausreichend.
3. Nach der Festlegung von cT-, cN- und cM- und/oder pT-, pN- und pM-Kategorien können diese zu Stadien gruppiert werden, die mit römischen Ziffern unterschieden werden. TNM-Klassifikation und Stadien müssen, einmal festgesetzt, in den medizinischen Aufzeichnungen unverändert bleiben. Bei Datenerhebungen für Krebsregister dürfen klinische und pathologische Parameter kombiniert werden, wenn nur unvollständige Informationen hinsichtlich der klinischen oder der pathologischen Klassifikation vorliegen. Dies sollte bei der Dokumentation vermerkt werden; ebenso sollte festgehalten werden, auf welcher Grundlage die Stadiengruppierung vorgenommen wurde.
4. Bestehen im Einzelfall Zweifel bezüglich der korrekten Zuordnung zu der T-, N- und M-Kategorie, soll die niedrigere, d. h. weniger fortgeschrittene Kategorie gewählt werden. Dies soll auch bei der Festlegung der Stadien berücksichtigt werden. Der behandelnde Arzt kann dessenungeachtet eine Behandlungsempfehlung für eine höhere Kategorie geben. Diese Regel gilt nicht, wenn die Informationen zur Festlegung des Stadiums ungenügend sind und als TX oder NX klassifiziert werden muss, ebensowenig für Einträge im Krebsregister, wenn die vorliegenden Informationen nicht im Einklang miteinander stehen.
5. Im Falle multipler simultaner Tumoren mit gleichem histologischen Befund in einem Organ soll der Tumor mit der höchsten T-Kategorie klassifiziert und die Multiplizität oder die Anzahl der Tumoren in Klammern angegeben werden, z. B. T2(m) oder T2(5). Bei simultanen bilateralen Krebsen paariger Organe soll jeder Tumor für sich klassifiziert werden. Eine Ausnahme bilden Tumoren, bei denen eine bilaterale Ausprägung oder eine Multiplizität

Teil der Definition der T- oder M-Kategorie ist. Eine weitere Ausnahme sind Patienten mit multiplen Primärtumoren eines malignen Melanoms, bei denen jede anatomische Hautregion als eigenständiger Primärtumor angesehen und separat klassifiziert werden soll.

6. Definitionen der TNM-Klassifikation und der Stadiengruppierungen können für klinische oder wissenschaftliche Zwecke erweitert („teleskopisch ramifiziert") werden, solange die vorgegebenen Definitionen nicht geändert werden. So kann jedes T, N oder M in Unterkategorien, z. B. T1a und T1b, unterteilt werden.
7. Die UICC hat bislang kein Zeitfenster für die Erhebung der Informationen zur Klassifikation festgelegt. Die AJCC empfiehlt eine Klassifikation innerhalb von 4 Monaten nach der ersten Diagnose. Eine Ausnahme bildet die Bestimmung von Metastasen, die auch zu einem späteren Zeitpunkt erfolgen kann, wenn der behandelnde Arzt vermutet, dass sie zum Zeitpunkt der Diagnose bereits vorhanden aber noch nicht nachweisbar waren. In allen anderen Fällen soll die Klassifikation nach spätestens 4 Monaten abgeschlossen sein und danach nicht mehr verändert werden.

Anmerkung

Ein Lernmodul zu den Grundlagen der Klassifizierung ist auf der Website der UICC verfügbar: www.uicc.org

Anatomische Regionen und Bezirke

Die Lokalisationen werden in dieser Klassifikation nach den Code-Nummern der Internationalen Klassifikation der Krankheiten für die Onkologie angegeben [21]. Die Beschreibung jeder Region bzw. jedes Bezirkes gliedert sich in folgende Abschnitte.

- Anatomische Bezirke bzw. Unterbezirke, falls erforderlich
- Definition der regionären Lymphknoten
- cTNM: klinische Klassifikation
- pTNM: pathologische Klassifikation
- G: histopathologisches Grading, sofern es sich von dem unten genannten (siehe Seite 11) unterscheidet
- Stadien und prognostische Gruppen
- Prognosefaktoren-Gitter

cTNM: Klinische Klassifikation

Folgende allgemeine Definitionen werden stets angewendet:

T – Primärtumor

cTX	Primärtumor kann nicht beurteilt werden
cT0	Kein Anhalt für Primärtumor
cTis	Carcinoma in situ
cT1–cT4	Zunehmende Größe* und/oder lokale Ausdehnung des Primärtumors

Anmerkung

*Die UICC schreibt nicht vor, auf welche Weise die Größe eines Tumors für die pT Klassifikation bestimmt werden soll. Das AJCC Cancer Staging Manual [19] empfiehlt, die pT Klassifikation anhand der Größe des nicht fixierten Tumors im operativ entnommenen Material vorzunehmen. Eine Schrumpfung um bis zu 30 % im Resektionsmaterial ist bei Weichgeweben möglich. Bei Abweichungen zwischen der klinisch und der pathologisch bestimmten Größe des Tumors sollte daher der klinisch bestimmte Wert für die pT Klassifikation mit berücksichtigt werden.

N – Regionäre Lymphknoten

cNX	Regionäre Lymphknoten können nicht beurteilt werden
cN0	Keine regionären Lymphknotenmetastasen
cN1–cN3	Zunehmender Befall regionärer Lymphknoten

M – Fernmetastasen*

cM0	Keine Fernmetastasen
cM1	Fernmetastasen

Die Kategorie M1 kann wie folgt spezifiziert werden:

Lunge	PUL (C34)	Knochenmark	MAR (C42.1)
Knochen	OSS (C40, 41)	Pleura	PLE (C38.4)
Leber	HEP (C22)	Peritoneum	PER (C48.1, 2)
Hirn	BRA (C71)	Nebenniere	ADR (C74)
Lymphknoten	LYM (C77)	Haut	SKI (C44)
Andere Organe	(OTH)		

Anmerkung

*Die Kategorie MX wird als unzureichend angesehen, da für die Bestimmung der klinischen M-Klassifikation die klinische Untersuchung ausreichend ist (Die Verwendung von MX kann zum Ausschluss vom Staging führen).

Unterteilung von TNM

Manche Hauptkategorien sind dort, wo eine größere Spezifität benötigt wird, weiter unterteilt (z. B. cT1a, cT1b oder cN2a, cN2b).

pTNM: Pathologische Klassifikation

Folgende allgemeine Definitionen werden stets angewendet:

pT – Primärtumor

pTX	Primärtumor kann histologisch nicht beurteilt werden
pT0	Kein histologischer Anhalt für Primärtumor
pTis	Carcinoma in situ
pT1–pT4	Zunehmende Größe und/oder lokale Ausdehnung des Primärtumors bei histologischer Untersuchung

pN – Regionäre Lymphknoten

pNX	Regionäre Lymphknoten können histologisch nicht beurteilt werden
pN0	Histologisch keine Lymphknotenmetastasen
pN1–pN3	Zunehmender Befall regionärer Lymphknoten bei histologischer Untersuchung

Anmerkungen

- Direkte Ausbreitung des Primärtumors in Lymphknoten wird als Lymphknotenmetastase klassifiziert.
- „Tumour deposits“ (TD) sind diskrete Tumornester oder -knötchen beliebiger Form und Größe im perirektalen und perikolischen Fettgewebe, jenseits des vorderen Tumorrandes im Lymphabflussgebiet eines Primärtumors. Sie können aus verschiedenen histologischen Strukturen entstehen, u. a. aus Lymphknoten, Blutgefäßen und Nerven. TD können daher Foci extramuraler vaskulärer Invasion (EMVI) oder perineuraler Invasion (PNI) enthalten. Im Unterschied zu EMVI und PNI ist in TD ein Tumorwachstum augehend vom Blutgefäß oder vom Nerv in das umgebende Fett- oder Bindegewebe eindeutig erkennbar
- Wenn bei EMVI und/oder PNI ein Tumorwachstum vorliegt, sollte die Diagnose TD zusätzlich zu EMVI/PNI im Bericht vermerkt werden. Wenn der Tumor einen erkennbaren Lymphknoten umfasst, soll er als Lymphknotenmetastase und nicht als TD dokumentiert werden, selbst wenn der Tumor sich in das perinodale Fettgewebe erstreckt.
- Metastasen in anderen als nichtregionären Lymphknoten sind als Fernmetastasen zu klassifizieren.

- Wenn die Größe ein Kriterium der pN-Klassifikation ist, wird die Größe der Metastase(n) innerhalb des Lymphknotens gemessen und nicht die Größe des Lymphknotens.
- Fälle, bei denen nur Mikrometastasen vorliegen, d. h. Metastasen, die 2 mm oder kleiner sind, können durch den Zusatz (mi) kenntlich gemacht werden, z. B. pN1mi.
- Wenn die untersuchten Lymphknoten tumorfrei sind, aber die Zahl der üblicherweise untersuchten Lymphknoten nicht erreicht wird, soll pN0 klassifiziert werden und in Klammern die Zahl der untersuchten Lymphknoten hinzugefügt werden.

Schildwächterlymphknoten („Sentinel Lymph Node")

Der Schildwächterlymphknoten ist der erste Lymphknoten, der die abfließende Lymphe des Primärtumors aufnimmt. Wenn er Metastasen enthält, ist dies ein Hinweis, dass andere (nachgeschaltete) Lymphknoten ebenfalls Metastasen enthalten. Wenn er keine Metastasen enthält, ist es wenig wahrscheinlich, dass andere (nachgeschaltete) Lymphknoten Metastasen enthalten. Gelegentlich kann mehr als ein Schildwächterlymphknoten vorkommen.

Folgende Bezeichnungen sind anwendbar, wenn eine Klassifikation des Schildwächterlymphknotens angestrebt wird:

c/pN0(sn)	Histologisch keine Lymphknotenmetastasen in Schildwächterlymphknoten
c/pN1(sn)	Befall des (der) Schildwächterlymphknoten

Isolierte Tumorzellen

Unter isolierten Tumorzellen (ITC) versteht man einzelne Tumorzellen oder kleine Kluster von Zellen, die nicht größer als 0,2 mm im Durchmesser sind und die üblicherweise durch immunhistochemische oder molekularbiologische Methoden entdeckt werden, aber auch mit der HE-Färbung nachgewiesen werden können [22]. Als zusätzliches Kriterium wurde vorgeschlagen, auch Kluster von weniger als 200 Tumorzellen in einem einzelnen histologischen Querschnitt einzubeziehen. Die Definition einer ITC kann je nach Tumorlokalisation unterschiedlich sein. Isolierte Tumorzellen zeigen typischerweise nicht Eigenschaften von Metastasen (z. B. Proliferation oder eine Stromareaktion) und keine Penetration von Blut- und Lymphgefäßwänden. Fälle mit isolierten Tumorzellen in regionären Lymphknoten sollen als N0 klassifiziert werden. Diese Regel gilt auch für Fälle mit Befunden, die darauf hinweisen, dass Tumorzellen oder Komponenten von ihnen, die durch nicht-morphologische Techniken wie Durchflusszytometrie oder DNA-Analyse nachgewiesen werden konnten, vorhanden sind. Ausnahmen stellen ITC in regionären Lymphknoten von malignen Melanomen der Haut und von Merkelzellkarzinomen dar, die als N1 zu klassifizieren sind. Diese Fälle sollten gesondert ausgewertet werden [20].

Folgende Klassifikation sollte angewendet werden:

N0	Histologisch keine Lymphknotenmetastasen, keine Untersuchung zum Nachweis isolierter Tumorzellen
N0(i–)	Histologisch keine Lymphknotenmetastasen, kein morphologischer Nachweis von isolierten Tumorzellen
N0(i+)	Histologisch keine Lymphknotenmetastasen, morphologischer Nachweis von isolierten Tumorzellen
N0(mol–)	Histologisch keine Lymphknotenmetastasen, kein nichtmorphologischer Nachweis von isolierten Tumorzellen
N0(mol+)	Histologisch keine Lymphknotenmetastasen, nichtmorphologischer Nachweis von isolierten Tumorzellen

Fälle, bei denen Schildwächterlymphknoten auf das Vorhandensein von ITC untersucht wurden, können wie folgt klassifiziert werden:

N0(sn)	Histologisch keine Lymphknotenmetastasen, keine Untersuchung zum Nachweis isolierter Tumorzellen
N0(i–)(sn)	Histologisch keine Lymphknotenmetastasen, kein morphologischer Nachweis von isolierten Tumorzellen
N0(i+)	Histologisch keine Lymphknotenmetastasen, morphologischer Nachweis von isolierten Tumorzellen
N0(mol–)(sn)	Histologisch keine Lymphknotenmetastasen, kein nichtmorphologischer Nachweis von isolierten Tumorzellen
N0(mol+)(sn)	Histologisch keine Lymphknotenmetastasen, nichtmorphologischer Nachweis von isolierten Tumorzellen

pM – Fernmetastasen

pM1 Fernmetastasen mikroskopisch bestätigt

Anmerkungen

pM0 und pMX sind keine anwendbaren Kategorien.

Die Kategorie pM1 kann in gleicher Weise wie M1 weiter spezifiziert werden (siehe Seite 7).

Der Nachweis isolierter Tumorzellen im Knochenmark und zirkulierender Tumorzellen mit morphologischen Techniken, wird analog wie bei N klassifiziert, z. B. M0(i+). Für nichtmorphologische Techniken soll „mol“ als Addendum zu M0 hinzugefügt werden, z. B. M0(mol+).

Zirkulierende Tumor-DNA ohne gesicherte Metastasen wird ebenso als M0 klassifiziert, da es derzeit keine eigene Kennzeichnung für zirkulierende DNA gibt.

Histopathologisches Grading

Bei den meisten anatomischen Lokalisationen kann eine weitere Information über den Primärtumor unter folgender Rubrik festgehalten werden:

G – Histopathologisches Grading

GX Differenzierungsgrad kann nicht bestimmt werden
G1 Gut differenziert
G2 Mäßig differenziert
G3 Schlecht differenziert
G4 Undifferenziert

Anmerkungen

Grad 3 und 4 können in manchen Fällen zu „G3" („Schlecht differenziert/Undifferenziert") zusammengefasst werden.

In einigen anatomischen Bezirken können Tumoren als "low grade" und "high grade" klassifiziert werden.

Spezielle Gradingsysteme werden u. a. für Adenokarzinome der Prostata empfohlen.

Anmerkung der Übersetzer

Im Dokumentationssystem der Arbeitsgemeinschaft Deutscher Tumorzentren [23] ist in Übereinstimmung mit der Internationalen Histologischen Klassifikation der WHO auch die Zusammenfassung von G1 und G2 zu „low grade" und von G3 und G4 zu „high grade" vorgesehen. Eine solche Unterteilung wurde auch in einer 2. und 3. Auflage der Online-Versionen beibehalten [24, 25].

Zusätzliche Kennzeichen

Zur Kennzeichnung von speziellen Fällen in der TNM- oder pTNM-Klassifikation werden die Symbole m, y, r, und a benutzt. Diese Kennzeichen beeinflussen die Stadiengruppierung nicht; sie zeigen aber Fälle an, die eine gesonderte Analyse erfordern.

m-Symbol

Das Suffix „m", in Klammern gesetzt, wird benutzt, um multiple Primärtumoren in einem anatomischen Bezirk anzuzeigen (Näheres s. „Allgemeine Regel Nr. 5", Seite 5).

y-Symbol

Wenn die Klassifikation während oder nach initialer multimodaler Therapie erfolgt, werden die TNM- oder pTNM-Kategorien durch das Präfix „y" gekennzeichnet (z. B. yT2N1M0 oder ypT2pN2pM0). Das ycTNM oder ypTNM kennzeichnet die Ausdehnung des Tumors, die tatsächlich während des Zeitpunktes der Untersuchung nachweisbar ist. Die Zusatzbezeichnung „y" soll nicht dazu dienen, die mögliche Ausdehnung eines Tumors vor einer multimodalen Therapie abzuschätzen. Für die yp-Kategorien sind nur lebensfähige Tumorzellen zu berücksichtigen, nicht jedoch zurückgebildetes Tumorgewebe wie z. B. nekrotische Zelltrümmer, Narbengewebe, fibrotische Bereiche oder Knötchen, Granulationsgewebe und Schleimansammlungen.

r-Symbol

Rezidivtumoren nach krankheitsfreiem Intervall werden durch das Präfix „r" gekennzeichnet (z. B. rT2N0M0 oder rpT3pN1pMX), ebenso eineTumorprogression nach abwartendem Beobachten.

a-Symbol

Das Symbol „a" kennzeichnet Fälle, bei denen die Klassifikation erst anlässlich einer Autopsie erfolgte.

Fakultative Deskriptoren

L – Lymphgefäßinvasion

LX Lymphgefäßinvasion kann nicht beurteilt werden
L0 Keine Lymphgefäßinvasion
L1 Lymphgefäßinvasion

V – Veneninvasion

VX Veneninvasion kann nicht beurteilt werden
V0 Keine Veneninvasion
V1 Mikroskopische Veneninvasion
V2 Makroskopische Veneninvasion

Anmerkung

Makroskopischer Befall der Wand einer Vene (ohne Tumor im Lumen) wird als V2 klassifiziert.

LV – Lymphovaskuläre Invasion

LVX Lymphovaskuläre Invasion kann nicht beurteilt werden
LV0 Keine Lymphovaskuläre Invasion
LV1 Lymphovaskuläre Invasion

Pn – Perineurale Invasion

PnX Perineurale Invasion kann nicht beurteilt werden
Pn0 Keine perineurale Invasion
Pn1 Perineurale Invasion

In einigen Lokalisationen kann die perineurale Invasion Teil der T-Kategorie sein.

Residualtumor-(R-)Klassifikation

Das Fehlen oder Vorhandensein von Residualtumor (Resttumor) nach Behandlung wird durch die R-Klassifikation beschrieben.

cTNM und pTNM beschreiben die anatomische Ausbreitung des Tumors ohne Berücksichtigung der Behandlung. Sie können ergänzt werden durch die R-Klassifikation, die den Tumorstatus nach Behandlung erfasst. Sie spiegelt die Effekte der Therapie wider, einschließlich des Resultats eines operativen Eingriffs, und liefert Voraussagen zur Prognose.

Die Definitionen der R-Klassifikation sind:

RX Vorhandensein von Residualtumor kann nicht beurteilt werden
R0 Kein Residualtumor
R1 Mikroskopischer Residualtumor
R2 Makroskopischer Residualtumor

Anmerkungen

Viele gehen davon aus, dass die R-Klassifikation nur in Bezug auf den Primärtumor und seine lokale bzw. regionäre Ausbreitung angewendet werden kann. Andere haben die R-Klassifikation breiter angewendet und Fernmetastasen eingeschlossen. Da die genaue Definition der R1-Klassifikation variiert, sollte die jeweilige Verwendungsweise angegeben werden, wenn die R-Klassifikation verwendet wird.

Für einige Tumortypen liegen pathologische Klassifikationen für das Ausmaß des Residualtumors nach neoadjuvanter Therapie vor, z. B. für den Tumorregressionsgrad bei Rektumkarzinomen und Ösophaguskarzinomen oder für die Restkrebslast bei Mammakarzinomen. Für diese Klassifikationen gibt es bislang jedoch keine allgemein akzeptierten Definitionen.

Anmerkung der Übersetzer

Die R-Klassifikation ist aus historischen Gründen nicht obligater Bestandteil der TNM-Klassifikation. Aufgrund ihrer prognostischen Bedeutung ist sie aber, insbesondere nach chirurgischer Therapie, unerlässlich und daher auch im Dokumentationssystem der ADT und der Deutschen Krebsgesellschaft als essentieller Bestandteil der Tumorklassifikation neben der Erfassung der anatomischen Tumorausbreitung durch die TNM-Kategorien zwingend vorgesehen [24, 25].

Im Hinblick auf die prognostische Bedeutung der R-Klassifikation sollte stets die Fernmetastasierung mit eingeschlossen werden.

Unbekannter Primärtumor

Wenn bei unbekanntem Primärtumor die Herkunft histologisch bestimmt werden kann, wie z. B. beim lobulären Mammakarzinom, und es keinen Hinweis auf einen vorhandenen Primärtumor gibt, kann die Kategorie T0 verwendet werden. Die N- und M-Kategorien können nach Bedarf vergeben werden.

Im Abschnitt zur Kopf- und Halsregion (siehe Seite 52) wird die Klassifikation in zervikalen Lymphknoten bei unbekanntem Primärtumor beschrieben, unter der Annahme, dass der Primärtumor ebenfalls in dieser Region lokalisiert ist. Bei Hinweis auf einen HPV- bzw. EBV-positiven Tumor wird unter der Annahme klassifiziert, dass der Primärtumor im Oropharynx bzw. im Nasopharynx lokalisiert ist.

Stadienbestimmung bei Tumoren ohne TNM-Klassifikation

Ist keine TNM-Klassifikation vorhanden, kann die Stadieneinteilung nach den Vorgaben des SEER-Programms erfolgen (siehe https://training.seer.cancer.gov/staging/systems summary.html). Dabei kann vermerkt werden, ob es sich um einen lokalen Tumor, eine regionäre Metastase oder eine Fernmetastase handelt.

Stadien und prognostische Gruppeneinteilung

Das TNM-System wird verwendet, um die anatomische Ausbreitung eines Tumors zu beschreiben und dokumentieren. Um die Ergebnisse zu tabellieren und zu analysieren, ist es hilfreich, die Kategorien in eine überschaubare Anzahl von (p)TNM-Stadien zusammenzufassen.

Das Carcinoma in situ wird als Stadium 0, Fälle, die auf das Ursprungsorgan beschränkt sind als Stadien I oder II, ausgedehnte lokale Ausbreitung, besonders in die Lymphknoten als Stadium III und solche mit Fernmetastasen als Stadium IV bezeichnet. Das Stadium in der so definierten Form soll so gut wie möglich sicherstellen, dass jede Gruppe in sich in Bezug auf die Überlebensrate mehr oder weniger homogen ist, und dass sich für die jeweilige Krebslokalisation die Überlebensraten in den verschiedenen Gruppen unterscheiden.

Bei der pathologischen Stadiengruppierung müssen sowohl pT- als auch pN-Kategorien zugewiesen werden, sofern keine mikroskopische Absicherung für Metastasen vorliegt (pM1). Fehlen diese und liegt entweder eine cT- oder cN-Kategorie vor, wird ein klinisches Stadium festgelegt. Liegt sowohl eine pT- als auch eine pN-Kategorie vor, wird ein pathologisches Stadium mit einer klinischen (cM) oder einer pathologischen (pM) M-Kategorie festgelegt. Wenn die höchste pT-Kategorie aufgrund einer Biopsie festgelegt wurde, ist zur Festlegung eines pathologischen Stadiums mit der höchsten N-Kategorie eine Absicherung durch mikroskopische Untersuchung erforderlich; ansonsten wird ein klinisches Stadium festgelegt, wenn bei der pathologischen Stadiengruppierung genügend Gewebe entfernt worden ist, um die jeweils höchste T- und N-Kategorie festzulegen.

Obwohl die anatomische Ausbreitung eines Tumors in ihrer Beschreibung durch das TNM-System ein sehr wichtiger Indikator der Prognose von Krebserkrankungen ist, wurde festgestellt, dass viele andere Faktoren wichtig sind, um die Prognose vorauszusagen. So werden HPV-assoziierte Karzinome anders klassifiziert als nicht-HPV-assoziierte Karzinome. Einige Faktoren wurden mit dem TNM-System in der Bildung prognostischer Gruppen kombiniert. Z. B. werden unterschiedliche histologische Typen des Schilddrüsenkarzinome unterschiedlichen Stadien zugeordnet. Auch die Ätiologie von Krebserkrankungen spielt für die Stadien eine Rolle, z. B. bei HPV-unabhängigen Karzinomen des Oropharynx.

In dieser Auflage wird der Begriff „Stadium" für die Definition der anatomischen Ausbreitung verwendet während der Begriff „prognostische Gruppenbildung" für Klassifikationen angewendet wird, die andere Prognosefaktoren mit einbeziehen (PSA und Grad-Gruppe bei Prostatakarzinomen, βhCG und Reaktion auf eine Therapie bei trophoblastären Schwangerschaftstumoren). Historisch wurden das Alter bei Schilddrüsentumoren und das Grading bei Weichteilsarkomen in die Stadien mit einbezogen und dabei der Begriff „Stadium" beibehalten.

Klassifikation der Prognosefaktoren

Prognosefaktoren können in ihrer Zugehörigkeit folgendermaßen klassifiziert werden:

- **Anatomische Ausbreitung der Erkrankung:** beschreibt die Ausbreitung einer Erkrankung zum Zeitpunkt der Diagnose. Klassischerweise geschieht das durch das TNM-System, es können aber auch Tumormarker berücksichtigt werden, die die Tumorlast widerspiegeln, z. B. PSA bei Prostatakarzinomen und CEA bei kolorektalen Karzinomen.
- **Tumorprofil:** Dieses schließt pathologische, z. B. Grad, oder molekulare Eigenschaften eines Tumors mit ein, aber auch die Bestimmung von

Genexpressionsprofilen, die das biologische Verhalten vorgeben sollen und sich wie nachfolgend einteilen lassen:
  - Prädiktive Faktoren
  - Prognostische Faktoren
  - Begleitdiagnostik-Marker
- **Patientenprofil:** Hier sind Begriffe eingeschlossen, die Bezug zum „Wirt" einer Krebserkrankung haben. Dazu zählen demographische Faktoren wie Alter und Geschlecht oder erworbene Faktoren wie ein Immundefizienzsyndrom oder der Allgemeinzustand.
- **Umwelt und soziale Gesundheitsfaktoren:** Dazu zählen behandlungs- und ausbildungsbezogene Faktoren (Expertise, Zugang, Altersdiskriminierung und Zugang zur medizinischen Versorgung) sowie Qualitätsmanagement. Die WHO nennt dazu folgende Beispiele: Einkommen und Sozialsysteme, Bildung, Arbeitslosigkeit und prekäre Arbeitsverhältnisse, Arbeitsbedingungen, Nahrungsmittelsicherheit, Wohnverhältnisse, grundlegende Umweltausstattung (sauberes Wasser, saubere Luft, Zugang zu Grünflächen), frühkindliche Entwicklung, soziale Teilhabe und Schutz vor Diskriminierung, gesellschaftliche Konflikte, ein bezahlbares und adäquates Gesundheitssystem [26].

Bei der Beschreibung von Prognosefaktoren ist es wichtig festzustellen, für was die Faktoren geeignet sind und in zu welchem Zeitpunkt des Verlaufs einer Tumorerkrankung eines Patienten. Die anatomische Ausbreitung, die mit dem TNM-System beschrieben wird, beschreibt üblicherweise die Prognose betreffend das Überleben.

In der 2. Auflage des UICC-Buches „Prognostic Factors in Cancer" wurden für jeden Tumor sogenannte Prognosefaktoren-Gitter entwickelt, in denen Prognosefaktoren danach eingeteilt wurden, ob sie als essentiell, zusätzlich oder als neu und vielversprechend betrachtet wurden [17]. Die Inhalte dieser Gitter wurden für die 3. Auflage auf den neuesten Stand gebracht [18] und auch in die 9. Auflage des UICC-Manual of Clinical Oncology eingebracht [27].

„Essentielle Faktoren" sind solche, die zusätzlich zur anatomischen Ausbreitung für die Festlegung einer Therapie benötigt werden wie in publizierten Leitlinien festgelegt. Die nachfolgende Tabelle ist ein Beispiel eines Prognosefaktoren-Gitters und wurde für diese Auflage durchgehend überarbeitet. Bei den Tumor-bezogenen Prognosefaktoren wird nicht zwischen prädiktiven Faktoren, prognostischen Faktoren und therapiebegleitenden Markern unterschieden. Angesichts des raschen Fortschritts in der Medizin ist es wahrscheinlich, dass die aufgeführten Prognosefaktoren nicht den neuesten Stand wiedergeben.

Da umweltbezogene und soziale Faktoren meist unabhängig von der Lokalisation des Tumors wirken, werden in dieser Spalte nicht mehr alle Faktoren genannt. Die als *neu und vielversprechend* bezeichneten Faktoren können angesichts des wissenschaftlichen Fortschritt rasch veralten, wenn neue Faktoren hinzukommen und bisherige Faktoren sich als irrelevant erwiesen haben. Daher wird auf diese Kategorie im Prognosegitter verzichtet.

Die enthaltenen Gitter decken nicht alle Typen von Tumoren ab. Für einige weniger häufige Tumoren sind keine Prognosefaktoren-Gitter vorhanden.

Prognose faktor	**Tumor-bezogen**	**Wirt-bezogen**	**Umwelt-bezogen**
Essentiell[a)]	TNM Histologischer Typ R-Status	Alter Komorbiditäten Geschlecht	Entfernung zum nächsten Behandlungszentrum Zugang zu bestimmten Untersuchungen und Therapien Sozioökonomischer Status
Zusätzlich	Tumormasse Tumormarker Molekulare und genetische Marker Genexpressionsprofile	Ethnie Geschlecht Tabakkonsum Alkoholkonsum Fettleibigkeit Bildungsgrad	Expertise in der Behandlung in bestimmten Bereichen (z. B. Chirurgie, Strahlentherapie, etc.) Zugang zu Informationen Postoperativer R-Status

a) Die essentiellen Prognosefaktoren als wichtige Parameter für Therapieentscheidungen stammen aus bekannten und zugänglichen klinischen Leitlinien.
Verändert nach: UICC Manual of Clinical Oncology, 9th ed. O'Sullivan B, Brierley J, D'Cruz A, Fey M, Pollock R, Vermorken J, Huang S. John Wiley & Sons. 2015.

Essentielles TNM

Stagingdaten sind sehr wichtig für eine globale Krebsdatensammlung um die Krebshäufigkeit zu bestimmen. Die Daten liefern Informationen über die Stadienverteilung der wichtigen Krebsarten und zur Inzidenz und Krebssterblichkeit

[28]. Zentrale Krebsregister haben insbesondere in Ländern mit geringem oder mittlerem Einkommen häufig zu wenige Informationen um Daten für die TNM-Stadien zu vervollständigen, entweder weil die notwendigen Untersuchungen nicht durchgeführt werden können oder weil erhobene Informationen nicht dokumentiert werden können [29]. Angesichts dieser Tatsache hat die TNM Prognostic Core Group zusammen mit der International Agency for Research in Cancer (IARC) ein sogenanntes essentielles TNM entwickelt. Dieses kann für die Sammlung von Stagingdaten durch die Registrare verwendet werden, wenn die kompletten Informationen nicht vorhanden sind. Essentielle TNM-Flussdiagramme wurden für Mammakarzinome, Zervixkarzinome, Kolonkarzinome und Prostatakarzinome entwickelt und wurden inzwischen um Oesophaguskarzinome, hepatozelluläre Karzinome, Ovarialkarzinome und Lymphome ergänzt. Sie sind unter https://publications.iarc.fr und unter www.uicc.org. abrufbar.

Kindertumoren

Unmittelbar vorausgegangene Ausgaben der TNM-Klassifikationen maligner Tumoren beinhalteten keine Klassifikationen von Kindertumoren. Diese Entscheidung resultierte aus dem Mangel an international akzeptierten und standardisierten Staging-System für viele bösartige Kindertumoren. Es wird eine Übereinkunft betreffend das Cancer-Staging benötigt, um die Sammlung von Stagingdaten durch Bevölkerungsbasierte Krebsregister zu ermöglichen.

Diese Erkenntnis war Anlass eines Konsensusmeeting im Jahre 2014 und führte zu einer Veröffentlichung von Empfehlungen für das Staging von bösartigen Kindertumoren zum Zwecke der Gewinnung von Bevölkerungs-bezogenen Daten [30]. Die veröffentlichten Klassifikationen sollen aber nicht die von den Klinikern bisher verwendeten Klassifikationen ersetzen, sondern die Sammlung von Daten in Bevölkerungs-bezogenen Krebsregistern erleichtern.

Verwandte Klassifikationen

Seit 1958 hat sich die Weltgesundheitsorganisation (WHO) mit einem Programm zur Erarbeitung international akzeptabler Kriterien für die histologische Tumordiagnostik beschäftigt. Daraus entwickelte sich eine *International Histological Classification of Tumours*, die in einer illustrierten 25-bändigen Serie die Definitionen der Tumortypen und die vorgeschlagene Nomenklatur enthält. Eine neue Serie, *WHO Classification of Tumours – Pathology and Genetics of Tumours*, setzt diese Bemühungen fort. (Informationen zu den Klassifikationen lassen sich bei www.iarc.fr finden.)

Die *WHO International Classification of Diseases for Oncology* (ICD-O-4) [21] wurde als Code-System für Topographie und Morphologie sowie das Verhalten (z. B. maligne, benigne) von Neoplasmen entwickelt. Im Interesse der Förderung der nationalen und internationalen Zusammenarbeit in der Krebsforschung und vor allem, um die Kooperation bei klinischen Forschungen zu erleichtern, wird empfohlen, die *WHO Classification of Tumours* zur Klassifikation und Definition der Tumortypen und den ICD-O-4-Code entsprechend dem Tumorhistologieschlüssel für die Datenverarbeitung zu verwenden.

Definitionen wichtiger Begriffe bei der Stadienbestimmung [31]

Stadium (engl. *stage*)
Die UICC definiert Stadium als den Grad der anatomischen Ausbreitung der Erkrankung.

Stadienbestimmung (engl. *staging*)
Dieser Begriff beschreibt die Ermittlung des Stadiums bei der ärzlichen Untersuchung und der Untersuchung mithilfe von bildgebenden Verfahren. Er wird ebenfalls für die Klassifizierung und Absicherung der Diagnose anhand der TNM-Kategorien verwendet.

Stadienmigration (engl. *stage migration*)
Dieser Begriff beschreibt eine Veränderung in den beobachteten Anteilen der T-, N- und M-Kategorien nach der Einführung von Methoden zur Ermittlung der Ausbreitung einer Krebserkrankung in ganzen Patientenpopulationen anstelle der Betrachtung einzelner Patientinnen und Patienten. Siehe dazu die Beispiele im Abschnitt zur Prostata (Seite 216).

Stadienverschiebung (engl. *stage shift*)
Dieser Begrifft beschreit eine Veränderung im Stadienverteilungsmuster innerhalb einer Population in Abhängigkeit vom Zugang zu Früherkennungs- bzw. Screening-Programmen. Werden diese neu eingeführt, verschiebt sich das Muster hin zu niedrigeren Stadien; fallen diese weg, erfolgt eine Verschiebung hin zu höheren Stadien.

Downstaging (engl.)
Dieser Begriff beschreibt einen Rückgang im Grad der T- oder N-Kategorie nach einer neoadjuvanten Therapie.

Downsizing (engl.)
Dieser Begriff beschreibt eine Größenverringerung des Tumors nach einer neoadjuvanten Therapie.

Upstaging / Understaging (engl.)
Diese Begriffe werden in gelegentlich bei der Beschreibung der diagnostischen Genauigkeit von Verfahren zur Stadienermittlung verwendet. Es wird empfohlen, diese Begriffe nicht zu verwenden.

Literatur

1 Denoix, P.F. (1944). Nomenclature des cancer. *Bull Inst Nat Hyg (Paris)*: 1944: 69–73; 1945:82–84; 1950:81–84; 1952:743–748.
2 World Health Organization Technical Report Series, number 53, July 1952, 47–48.
3 International Union Against Cancer (UICC) (1958). *Committee on Clinical Stage Classification and Applied Statistics: Clinical stage classification and presentation of results, malignant tumours of the breast and larynx*. Paris.
4 International Union Against Cancer (UICC) (1959). *Committee on Stage Classification and Applied Statistics: Clinical stage classification and presentation of results, malignant tumours of the breast*. Paris.
5 International Union Against Cancer (UICC) (1968). *TNM Classification of malignant tumours*. Geneva.
6 International Union Against Cancer (UICC) (1969). *TNM General Rules*. Geneva.
7 International Union Against Cancer (UICC) (1974). *TNM Classification of malignant tumours*, 2nd ed. Geneva.
8 International Union Against Cancer (UICC) (1978). *TNM Classification of malignant tumours*, 3rd ed. (ed. M.H. Harmer). Geneva; Enlarged and revised 1982.
9 International Union Against Cancer (UICC) (1987). *TNM Classification of malignant tumours*, 4th ed. (eds. P. Hermanek and L.H. Sobin). Berlin, Heidelberg, New York: Springer Verlag; Revised 1992.
10 International Union Against Cancer (UICC) (1993). *TNM Supplement 1993. A commentary on uniform use*. (eds. P. Hermanek, D.E. Henson, R.V.P. Hutter and L.H. Sobin). Berlin, Heidelberg, New York: Springer Verlag.
11 International Union Against Cancer (UICC) (2001). *TNM Supplement. A commentary on uniform use*, 2nd ed. (eds. Ch. Wittekind, D.E. Henson, R.V.P. Hutter and L.H. Sobin). New York: Wiley.
12 International Union Against Cancer (UICC) (2003). *TNM Supplement. A commentary on uniform use*, 3rd ed. (eds. Ch. Wittekind, F.L. Greene, D.E. Henson, R.V.P. Hutter, et al.). New York: Wiley.
13 International Union Against Cancer (UICC) (2012). *TNM Supplement. A commentary on uniform use*, 4th ed. (eds. Ch. Wittekind, C.C. Compton, J.D. Brierley and L.H. Sobin). New York: Wiley.
14 International Union Against Cancer (UICC) (2019). *TNM Supplement. A Commentary on Uniform Use*, 5th ed. (eds. Ch. Wittekind, J.D. Brierley, A. Lee and E. Van Eycken). Oxford: Wiley.
15 International Union Against Cancer (UICC) (2021). *TNM Atlas: Illustrated Guide to the TNM Classification of Malignant Tumours*, 7th ed. (eds. J.D. Brierley, H. Asamura, E. Van Eycken and B. Rous). Oxford; Wiley.
16 International Union Against Cancer (UICC) (1995). *Prognostic factors in cancer*. (eds. P. Hermanek, M.K. Gospodarowicz, D.E. Henson, R.V.P. Hutter, et al.). Berlin, Heidelberg, New York: Springer Verlag.
17 International Union Against Cancer (UICC) (2001). *Prognostic factors in cancer*, 2nd ed. (eds. M.K. Gospodarowicz, D.E. Henson, R.V.P. Hutter, B. O'Sullivan, et al.). New York: Wiley.
18 International Union Against Cancer (UICC) (2006). *Prognostic factors in cancer*, 3rd ed. (eds. M.K. Gospodarowicz, B. O'Sullivan and L.H. Sobin). New York: Wiley.
19 American Joint Committee on Cancer (AJCC) (2017). *Cancer Staging Manual*, 8th ed. (eds. M.B. Amin, S.B. Edge and F.L. Greene et al.). New York: Springer.

20 American Joint Committee on Cancer AJCC Version 9 Cancer Staging System. Verfügbar unter www.facs.org/quality-programs/cancer-programs/american-joint-committee-on-cancer/version-9 (aufgerufen im Juli 2024).

21 Rous, B., Goldman Levy, G., Watanabe, R. et al. (eds.) (2025). *WHO International Classification of Diseases for Oncology ICD-O*, 4rd edn. Geneva: WHO, (in Vorbereitung)

22 Hermanek, P., Hutter, R.V.P., Sobin, L.H. et al. (1999). Classification of isolated tumor cells and micrometastasis. *Cancer* 86: 2668–2673.

23 Wagner, G. und Hermanek, P. (1995). *Organspezifische Tumordokumentation – Prinzipien und Verschlüsselungsanweisungen für Klinik und Praxis. Arbeitsgemeinschaft Deutscher Tumorzentren (ADT) – Tumordokumentation in Klinik und Praxis*, Bd 2. Berlin Heidelberg New York: Springer.

24 Wagner, G., Hermanek, P., Wittekind Ch. et al. (2002). *Organspezifische Tumordokumentation – Prinzipien und Verschlüsselungsanweisungen für Klinik und Praxis*. 2. Aufl. Frankfurt (Main): Online-Version: Deutsche Krebsgesellschaft. http://www.krebsgesellschaft.de.

25 Sinn, H.P., Hermanek, P., Wagner, G. et al. (2003). Organspezifische Tumordokumentation. 3. Aufl. Empfehlungen zu Dokumentationsinhalten für Studien. Internetfassung („ODT-3-Internet“). ADT/Deutsche Krebsgesellschaft.

26 World Health Organization. Social Determinants of Health. Available at www.who.int/hea lth-topics/ social-determinants-of-health#tab=tab_1 (aufgerufen im Juli 2024).

27 *Manual of Clinical Oncology*, 9th ed. (eds. B. O'Sullivan, J. Brierley, A. D'Cruz, M. Fey, et al.) Oxford: Wiley-Blackwell.

28 The World Health Organization (2008). *Cancer Control Knowledge into Action: Guide for Effective Programs* www.who.int/publications/i/item/9789241547406 (aufgerufen im März 2025).

29 Piñeros, M., Parkin, D.M., Ward, K, et al. (2019). Essential TNM: a registry tool to reduce gaps in cancer staging information. *Lancet Oncol* 20 (2): e1.

30 Gupta, S., Aitken, J., Bartels U, et al. (2016). Paediatric cancer stage in populationbased cancer registries: the Toronto consensus principles and guidelines. *Lancet Oncology* 17: e163–e172.

31 Brierley, J., O'Sullivan, B., Asamura, H. et al. (2019). Global Consultation on Cancer Staging: promoting consistent understanding and use of cancer stage classification terminology. *Nat Rev Clin Oncol* 16 (12): 763–771.

Kopf- und Halstumoren

Einführende Bemerkungen

Folgende anatomische Bezirke werden klassifiziert:

- Mundhöhle (einschließlich Lippenmukosa)*
- Pharynx: Oropharynx (HPV-assoziiert and HPV-unabhängig), Nasopharynx, Hypopharynx
- Larynx: Supraglottis, Glottis, Subglottis
- Nasenhöhle und Nasennebenhöhlen (Kieferhöhlen und Siebbeinhöhlen, nicht aber Stirnhöhlen und Keilbeinhöhlen)
- Unbekannter Primärtumor mit zervikalen Lymphknotenmetastasen
- Malignes Melanom des oberen Aero-Digestiv-Traktes
- Große und kleine Speicheldrüsen
- Schilddrüse
- Nebenschilddrüse

Anmerkungen

*Äußere Lippe und Lippenrotgrenze (C00.0, C00.1, C00.2) sowie Lippenkommissur (C00.6) werden im Abschnitt zur Kopf- und Halshaut behandelt (Seite 158).

Karzinome der kleinen Speicheldrüsen des oberen Aerodigestivtraktes werden nach den Regeln für Speicheldrüsentumoren klassifiziert.

Tumoren, die zwei anatomische Bezirke umfassen, werden anhand des Bezirkes mit dem größeren Anteil des Tumors klassifiziert, es sei denn der Tumorurspung ist histologisch eindeutig erkennbar. HPV-assoziierte Karzinome, die Mundhöhle und Oropharynx umfassen, werden generell als Karzinom des Oropharynx klassifiziert.

Jeder anatomische Bezirk wird nach folgendem Schema beschrieben

- Anatomische Bezirke und Unterbezirke, falls erforderlich
- Definition der regionären Lymphknoten
- Klinische TNM-Klassifikation (cTNM)
- Pathologische TNM-Klassifikation (pTNM)
- Stadien
- Prognosefaktoren-Gitter

TNM – Klassifikation maligner Tumoren, Neunte Auflage. Herausgegeben von James Brierley, Meredith Giuliani, Brian O'Sullivan, Brian Rous und Elizabeth Van Eycken. Übersetzung herausgegeben von Christian Wittekind.

Regionäre Lymphknoten

Obwohl die Definitionen der cN- und pN-Kategorien verschieden sind, entsprechen sich die Definitionen der cN- und pN-Kategorien für alle Kopf- und Halsbezirke, außer Nasopharynx, Schilddrüse und maligne Melanome des oberen Aerodigestivtraktes. In der Mittellinie gelegene Lymphknoten gelten als ipsilateral, außer bei der Schilddrüse.

Mundhöhle und Lippenmukosa (ICD-O-4 C00.3-5, C02-06)

Die Definitionen der T-, N- und M-Kategorien entsprechen denen der 8. Auflage des AJCC Cancer Staging Manual (2016).

Regeln zur Klassifikation

Die Klassifikation gilt nur für Karzinome der Lippenmukosa und für Karzinome der Mundhöhle außer jener der kleinen Speicheldrüsen. Siehe Seite 158 für Karzinome der Lippenrotgrenze.

Histologische Diagnosesicherung ist erforderlich.

Anatomische Bezirke und Unterbezirke

Mundhöhle einschließlich Lippenmukosa (ICD-O-4, C00.3-5, C02.0-C02.3, C02.9, C03-C06)

1. Mundschleimhaut
   a) Schleimhaut der Ober- und Unterlippe (C00.3-5)*
   b) Wangenschleimhaut (C06.0)
   c) Retromolargegend (C06.2)
   d) Sulcus buccomandibularis und -maxillaris (C06.1)
2. Oberer Alveolarfortsatz und Gingiva (C03.0)
3. Unterer Alveolarfortsatz und Gingiva (C03.1)
4. Harter Gaumen (C05.0)
5. Zunge**
   a) Zungenrücken und Zungenrand vor den Papillae circumvallatae (vordere 2/3) (C02.0, 1)
   b) Zungenunterseite (C02.2)
6. Mundboden (C04)

Anmerkungen

*Äußere Lippe und Lippenrotgrenze (C00.0, C00.1, C00.2) sowie Lippenkommissur (C00.6) werden im Abschnitt zur Kopf- und Halshaut behandelt (Seite 158).
**Zungengrund/Tonsilla lingualis (C02.4) hinter den Papillae circumvallatae werden im Abschnitt zum Oropharynx behandelt.

Regionäre Lymphknoten

Regionäre Lymphknoten sind die Halslymphknoten.

cTNM: Klinische Klassifikation

T – Primärtumor

cTX	Primärtumor kann nicht beurteilt werden
cT0	Kein Anhalt für Primärtumor
cTis	Carcinoma in situ
cT1	Tumor 2 cm oder weniger in größter Ausdehnung und 5 mm oder weniger maximale Invasionstiefe[1,2]
cT2	Tumor 2 cm oder weniger in größter Ausdehnung und mehr als 5 mm aber nicht mehr als 10 mm maximale Invasionstiefe *oder* Tumor mehr als 2 cm aber nicht mehr als 4 cm in größter Ausdehnung und nicht mehr als 10 mm maximale Invasionstiefe
cT3	Tumor mehr als 2 cm aber nicht mehr als 4 cm in größter Ausdehnung und maximale Invasionstiefe von mehr als 10 mm *oder* Tumor mehr als 4 cm in größter Ausdehnung und nicht mehr als 10 mm maximale Invasionstiefe
cT4a	Tumor mehr als 4 cm in größter Ausdehnung und mehr als 10 mm maximale Invasionstiefe *oder* Tumor infiltriert durch kortikalen Knochen (ohne Beteiligung der Spongiosa) der Maxilla oder Mandibula, oder infiltriert in Kieferhöhle oder Gesichtshaut[2]
cT4b	Tumor infiltriert Spatium masticatorium, Processus pterygoideus oder Schädelbasis oder umschließt die A. carotis interna

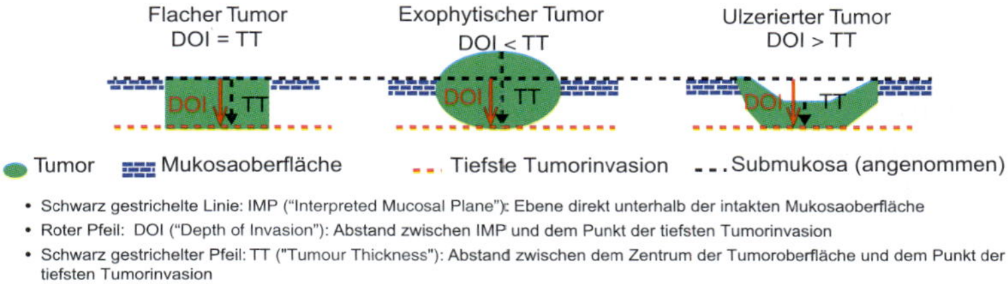

Schemazeichnung zu unterschiedlichen Konstellationen bei Invasionstiefe (Depth of Invasion, DOI) und Dicke des Tumors (Tumour Thickness, TT) zur Bestimmung der klinischen T-Kategorie. Abdruck mit freundlicher Genehmigung von Shao Hui Huang.

Anmerkungen

[1] Eine nur oberflächliche Erosion des Knochens oder eines Zahnfaches durch einen Primärtumor der Gingiva berechtigt nicht zur Einordnung eines Tumors als cT4a.

[2] Eine oberflächliche Invasion der benachbarten Hautregionen (Lippenrot oder Lippenrotgrenze) ausgehend von der Lippenmukosa berechtigt nicht zur Einordnung eines Tumors als cT4a.

N – Regionäre Lymphknoten

cNX Regionäre Lymphknoten können nicht beurteilt werden
cN0 Keine regionären Lymphknotenmetastasen
cN1 Metastase(n) in solitärem ipsilateralem Lymphknoten, 3 cm oder weniger in größter Ausdehnung ohne klinische extranodale Ausbreitung
cN2 Metastase(n) wie nachfolgend beschrieben:
 cN2a Metastase(n) in solitärem ipsilateralem Lymphknoten, mehr als 3 cm, aber nicht mehr als 6 cm in größter Ausdehnung, ohne klinische extranodale Ausbreitung
 cN2b Metastasen in multiplen ipsilateralen Lymphknoten, keiner mehr als 6 cm in größter Ausdehnung, ohne klinische extranodale Ausbreitung
 cN2c Metastasen in bilateralen oder kontralateralen Lymphknoten, keiner mehr als 6 cm in größter Ausdehnung, ohne klinische extranodale Ausbreitung
cN3a Metastase(n) in Lymphknoten, mehr als 6 cm in größter Ausdehnung, ohne klinische extranodale Ausbreitung
cN3b Metastase(n) in einem einzelnen oder multiplen Lymphknoten, klinisch mit extranodaler Ausbreitung*

Anmerkungen

*Das Vorhandensein einer Beteiligung (Invasion) der Haut oder der Weichteile mit tiefer Verankerung in der darunterliegenden Muskulatur oder angrenzenden anatomischen Strukturen oder klinische Zeichen einer Nervenbeteiligung wird als klinische extranodale Ausbreitung angesehen. Bildgebende Verfahren stellen die Standardmethode zum eindeutigen Nachweis einer extranodalen Ausbreitung dar.

In der Mittellinie gelegene Lymphknoten gelten als ipsilateral.

M – Fernmetastasen

cM0 Keine Fernmetastasen
cM1 Fernmetastasen

pTNM: Pathologische Klassifikation

Die pT- Kategorien entsprechen den cT- Kategorien. Für pM siehe Seite 10.

pN – Regionäre Lymphknoten

Eine selektive Neck-Dissection und histologische Untersuchung soll üblicherweise 6 oder mehr Lymphknoten umfassen. Eine radikale oder modifiziert-radikale Neck-Dissection und histologische Untersuchung soll üblicherweise 15 oder mehr Lymphknoten umfassen.

pNX Regionäre Lymphknoten können nicht beurteilt werden

pN0 Keine regionären Lymphknotenmetastasen

pN1 Metastase(n) in solitärem ipsilateralen Lymphknoten, 3 cm oder weniger in größter Ausdehnung ohne pathologische extranodale Ausbreitung*

pN2 Metastase(n) wie nachfolgend beschrieben:

- pN2a Metastase(n) in solitärem ipsilateralen Lymphknoten, 3 cm oder weniger in größter Ausdehnung mit pathologischer extranodaler Ausbreitung *oder* mehr als 3 cm aber nicht mehr als 6 cm in größter Ausdehnung, ohne pathologische extranodale Ausbreitung*
- pN2b Metastasen in multiplen ipsilateralen Lymphknoten, keine mehr als 6 cm in größter Ausdehnung, ohne pathologische extranodale Ausbreitung*
- pN2c Metastasen in bilateralen oder kontralateralen Lymphknoten, keiner mehr als 6 cm in größter Ausdehnung, ohne pathologische extranodale Ausbreitung*

pN3a Metastase(n) in einem Lymphknoten, mehr als 6 cm in größter Ausdehnung, ohne pathologische extranodale Ausbreitung*

pN3b Metastase(n) in einem Lymphknoten mehr als 3 cm in größter Ausdehnung mit pathologischer extranodaler Ausbreitung *oder* in multiplen ipsilateralen, kontralateralen oder bilateralen Lymphknoten mit pathologischer extranodaler Ausbreitung*

Anmerkungen

*Eine pathologische extranodale Ausbreitung (pENA) soll nur dann diagnostiziert werden, wenn ein Tumor, der sich vollständig innerhalb eines Lymphknotens erstreckt, durch die gesamte Dicke der Lymphknotenkapsel in das umgebende Bindegewebe eindringt, mit oder ohne Stroma-Reaktion.

Eine Weichteilablagerung an einer Stelle, an der ein Lymphknoten lokalisiert sein müsste, soll als mindestens ein Lymphknoten mit extranodaler Ausbreitung angesehen werden.

Stadien – Mundhöhle

Stadium 0	Tis	N0	M0
Stadium I	T1	N0	M0
Stadium II	T2	N0	M0
Stadium III	T3	N0	M0
	T1, T2, T3	N1	M0
Stadium IVA	T4a	N0, N1	M0
	T1, T2, T3, T4a	N2	M0
Stadium IVB	Jedes T	N3	M0
	T4b	Jedes N	M0
Stadium IVC	Jedes T	Jedes N	M1

Prognosefaktoren-Gitter für Tumoren der Mundhöhle

Prognose-faktoren	Tumor-bezogen	Wirt-bezogen	Umwelt-bezogen[a)]
Essentielle	TNM Chirurgische Schnittränder Lymphovaskuläre Invasion	Allgemeinzustand Rauchen während Strahlentherapie	Entfernung zwischen Wohnort und Behandlungszentrum Zugang zu speziellen Untersuchungen und Behandlungen Sozioökonomischer Status
Zusätzliche	Tumorzellknospung, Hypoxie, Lymphknotenquotient, extensive perineurale Invasion Invasionsmuster PD-L1-Status Tumorgrad Perineurale Invasion	Alter Komorbidität Suchtmittel (Betel, Arecanuss)	Expertise in der Behandlung (Chirurgie, Strahlentherapie) Zugang zu Informationen postoperativer R-Status

[a)] Siehe Seite 16 für eine umfassende Darstellung der umweltbezogenen und sozialen Gesundheitsfaktoren.

Verändert nach: UICC Manual of Clinical Oncology, 9th ed. O'Sullivan B, Brierley J, D'Cruz A, Fey M, Pollock R, Vermorken J, Huang S. John Wiley & Sons. 2015.

Kopf und Hals

Pharynx (ICD-O-4 C01, C02.4, C05.1, 2, C09, C10.0, 2, 3, 9, C11–13)

Regeln zur Klassifikation

Die Klassifikation gilt nur für Karzinome (ausgenommen Karzinome der kleinen Speicheldrüsen). Histologische Diagnosesicherung ist erforderlich.

Anatomische Bezirke und Unterbezirke

Nasopharynx (C11)

1. Dach und Hinterwand: beginnt auf Höhe des Übergangs zwischen hartem und weichem Gaumen und endet an der Schädelbasis (C11.0,1)
2. Seitenwand: schließt die Rosenmüller-Grube ein (C11.2)
3. Untere Wand: entsprechend der nasalen Fläche des weichen Gaumens (C11.3)

Anmerkung

Die Grenze der Choanalränder einschließlich des hinteren Septumrandes, wird zur Nasenhöhle gezählt.

Oropharynx (ICD-O-4 C01, C02.4, C05.1, 2, C09.0,1,9, C10.0,2,3,9)

1. Vorderwand (glossoepiglottische Region)
   a) Zungengrund (hinter den Papillae circumvallatae oder hinteres Drittel) (C01)
   b) Vallecula (C10.0)
2. Seitenwand (C10.2)
   a) Tonsillen (C09.9)
   b) Fossa tonsillaris (C09.0) und Gaumenbögen (C09.1)
   c) Glossotonsillarfurche (C09.1)
3. Hinterwand (C10.3)
4. Obere Wand
   a) Orale Oberfläche des weichen Gaumens (C05.1)
   b) Uvula (C05.2)

Hypopharynx (C12, C13)

1. Sinus piriformis (C12.9): Erstreckt sich von der pharyngo-epiglottischen Falte bis zum oberen Ende des Ösophagus. Er wird seitlich vom Schildknorpel und medial von der hypopharyngealen Oberfläche der aryepiglottischen Falte (C13.1) sowie von Ary- und Ringknorpel begrenzt

2. Pharyngoösophageale Grenze (Postkrikoidgegend) (C13.0): Erstreckt sich von der Höhe der Aryknorpel mit Verbindungsfalten bis zum Unterrand des Ringknorpels und bildet die Vorderwand des Hypopharynx
3. Hypopharynxhinterwand (C13.2): Erstreckt sich zwischen der Höhe des oberen Randes des Zungenbeines (oder des Bodens der Vallecula) bis zur Höhe des Unterrandes des Ringknorpels und vom Apex eines Sinus piriformis zum anderen.

Regionäre Lymphknoten

Regionäre Lymphknoten sind die Halslymphknoten.

cTNM: Klinische Klassifikation

Nasopharynx (C11) [1, 2]

Die Definitionen der T-, N- und M-Kategorien entsprechen denen der 8. Auflage des AJCC Cancer Staging Manual (2016).

T – Primärtumor

cTX	Primärtumor kann nicht beurteilt werden
cT0	Kein Anhalt für Primärtumor; EBV-positive bzw. EBV-assoziierte Metastasen in Halslymphknoten
cTis	Carcinoma in situ
cT1	Tumor auf den Nasopharynx begrenzt oder mit Ausbreitung auf den Oropharynx und/oder Nasenhöhle ohne parapharyngeale Invasion
cT2	Tumor mit parapharyngealer Ausbreitung und/oder Invasion der medialen pterygoidalen, der lateralen pterygoidalen und/oder der prävertebralen Muskulatur
cT3	Tumor infiltriert Knochenstrukturen der Schädelbasis oder Halswirbel, von Pterygoid-Strukturen und/oder Nasennebenhöhlen
cT4	Tumor mit intrakranieller Ausbreitung und/oder Befall von Hirnnerv(en), Hypopharynx, Augenhöhle, Glandula parotis und/oder Invasion jenseits der lateralen Oberfläche der lateralen Musculi pterygoides

N – Regionäre Lymphknoten

cNX	Regionäre Lymphknoten können nicht beurteilt werden
cN0	Keine regionären Lymphknotenmetastasen
cN1	Unilaterale Metastase(n) in Halslymphknoten und/oder unioder bilaterale Metastase(n) in retropharyngealen Lymphknoten, 6 cm oder weniger in größter Ausdehnung, oberhalb der kaudalen Begrenzung des Krikoidknorpels, ohne fortgeschrittene klinische oder radiologische extranodale Ausbreitung*

cN2 Metastase(n) in bilateralen Lymphknoten, 6 cm oder weniger in größter Ausdehnung, oberhalb der kaudalen Begrenzung des Krikoidknorpels, ohne fortgeschrittene klinische oder radiologische extranodale Ausbreitung*

cN3 Metastase(n) in Lymphknoten, > 6 cm in größter Ausdehnung und/oder jenseits der kaudalen Begrenzung des Krikoidknorpels und/oder mit fortgeschrittener klinischer oder radiologischer extranodaler Ausbreitung*

Anmerkungen

*Der Nachweis einer Tumorinvasion in benachbarte Strukturen wie Haut, Muskulatur, Speicheldrüse oder neurovaskuläre Bündel durch geeignete bildgebende Verfahren oder klinische Untersuchung gilt als fortgeschrittene radiologische bzw. klinische extranodale Ausbreitung

In der Mittellinie gelegene Lymphknoten gelten als ipsilateral.

Die pT-, pN- und pM1-Kategorien entsprechen den cT-, cN und cM1-Kategorien. Extranodale Ausbreitung ist dagegen immer pathologisch definiert, nicht klinisch oder radiologisch. Da keine chirurgische Entfernung des Primärtumors möglich ist, findet die pT-Kategorie keine Anwendung.

M – Fernmetastasen

cM0 Keine Fernmetastasen

cM1 Fernmetastasen

- cM1a Fernmetastasen mit drei oder weniger Läsionen in einem oder mehreren Organen
- cM1b Fernmetastasen mit mehr als drei Läsionen in einem oder mehreren Organen

Stadien – Nasopharynx

Stadium 0	Tis	N0	M0
Stadium I	T1, T2	N0	M0
Stadium IB	T0, T1, T2	N1	M0
Stadium II	T0, T1, T2	N2	M0
	T3	N0, N1, N2	M0
Stadium III	T4	Jedes N	M0
	Jedes T	N3	M0
Stadium IVA	Jedes T	Jedes N	M1a
Stadium IVB	Jedes T	Jedes N	M1b

***Oropharynx – HPV-assoziiert* [3, 4]**

Die Definitionen der T-, N- und M-Kategorien sind neu und entsprechen denen der 9. Auflage des AJCC Cancer Staging Manual (2024).

T – Primärtumor

cT0	Kein Anhalt für Primärtumor, aber p16-positive (HPV-assoziierte) Metastasen in Halslymphknoten
cT1	Tumor 2 cm oder weniger in größter Ausdehnung*
cT2	Tumor mehr als 2 cm, aber nicht mehr als 4 cm in größter Ausdehnung
cT3	Tumor mehr als 4 cm in größter Ausdehnung oder Ausbreitung zur lingualen Oberfläche der Epiglottis
cT4	Tumor infiltriert eine der folgenden Nachbarstrukturen: Larynx**, äußere Muskulatur der Zunge (M. genioglossus, M. hyoglossus, M. palatoglossus und M. styloglossus), innerer oder äußerer Flügelmuskel, harter Gaumen, Unterkiefer, mediale oder laterale Pterygoideusplatte, Nasopharynx, Schädelbasis oder umschließt die A. carotis interna

Anmerkungen

*Aufgrund der Anatomie der Krypten der Gaumenmandel und der Tonsilla lingualis ist wegen der unvollständigen Basalmembran kein Carcinoma in situ erkennbar.

**Schleimhautausbreitung zur laryngealen Oberfläche der Epiglottis von Primärtumoren der Zungenbasis und Vallecula gilt nicht als Invasion des Larynx.

N – Regionäre Lymphknoten

cNX	Regionäre Lymphknoten können nicht beurteilt werden
cN0	Keine regionären Lymphknotenmetastasen
cN1	Metastase(n) in ipsilateralen Lymphknoten, 6 cm oder weniger in größter Ausdehnung, ohne durch bildgebende Verfahren und/oder klinische Untersuchung bestätigte extranodale Ausbreitung*
cN2	Metastasen in ipsilateralen Lymphknoten, 6 cm oder weniger in größter Ausdehnung, mit durch bildgebende Verfahren und/oder klinische Untersuchung bestätigter extranodaler Ausbreitung* *oder* kontralaterale oder bilaterale Metastasen, 6 cm oder weniger in größter Ausdehnung, ohne durch bildgebende Verfahren oder klinische Untersuchung bestätigte extranodale Ausbreitung
cN3	Metastasen in Lymphknoten, mehr als 6 cm in größter Ausdehnung *oder* kontralaterale oder bilaterale Metastasen mit durch bildgebende Verfahren und/oder klinische Untersuchung bestätigter extranodaler Ausbreitung*

Anmerkungen

*Eine durch bildgebende Verfahren bestätigte extranodale Ausbreitung erfordert eindeutige radiologische Anzeichen für eine Tumorinvasion durch die Lymphknotenkapsel in das perinodale Fettgewebe oder in benachbarte Strukturen wie Haut, Muskulatur oder neurovaskuläre Strukturen *oder* für eine zusammenhängende Struktur aus zwei oder mehr benachbarten Lymphknoten unter Verlust der Kapselstrukturen und der dazwischenliegenden Gewebsschichten. Eine klinische extranodale Ausbreitung wird wie im Abschnitt zur Mundhöhle und Lippenmukosa (Seite 27) definiert.

In der Mittellinie gelegene Lymphknoten gelten als ipsilateral.

M – Fernmetastasen

cM0 Keine Fernmetastasen
cM1 Fernmetastasen

Pathologische TNM-Klassifikation

Die pT-Kategorien entsprechen den cT-Kategorien. Für pM siehe Seite 10.

pN – Regionäre Lymphknoten

pNX Regionäre Lymphknoten können nicht beurteilt werden
pN0 Keine regionären Lymphknotenmetastasen
pN1 Metastase(n) in bis zu 4 Lymphknoten ohne gesicherte pathologische extranodale Ausbreitung
- pN1a Metastase(n) in einem Lymphknoten ohne gesicherte pathologische extranodale Ausbreitung
- pN1b Metastase(n) in 2 bis 4 Lymphknoten ohne gesicherte pathologische extranodale Ausbreitung

pN2 bis zu 4 Lymphknoten mit gesicherter pathologischer extranodaler Ausdehnung *oder* Metastase(n) in 5 oder mehr Lymphknoten ohne gesicherte pathologische extranodale Ausbreitung
pN3 Metastase(n) in 5 oder mehr Lymphknoten mit gesicherter pathologischer extranodaler Ausbreitung

Anmerkungen

*Eine pathologische extranodale Ausbreitung (pENA) soll nur dann diagnostiziert werden, wenn ein Tumor, der sich vollständig innerhalb eines Lymphknotens erstreckt, durch die gesamte Dicke der Lymphknotenkapsel in das umgebende Bindegewebe eindringt, mit oder ohne Stroma-Reaktion.

Eine Weichteilablagerung an einer Stelle, an der ein Lymphknoten lokalisiert sein müsste, soll als mindestens ein Lymphknoten mit extranodaler Ausbreitung angesehen werden.

Stadien – HPV-assoziierte Oropharynxtumoren

Klinisch

Stadium I	T0	N1	M0
	T1, T2	N0, N1	M0
Stadium II	T0, T1, T2	N2	M0
	T3	N0, N1, N2	M0
Stadium III	Jedes T	N3	M0
	T4	Jedes N	M0
Stadium IV	Jedes T	Jedes N	M1

Pathologisch

Stadium I	T0	N1	M0
	T1, T2	N0, N1a, N1b	M0
Stadium II	T0, T1, T2	N2, N3	M0
	T3	N0, N1a, N1b, N2	M0
Stadium III	T3	N3	M0
	T4	Jedes N	M0
Stadium IV	Jedes T	Jedes N	M1

Oropharynx – HPV-unabhängig

Die Definitionen der T-, N- und M-Kategorien entsprechen denen der 8. Auflage des AJCC Cancer Staging Manual (2016).

T – Primärtumor

cTX	Primärtumor kann nicht beurteilt werden
cT0	kein Anhalt für Primärtumor
cTis	Carcinoma in situ

cT1	Tumor 2 cm oder weniger in größter Ausdehnung
cT2	Tumor mehr als 2 cm, aber nicht mehr als 4 cm in größter Ausdehnung
cT3	Tumor mehr als 4 cm in größter Ausdehnung oder Ausbreitung zur lingualen Oberfläche der Epiglottis
cT4a	Tumor infiltriert eine der folgenden Nachbarstrukturen: Larynx*, äußere Muskulatur der Zunge (M. genioglossus, M. hyoglossus, M. palatoglossus und M. styloglossus), Lamina medialis des Processus pterygoideus, harten Gaumen oder Unterkiefer
cT4b	Tumor infiltriert eine der folgenden Nachbarstrukturen:M. pteryoideus lateralis, Lamina lateralis des Processus pterygoideus, lateralen Nasopharynx, Schädelbasis oder umschließt die A. carotis

Anmerkung

*Schleimhautausbreitung zur laryngealen Oberfläche der Epiglottis von Primärtumoren der Zungenbasis und Vallecula gilt nicht als Invasion des Larynx.

Hypopharynx

T – Primärtumor

cTX	Primärtumor kann nicht beurteilt werden
cT0	kein Anhalt für Primärtumor
cTis	Carcinoma in situ

Kopf und Hals

cT1 Tumor auf einen Unterbezirk des Hypopharynx begrenzt (siehe Seite 30/31) und/oder 2 cm oder weniger in größter Ausdehnung

cT2 Tumor infiltriert mehr als einen Unterbezirk des Hypopharynx oder einen benachbarten Bezirk oder misst mehr als 2 cm, aber nicht mehr als 4 cm in größter Ausdehnung, *ohne* Fixation des Hemilarynx

cT3 Tumor misst mehr als 4 cm in größter Ausdehnung oder Tumor mit Fixation des Hemilarynx oder Ausbreitung auf Ösophagusschleimhaut

cT4a Tumor infiltriert eine der folgenden Nachbarstrukturen: Schild-/ Ringknorpel, Zungenbein, Schilddrüse, Ösophagus jenseits der Mukosa, zentrale Weichteile des Halses[1]

cT4b Tumor infiltriert prävertebrale Faszien, umschließt die A. carotis oder infiltriert Strukturen des Mediastinums

Anmerkung

[1] Die zentralen Weichteile des Halses schließen die gerade Halsmuskulatur und das subkutane Fett ein.

Oropharynx – HPV-unabhängig und Hypopharynx
N – Regionäre Lymphknoten

cNX Regionäre Lymphknoten können nicht beurteilt werden

cN0 Keine regionären Lymphknotenmetastasen

cN1 Metastase(n) in solitärem ipsilateralem Lymphknoten, 3 cm oder weniger in größter Ausdehnung, ohne extranodale Ausbreitung

cN2 Metastase(n) wie nachfolgend beschrieben:

- cN2a Metastase(n) in solitärem ipsilateralem Lymphknoten, mehr als 3 cm, aber nicht mehr als 6 cm in größter Ausdehnung, ohne klinische extranodale Ausbreitung
- cN2b Metastasen in multiplen ipsilateralen Lymphknoten, keiner mehr als 6 cm in größter Ausdehnung, ohne klinische extranodale Ausbreitung
- cN2c Metastasen in bilateralen oder kontralateralen Lymphknoten, keiner mehr als 6 cm in größter Ausdehnung, ohne klinische extranodale Ausbreitung

cN3a Metastase(n) in einem Lymphknoten, mehr als 6 cm in größter Ausdehnung, ohne klinische extranodale Ausbreitung

cN3b Metastase(n) in einem oder in multiplen Lymphknoten mit klinischer extranodaler Ausbreitung*

Anmerkungen

*Das Vorhandensein einer Beteiligung (Invasion) der Haut oder der Weichteile mit tiefer Verankerung in der darunterliegenden Muskulatur oder angrenzenden anatomischen Strukturen oder klinische Zeichen einer Nervenbeteiligung wird als klinische extranodale Ausbreitung angesehen. Bildgebende Verfahren stellen die Standardmethode zum eindeutigen Nachweis einer extranodalen Ausbreitung dar.

In der Mittellinie gelegene Lymphknoten gelten als ipsilateral.

M – Fernmetastasen

cM0 Keine Fernmetastasen
cM1 Fernmetastasen

pTNM: Pathologische Klassifikation

Die pT-Kategorien entsprechen den cT-Kategorien. Für pM siehe Seite 10.

Selektive Neck-Dissection und histologische Untersuchung sollen üblicherweise 6 oder mehr Lymphknoten umfassen. Radikale oder modifiziert-radikale Neck-Dissection und histologische Untersuchung sollen üblicherweise 15 oder mehr Lymphknoten umfassen.

Oropharynx – HPV-unabhängig und Hypopharynx
pN – Regionäre Lymphknoten

pNX Regionäre Lymphknoten können nicht beurteilt werden
pN0 Keine regionären Lymphknotenmetastasen
pN1 Metastase(n) in solitärem ipsilateralen Lymphknoten, 3 cm oder weniger in größter Ausdehnung, ohne pathologische extranodale Ausbreitung
pN2 Metastase(n) wie nachfolgend beschrieben:
- pN2a Metastase(n) in solitärem ipsilateralen Lymphknoten, 3 cm oder weniger in größter Ausdehnung mit pathologischer extranodaler Ausbreitung* oder mehr als 3 cm aber nicht mehr als 6 cm in größter Ausdehnung, ohne pathologische extranodale Ausbreitung
- pN2b Metastasen in multiplen ipsilateralen Lymphknoten, keine mehr als 6 cm in größter Ausdehnung, ohne pathologische extranodale Ausbreitung
- pN2c Metastasen in bilateralen oder kontralateralen Lymphknoten, keiner mehr als 6 cm in größter Ausdehnung, ohne pathologische extranodale Ausbreitung

pN3a Metastase(n) in einem Lymphknoten, mehr als 6 cm in größter Ausdehnung, ohne pathologische extranodale Ausbreitung pN3b Metastase(n) in einem Lymphknoten mehr als 3 cm in größter Ausdehnung mit pathologischer extranodaler Ausbreitung oder in multiplen ipsilateralen, kontralateralen oder bilateralen Lymphknoten mit pathologischer extranodaler Ausbreitung*

Anmerkungen

*Eine pathologische extranodale Ausbreitung (pENA) soll nur dann diagnostiziert werden, wenn ein Tumor, der sich vollständig innerhalb eines Lymphknotens erstreckt, durch die gesamte Dicke der Lymphknotenkapsel in das umgebende Bindegewebe eindringt, mit oder ohne Stroma-Reaktion.

Eine Weichteilablagerung an einer Stelle, an der ein Lymphknoten lokalisiert sein müsste, soll als mindestens ein Lymphknoten mit extranodaler Ausbreitung angesehen werden.

Stadien – HPV-unabhängige Oro- und Hypopharynxtumoren

Stadium 0	Tis	N0	M0
Stadium I	T1	N0	M0
Stadium II	T2	N0	M0
Stadium III	T3	N0	M0
	T1, T2, T3	N1	M0
Stadium IVA	T4a	N0, N1, N2	M0
	T1, T2, T3	N2	M0
Stadium IVB	Jedes T	N3	M0
	T4b	Jedes N	M0
Stadium IVC	Jedes T	Jedes N	M1

Prognosefaktoren-Gitter für Tumoren des Nasopharynx

Prognose-faktoren	Tumor-bezogen	Wirt-bezogen	Umwelt-bezogen[a)]
Essentielle	TNM Histologischer Typ	Alter Allgemeinzustand	Entfernung zum nächsten Behandlungszentrum Zugang zu speziellen Untersuchungen und Behandlungen Sozioökonomischer Status

(Fortsetzung)

Prognose-faktoren	Tumor-bezogen	Wirt-bezogen	Umwelt-bezogen[a)]
Zusätzliche	Kopienzahl der EBV-DNA Makroskopisches Tumorvolumen Lokalisation der Metastasen SUV_{max} PD-L1-Status	Komorbiditäten	Expertise in der Behandlung (Chirurgie, Strahlentherapie) Zugang zu Informationen postoperativer R-Status

[a)] Siehe Seite 16 für eine umfassende Darstellung der umweltbezogenen und sozialen Gesundheitsfaktoren.
Verändert nach: UICC Manual of Clinical Oncology, 9th ed. O'Sullivan B, Brierley J, D'Cruz A, Fey M, Pollock R, Vermorken J, Huang S. John Wiley & Sons. 2015.

Prognosefaktoren-Gitter für HPV-assoziierte Tumoren des Oropharynx

Prognose-faktoren	Tumor-bezogen	Wirt-bezogen	Umwelt-bezogen[a)]
Essentielle	TNM Resektionsränder	Rauchen (während der Radiotherapie) Allgemeinzustand	Entfernung zum nächsten Behandlungszentrum Zugang zu speziellen Untersuchungen und Behandlungen Sozioökonomischer Status
Zusätzliche	HPV-Genotyp Tumorvolumen Hypoxie PD-L1-Status	Alter Komorbiditäten	Expertise in der Behandlung (Chirurgie, Strahlentherapie) Zugang zu Informationen postoperativer R-Status

[a)] Siehe Seite 16 für eine umfassende Darstellung der umweltbezogenen und sozialen Gesundheitsfaktoren.
Verändert nach: UICC Manual of Clinical Oncology, 9th ed. O'Sullivan B, Brierley J, D'Cruz A, Fey M, Pollock R, Vermorken J, Huang S. John Wiley & Sons. 2015.

Prognosefaktoren-Gitter für HPV-unabhängige Tumoren des Oropharynx

Prognose-faktoren	Tumor-bezogen	Wirt-bezogen	Umwelt-bezogen[a)]
Essentielle	TNM Resektionsränder	Rauchen (während der Radiotherapie)	Entfernung zum nächsten Behandlungszentrum Zugang zu speziellen Untersuchungen und Behandlungen Sozioökonomischer Status
Zusätzliche	Anzahl der Lymphknoten Tumorvolumen Hypoxie PD-L1-Status	Alter Komorbiditäten	Expertise in der Behandlung (Chirurgie, Strahlentherapie) Zugang zu Informationen postoperativer R-Status

[a)] Siehe Seite 16 für eine umfassende Darstellung der umweltbezogenen und sozialen Gesundheitsfaktoren.
Verändert nach: UICC Manual of Clinical Oncology, 9th ed. O'Sullivan B, Brierley J, D'Cruz A, Fey M, Pollock R, Vermorken J, Huang S. John Wiley & Sons. 2015.

Prognosefaktoren-Gitter für Tumoren des Hypopharynx

Prognose-faktoren	Tumor-bezogen	Wirt-bezogen	Umwelt-bezogen[a)]
Essentielle	TNM Resektionsränder	Rauchen (während der Radiotherapie)	Entfernung zum nächsten Behandlungszentrum Zugang zu speziellen Untersuchungen und Behandlungen Sozioökonomischer Status

(Fortsetzung)

Prognose-faktoren	Tumor-bezogen	Wirt-bezogen	Umwelt-bezogen[a)]
Zusätzliche	Anzahl der Lymphknoten Tumorvolumen Hypoxie PD-L1-Status	Alter Komorbiditäten	Expertise in der Behandlung (Chirurgie, Strahlentherapie) Zugang zu Informationen postoperativer R-Status

a) Siehe Seite 16 für eine umfassende Darstellung der umweltbezogenen und sozialen Gesundheitsfaktoren.

Verändert nach: UICC Manual of Clinical Oncology, 9th ed. O'Sullivan B, Brierley J, D'Cruz A, Fey M, Pollock R, Vermorken J, Huang S. John Wiley & Sons. 2015.

Larynx (ICD-O-4 C32.0, 1, 2, C10.1)

Die Definitionen der T-, N- und M-Kategorien entsprechen denen der 8. Auflage des AJCC Cancer Staging Manual (2016).

Regeln zur Klassifikation

Die Klassifikation gilt nur für Karzinome (außer Karzinome der kleinen Speicheldrüsen). Histologische Diagnosesicherung ist erforderlich.

Anatomische Bezirke und Unterbezirke

1. Supraglottis (C32.1)

(i) Suprahyoidale Epiglottis – einschließlich freiem Epiglottisrand, lingualer (vorderer) (C10.1) und laryngealer Oberfläche (ii) Aryepiglottische Falte, laryngeale Oberfläche (iii) Arythenoidgegend	Epilarynx (einschließlich Grenzzone)
(iv) Infrahyoidale Epiglottis (v) Taschenfalten	Supraglottis (ohne Epilarynx)

2. Glottis (C32.0)
   - (i) Stimmlippen
   - (ii) Vordere Kommissur
   - (iii) Hintere Kommissur
3. Subglottis (C32.2)

Regionäre Lymphknoten

Die regionären Lymphknoten sind die Halslymphknoten.

cTNM: Klinische Klassifikation

T – Primärtumor

Supraglottis

cTX	Primärtumor kann nicht beurteilt werden
cT0	Kein Anhalt für Primärtumor

cTis Carcinoma in situ

cT1 Tumor auf einen Unterbezirk der Supraglottis begrenzt, mit normaler Stimmlippenbeweglichkeit

cT2 Tumor infiltriert Schleimhaut von mehr als einem benachbarten Unterbezirk der Supraglottis oder Glottis oder eines Areals außerhalb der Supraglottis (z. B. Schleimhaut von Zungengrund, Vallecula, mediale Wand des Sinus piriformis), ohne Fixation des Larynx

cT3 Tumor auf den Larynx begrenzt, mit Stimmlippenfixation, und/oder Tumor mit Infiltration des Postkrikoidbezirks, des präepiglottischen Gewebes und/oder geringgradiger Erosion des Schildknorpels (innerer Kortex)

cT4a Tumor infiltriert durch den Schildknorpel und/oder breitet sich außerhalb des Kehlkopfes aus, z. B. Trachea, Weichteile des Halses eingeschlossen äußere Muskulatur der Zunge (M. genioglossus, M. hyoglossus, M. palatoglossus und M. styloglossus), gerade Halsmuskulatur, Schilddrüse, Ösophagus

cT4b Tumor infiltriert den Prävertebralraum, umschließt die A. carotis oder infiltriert mediastinale Strukturen

Glottis

cTX Primärtumor kann nicht beurteilt werden

cT0 Kein Anhalt für Primärtumor

cTis Carcinoma in situ

cT1 Tumor auf Stimmlippe(n) begrenzt (kann auch vordere oder hintere Kommissur befallen), mit normaler Beweglichkeit

- T1a Tumor auf eine Stimmlippe begrenzt
- T1b Tumorbefall beider Stimmlippen

cT2 Tumor breitet sich auf Supraglottis und/oder Subglottis aus und/oder Tumor mit eingeschränkter Stimmlippenbeweglichkeit

cT3 Tumor auf den Larynx begrenzt, mit Stimmlippenfixation und/oder Invasion und/oder der paraglottischen Räume mit geringgradiger Erosion des Schildknorpels (innerer Kortex)

cT4a Tumor infiltriert durch den äußeren Kortex des Schildknorpel und/oder breitet sich außerhalb des Kehlkopfes aus, z. B. Trachea, Weichteile des Halses eingeschlossen äußere Muskulatur der Zunge (M. genioglossus, M. hyoglossus, M. palatoglossus und M. styloglossus), gerade Halsmuskulatur, Schilddrüse, Ösophagus

cT4b Tumor infiltriert den Prävertebralraum, umschließt die A. carotis oder infiltriert mediastinale Strukturen

Subglottis

cTX Primärtumor kann nicht beurteilt werden
cT0 Kein Anhalt für Primärtumor
cTis Carcinoma in situ

cT1 Tumor auf die Subglottis begrenzt
cT2 Tumor breitet sich auf eine oder beide Stimmlippen aus, mit normaler oder eingeschränkter Stimmlippenbeweglichkeit
cT3 Tumor auf den Larynx begrenzt, mit Stimmlippenfixation
cT4a Tumor infiltriert den Krikoid – oder Schildknorpel und/oder breitet sich außerhalb des Kehlkopfes aus, z. B. Trachea, Weichteile des Halses eingeschlossen äußere Muskulatur der Zunge (M. genioglossus, M. hyoglossus, M. palatoglossus und M. styloglossus), gerade Halsmuskulatur, Schilddrüse, Ösophagus
cT4b Tumor infiltriert den Prävertebralraum, umschließt die A. carotis oder infiltriert mediastinale Strukturen

N – Regionäre Lymphknoten

cNX Regionäre Lymphknoten können nicht beurteilt werden
cN0 Keine regionären Lymphknotenmetastasen
cN1 Metastase(n) in solitärem ipsilateralem Lymphknoten, 3 cm oder weniger in größter Ausdehnung ohne klinische extranodale Ausbreitung
cN2 Metastase(n) wie nachfolgend beschrieben:
- cN2a Metastase(n) in solitärem ipsilateralem Lymphknoten, mehr als 3 cm, aber nicht mehr als 6 cm in größter Ausdehnung, ohne klinische extranodale Ausbreitung
- cN2b Metastasen in multiplen ipsilateralen Lymphknoten, keiner mehr als 6 cm in größter Ausdehnung, ohne klinische extranodale Ausbreitung
- cN2c Metastasen in bilateralen oder kontralateralen Lymphknoten, keiner mehr als 6 cm in größter Ausdehnung, ohne klinische extranodale Ausbreitung

cN3a Metastase(n) in Lymphknoten, mehr als 6 cm in größter Ausdehnung, ohne klinische extranodale Ausbreitung
cN3b Metastase(n) in einem einzelnen oder multiplen Lymphknoten, mit klinischer extranodaler Ausbreitung*

Anmerkung

*Das Vorhandensein einer Beteiligung (Invasion) der Haut oder der Weichteile mit tiefer Verankerung in der darunterliegenden Muskulatur oder angrenzenden anatomischen Strukturen oder klinische Zeichen einer Nervenbeteiligung wird als klinische extranodale Ausbreitung angesehen. Bildgebende Verfahren stellen die Standardmethode zum eindeutigen Nachweis einer extranodalen Ausbreitung dar.

In der Mittellinie gelegene Lymphknoten gelten als ipsilateral.

M – Fernmetastasen

cM0 Keine Fernmetastasen
cM1 Fernmetastasen

pTNM: Pathologische Klassifikation

Die pT-Kategorien entsprechen den cT-Kategorien. Für pM siehe Seite 10.

Selektive Neck-Dissection und histologische Untersuchung sollen üblicherweise 6 oder mehr Lymphknoten umfassen. Radikale oder modifiziert-radikale Neck-Dissection und histologische Untersuchung sollen üblicherweise 15 oder mehr Lymphknoten umfassen.

pN – Regionäre Lymphknoten

pNX Regionäre Lymphknoten können nicht beurteilt werden
pN0 Keine regionären Lymphknotenmetastasen
pN1 Metastase(n) in solitärem ipsilateralen Lymphknoten, 3 cm oder weniger in größter Ausdehnung ohne pathologische extranodale Ausbreitung
pN2 Metastase(n) wie nachfolgend beschrieben:
- pN2a Metastase(n) in solitärem ipsilateralen Lymphknoten, 3 cm oder weniger in größter Ausdehnung, mit pathologischer extranodaler Ausbreitung* oder mehr als 3 cm aber nicht mehr als 6 cm in größter Ausdehnung, ohne pathologische extranodale Ausbreitung
- pN2b Metastasen in multiplen ipsilateralen Lymphknoten, keine mehr als 6 cm in größter Ausdehnung, ohne pathologische extranodale Ausbreitung
- pN2c Metastasen in bilateralen oder kontralateralen Lymphknoten, keiner mehr als 6 cm in größter Ausdehnung, ohne pathologische extranodale Ausbreitung

pN3a Metastase(n) in einem Lymphknoten, mehr als 6 cm in größter Ausdehnung, ohne extranodale Ausbreitung
pN3b Metastase(n) in solitärem Lymphknoten mehr als 3 cm in größter Ausdehnung mit pathologischer extranodaler Ausbreitung* oder in multiplen ipsilateralen, kontralateralen oder bilateralen Lymphknoten mit pathologischer extranodaler Ausbreitung*

Anmerkungen

*Eine pathologische extranodale Ausbreitung (pENA) soll nur dann diagnostiziert werden, wenn ein Tumor, der sich vollständig innerhalb eines Lymphknotens erstreckt, durch die gesamte Dicke der Lymphknotenkapsel in das umgebende Bindegewebe eindringt, mit oder ohne Stroma-Reaktion.

Eine Weichteilablagerung an einer Stelle, an der ein Lymphknoten lokalisiert sein müsste, soll als mindestens ein Lymphknoten mit extranodaler Ausbreitung angesehen werden.

Stadien – Larynx

Stadium 0	Tis	N0	M0
Stadium I	T1	N0	M0
Stadium II	T2	N0	M0
Stadium III	T3	N0	M0
	T1, T2, T3	N1	M0
Stadium IVA	T4a	N0, N1	M0
	T1, T2, T3, T4a	N2	M0
Stadium IVB	Jedes T	N3	M0
	T4b	Jedes N	M0
Stadium IVC	Jedes T	Jedes N	M1

Prognosefaktoren-Gitter – Tumoren des Larynx und Hypopharynx

Prognose-faktoren	Tumor-bezogen	Wirt-bezogen	Umwelt-bezogen[a)]
Essentiell	TNM Beweglichkeit der Stimmlippen Resektionsränder	Allgemeinzustand	Entfernung zum nächsten Behandlungszentrum Zugang zu speziellen Untersuchungen und Behandlungen Sozioökonomischer Status
Zusätzlich	Anzahl der beteiligten Bezirke/Unterbezirke des Knorpels Tumorvolumen PD-L1-Status	Komorbiditäten Alter Ethnie Kehlkopffunktion	Expertise in der Behandlung (Chirurgie, Strahlentherapie) Zugang zu Informationen postoperativer R-Status

a) Siehe Seite 16 für eine umfassende Darstellung der umweltbezogenen und sozialen Gesundheitsfaktoren.

Verändert nach: UICC Manual of Clinical Oncology, 9th ed. O'Sullivan B, Brierley J, D'Cruz A, Fey M, Pollock R, Vermorken J, Huang S. John Wiley & Sons. 2015.

Nasenhöhle und Nasennebenhöhlen (ICD-O-4 C30.0, C31.0, 1)

Die Definitionen der T-, N- und M-Kategorien entsprechen denen der 8. Auflage des AJCC Cancer Staging Manual (2016).

Regeln zur Klassifikation

Die Klassifikation gilt nur für Karzinome (außer Karzinome der kleinen Speicheldrüsen). Histologische Diagnosesicherung ist erforderlich.

Anatomische Bezirke und Unterbezirke

- Nasenhöhle (C30.0)
  - Septum
  - Nasenboden
  - Laterale Wand
  - Vestibulum
- Kieferhöhle (C31.0)
- Siebbeinzellen (C31.1)
  - Links
  - Rechts

Regionäre Lymphknoten

Regionäre Lymphknoten sind die Halslymphknoten.

cTNM: Klinische Klassifikation

T – Primärtumor

Kieferhöhle

cTX	Primärtumor kann nicht beurteilt werden
cT0	Kein Anhalt für Primärtumor
cTis	Carcinoma in situ
cT1	Tumor auf die antrale Schleimhaut begrenzt *ohne* Arrosion oder Destruktion des Knochens

cT2 Tumor mit Arrosion oder Destruktion des Knochens (ausgenommen die posteriore Wand) einschließlich Ausdehnung auf harten Gaumen und/ oder mittleren Nasengang

cT3 Tumor infiltriert eine oder mehrere der folgenden Strukturen: Knochen der dorsalen Wand der Kieferhöhle, Subkutangewebe, Boden oder mediale Wand der Orbita, Fossa pterygoidea, Sinus ethmoidalis

cT4a Tumor infiltriert eine oder mehrere der folgenden Strukturen: Inhalt der vorderen Orbita, Wangenhaut, Processus pterygoideus, Fossa infratemporalis, Lamina cribrosa, Keilbeinhöhle, Stirnhöhle

cT4b Tumor infiltriert eine oder mehrere der folgenden Strukturen: Orbitaspitze, Dura, Gehirn, mittlere Schädelgrube, Hirnnerven ausgenommen den maxillären Ast des N. trigeminus (V2), Nasopharynx, Clivus

Nasenhöhle und Siebbeinzellen

cTX Primärtumor kann nicht beurteilt werden

cT0 Kein Anhalt für Primärtumor

cTis Carcinoma in situ

cT1 Tumor auf einen Unterbezirk der Nasenhöhle oder Siebbeinzellen beschränkt, mit oder ohne Arrosion des Knochens

cT2 Tumor in zwei Unterbezirken eines Bezirkes oder Ausbreitung auf einen Nachbarbezirk innerhalb des Nasenhöhlen-Siebbeinzellen-Areals, mit oder ohne Arrosion des Knochens

cT3 Tumor breitet sich in die mediale Orbita oder den Orbitaboden aus oder in Kieferhöhle, harten Gaumen oder Lamina cribrosa

cT4a Tumor infiltriert eine oder mehrere der folgenden Strukturen: Inhalt der vorderen Orbita, Haut von Nase oder Wange, minimale Ausbreitung in vordere Schädelgrube, Processus pterygoideus, Keilbeinhöhle oder Stirnhöhle

cT4b Tumor infiltriert eine oder mehrere der folgenden Strukturen: Orbitaspitze, Dura, Gehirn, mittlere Schädelgrube, Hirnnerven ausgenommen den maxillären Ast des N. trigeminus (V2), Nasopharynx, Clivus

N – Regionäre Lymphknoten

cN1 Metastase(n) in solitärem ipsilateralem Lymphknoten, 3 cm oder weniger in größter Ausdehnung, ohne klinische extranodale Ausbreitung

cN2 Metastase(n) wie nachfolgend beschrieben:

- cN2a Metastase(n) in solitärem ipsilateralem Lymphknoten, mehr als 3 cm, aber nicht mehr als 6 cm in größter Ausdehnung, ohne klinische extranodale Ausbreitung
- cN2b Metastasen in multiplen ipsilateralen Lymphknoten, keiner mehr als 6 cm in größter Ausdehnung, ohne klinische extranodale Ausbreitung

cN2c Metastasen in bilateralen oder kontralateralen Lymphknoten, keiner mehr als 6 cm in größter Ausdehnung, ohne klinische extranodale Ausbreitung

cN3a Metastase(n) in Lymphknoten, mehr als 6 cm in größter Ausdehnung, ohne extranodale Ausbreitung

cN3b Metastase(n) in einem einzelnen oder multiplen Lymphknoten, mit klinischer extranodaler Ausbreitung*

Anmerkungen

*Das Vorhandensein einer Beteiligung (Invasion) der Haut oder der Weichteile mit tiefer Verankerung in der darunterliegenden Muskulatur oder angrenzenden anatomischen Strukturen oder klinische Zeichen einer Nervenbeteiligung wird als klinische extranodale Ausbreitung angesehen. Bildgebende Verfahren stellen die Standardmethode zum eindeutigen Nachweis einer extranodalen Ausbreitung dar.

In der Mittellinie gelegene Lymphknoten gelten als ipsilateral.

M – Fernmetastasen

cM0 Keine Fernmetastasen

cM1 Fernmetastasen

pTNM: Pathologische Klassifikation

Die pT-Kategorien entsprechen den cT-Kategorien. Für pM siehe Seite 10.

Die pN-Kategorien entsprechen den cN-Kategorien. Extranodale Ausbreitung wird jedoch nach pathologischen Gesichtspunkten definiert, nicht nach klinischen oder radiologischen.

Selektive Neck-Dissection und histologische Untersuchung sollen üblicherweise 6 oder mehr Lymphknoten umfassen. Radikale oder modifiziert-radikale Neck-Dissection und histologische Untersuchung sollen üblicherweise 15 oder mehr Lymphknoten umfassen.

pN – Regionäre Lymphknoten

pNX Regionäre Lymphknoten können nicht beurteilt werden

pN0 Keine regionären Lymphknotenmetastasen

pN1 Metastase(n) in solitärem ipsilateralen Lymphknoten, 3 cm oder weniger in größter Ausdehnung, ohne pathologische extranodale Ausbreitung

pN2 Metastase(n) wie nachfolgend beschrieben:

pN2a Metastase(n) in solitärem ipsilateralen Lymphknoten, 3 cm oder weniger in größter Ausdehnung, mit pathologischer extranodaler Ausbreitung* oder mehr als 3 cm aber nicht mehr als 6 cm in größter Ausdehnung, ohne pathologische extranodale Ausbreitung

pN2b Metastasen in multiplen ipsilateralen Lymphknoten, keine mehr als 6 cm in größter Ausdehnung, ohne pathologische extranodale Ausbreitung

pN2c Metastasen in bilateralen oder kontralateralen Lymphknoten, keiner mehr als 6 cm in größter Ausdehnung, ohne pathologische extranodale Ausbreitung

pN3a Metastase(n) in einem Lymphknoten, mehr als 6 cm in größter Ausdehnung, ohne pathologische extranodale Ausbreitung

pN3b Metastase(n) in einem Lymphknoten mehr als 3 cm in größter Ausdehnung mit pathologischer extranodaler Ausbreitung* oder in multiplen ipsilateralen, kontralateralen oder bilateralen Lymphknoten mit pathologischer extranodaler Ausbreitung*

Anmerkungen

*Eine pathologische extranodale Ausbreitung (pENA) soll nur dann diagnostiziert werden, wenn ein Tumor, der sich vollständig innerhalb eines Lymphknotens erstreckt, durch die gesamte Dicke der Lymphknotenkapsel in das umgebende Bindegewebe eindringt, mit oder ohne Stroma-Reaktion.

Eine Weichteilablagerung an einer Stelle, an der ein Lymphknoten lokalisiert sein müsste, soll als mindestens ein Lymphknoten mit extranodaler Ausbreitung angesehen werden.

Stadien – Nasenhöhle und Nasennebenhöhlen

Stadium 0	Tis	N0	M0
Stadium I	T1	N0	M0
Stadium II	T2	N0	M0
Stadium III	T3	N0	M0
	T1, T2, T3	N1	M0
Stadium IVA	T4a	N0, N1, N2	M0
	T1, T2, T3	N2	M0
Stadium IVB	Jedes T	N3	M0
	T4b	Jedes N	M0
Stadium IVC	Jedes T	Jedes N	M1

Prognosefaktoren-Gitter für Tumoren der Nasenhöhle und Nasennebenhöhlen

Prognose-faktoren	Tumor-bezogen	Wirt-bezogen	Umwelt-bezogen[a]
Essentielle	TNM Resektionsränder	Allgemeinzustand	Entfernung zum nächsten Behandlungszentrum Zugang zu speziellen Untersuchungen und Behandlungen Sozioökonomischer Status
Zusätzliche	Histologischer Typ PD-L1-Status HPV/p16-Status	Alter	Expertise in der Behandlung (Chirurgie, Strahlentherapie) Zugang zu Informationen postoperativer R-Status

[a] Siehe Seite 16 für eine umfassende Darstellung der umweltbezogenen und sozialen Gesundheitsfaktoren.

Verändert nach: UICC Manual of Clinical Oncology, 9th ed. O'Sullivan B, Brierley J, D'Cruz A, Fey M, Pollock R, Vermorken J, Huang S. John Wiley & Sons. 2015.

Unbekannter Primärtumor mit Metastasen der Halslymphknoten

Regeln zur Klassifikation

Eine histologische Diagnosesicherung von Lymphknotenmetastasen eines Plattenepithelkarzinoms ist erforderlich. Ein Primärtumor ist nicht nachweisbar. Histologische Verfahren zum Nachweis EBV- und HPV/p16-assoziierter Fälle sollten angewendet werden. Wenn EBV nachweisbar ist, sollte die Klassifikation der Nasopharynxkarzinome angewandt werden. Wenn HPV nachweisbar ist und/oder sich bei der immunhistochemischen Untersuchung eine p16-Expression nachweisen lässt, sollte die Klassifikation p16-positiver Oropharynxkarzinome angewandt werden.

cTNM: Klinische Klassifikation (EBV-negativ und HPV-unabhängig oder oropharyngeale Karzinome ohne Durchführung einer Immunhistochemie)

Die Definitionen der T-, N- und M-Kategorien entsprechen denen der 8. Auflage des AJCC Cancer Staging Manual (2016).

T – Primärtumor

cT0 Kein Anhalt für Primärtumor

N – Regionäre Lymphknoten

cN1 Metastase(n) in solitärem ipsilateralem Lymphknoten, 3 cm oder weniger in größter Ausdehnung, ohne klinische extranodale Ausbreitung

cN2 Metastase(n) wie nachfolgend beschrieben:

- cN2a Metastase(n) in solitärem ipsilateralem Lymphknoten, mehr als 3 cm, aber nicht mehr als 6 cm in größter Ausdehnung, ohne klinische extranodale Ausbreitung
- cN2b Metastasen in multiplen ipsilateralen Lymphknoten, keiner mehr als 6 cm in größter Ausdehnung, ohne klinische extranodale Ausbreitung
- cN2c Metastasen in bilateralen oder kontralateralen Lymphknoten, keiner mehr als 6 cm in größter Ausdehnung, ohne klinische extranodale Ausbreitung

cN3a Metastase(n) in Lymphknoten, mehr als 6 cm in größter Ausdehnung, ohne klinische extranodale Ausbreitung

cN3b Metastase(n) in einem einzelnen oder multiplen Lymphknoten, mit klinischer extranodaler Ausbreitung*

Anmerkungen

*Das Vorhandensein einer Beteiligung (Invasion) der Haut oder der Weichteile mit tiefer Verankerung in der darunterliegenden Muskulatur oder angrenzenden anatomischen Strukturen oder klinische Zeichen einer Nervenbeteiligung wird als klinische extranodale Ausbreitung angesehen. Bildgebende Verfahren stellen die Standardmethode zum eindeutigen Nachweis einer extranodalen Ausbreitung dar.

In der Mittellinie gelegene Lymphknoten gelten als ipsilateral.

M – Fernmetastasen

cM0 Keine Fernmetastasen

cM1 Fernmetastasen

pTNM: Pathologische Klassifikation

Selektive Neck-Dissection und histologische Untersuchung sollen üblicherweise 6 oder mehr Lymphknoten umfassen. Radikale oder modifiziert-radikale Neck-Dissection und histologische Untersuchung sollen üblicherweise 15 oder mehr Lymphknoten umfassen. Für pM siehe Seite 10.

pN – Regionäre Lymphknoten

pN1 Metastase(n) in solitärem ipsilateralen Lymphknoten, 3 cm oder weniger in größter Ausdehnung, ohne pathologische extranodale Ausbreitung

pN2 Metastase(n) wie nachfolgend beschrieben:

- pN2a Metastase(n) in solitärem ipsilateralen Lymphknoten, 3 cm oder weniger in größter Ausdehnung mit pathologischer extranodaler Ausbreitung* oder mehr als 3 cm aber nicht mehr als 6 cm in größter Ausdehnung, ohne pathologische extranodale Ausbreitung
- pN2b Metastasen in multiplen ipsilateralen Lymphknoten, keine mehr als 6 cm in größter Ausdehnung, ohne pathologische extranodale Ausbreitung
- pN2c Metastasen in bilateralen Lymphknoten, keiner mehr als 6 cm in größter Ausdehnung, ohne pathologische extranodale Ausbreitung

pN3a Metastase(n) in einem Lymphknoten, mehr als 6 cm in größter Ausdehnung, ohne pathologische extranodale Ausbreitung pN3b Metastase(n) in einem Lymphknoten mehr als 3 cm in größter Ausdehnung mit pathologischer extranodaler Ausbreitung* oder in multiplen ipsilateralen, kontralateralen oder bilateralen Lymphknoten mit pathologischer extranodaler Ausbreitung*

Anmerkungen

*Eine pathologische extranodale Ausbreitung (pENA) soll nur dann diagnostiziert werden, wenn ein Tumor, der sich vollständig innerhalb eines Lymphknotens erstreckt, durch die gesamte Dicke der Lymphknotenkapsel in das umgebende Bindegewebe eindringt, mit oder ohne Stroma-Reaktion.

Eine Weichteilablagerung an einer Stelle, an der ein Lymphknoten lokalisiert sein müsste, soll als mindestens ein Lymphknoten mit extranodaler Ausbreitung angesehen werden.

Stadien – Unbekannter Primärtumor mit Metastasen der Halslymphknoten

Stadium III	T0	N1	M0
Stadium IVA	T0	N2	M0
Stadium IVB	T0	N3	M0
Stadium IVC	T0	N1, N2, N3	M1

cTNM: Klinische Klassifikation (HPV-assoziierte Karzinome)

Die Definitionen der T-, N- und M-Kategorien entsprechen denen der 9. Auflage des AJCC Cancer Staging Manual (2024).

T – Primärtumor

cT0 Kein Anhalt für Primärtumor

N-Regionäre Lymphknoten

Siehe cN für HPV-assoziierte Oropharynxkarzinome (Seite 33)

Pathologische TNM-Klassifikation

T – Primärtumor

pT0 Kein Anhalt für Primärtumor

pN – Regionäre Lymphknoten

Siehe pN für HPV-assoziierte Oropharynxkarzinome (Seite 34)

Stadien

Klinisch

Stadium I	T0	N1	M0
Stadium II	T0	N2	M0
Stadium III	T0	N3	M0
Stadium IV	T0	N1, N2, N3	M1

Pathologisch

Stadium I	T0	N1	M0
Stadium II	T0	N2, N3	M0
Stadium IV	T0	N1, N2	M1

cTNM: Klinische Klassifikation (EBV-positive Karzinome)

T – Primärtumor

cT0 Kein Anhalt für Primärtumor

N – Regionäre Lymphknoten (Nasopharynx)

Siehe cN für Nasopharynx-Karzinome (Seite 31/32)

Anmerkung

In der Mittellinie gelegene Lymphknoten gelten als ipsilateral.

pTNM: Pathologische Klassifikation

Selektive Neck-Dissection und histologische Untersuchung sollen üblicherweise 6 oder mehr Lymphknoten umfassen. Radikale oder modifiziert-radikale Neck-Dissection und histologische Untersuchung sollen üblicherweise 15 oder mehr Lymphknoten umfassen. Die pN-Kategorien entsprechen den cN-Kategorien des Nasopharynx, mit der Ausnahme, dass extranodale Ausbreitung pathologisch definiert ist und der Nachweis einer Tumorinvasion in benachbarte Strukturen wie Haut, Muskulatur, Speicheldrüse oder neurovaskuläre Bündel erforderlich ist.

M – Fernmetastasen

cM0 Keine Fernmetastasen
M1 Fernmetastasen
- M1a Fernmetastasen mit drei oder weniger Läsionen
- M1b Fernmetastasen mit mehr als drei Läsionen

Stadien

Stadium IB	T0	N1	M0
Stadium II	T0	N2	M0
Stadium III	T0	N3	M0
Stadium IVA	T0	N1, N2, N3	M1a
Stadium IVB	T0	N1, N2, N3	M1b

Prognosefaktoren-Gitter – Unbekannter Primärtumor mit Metastasen der Halslymphknoten

Prognose-faktoren	Tumor-bezogen	Wirt-bezogen	Umwelt-bezogen[a]
Essentiell	Histologie N-Kategorie M-Kategorie p16/HPV-Status oder EBV-DNA-Status	Immunsuppression (speziell bei Hautkrebs)	Entfernung zum nächsten Behandlungszentrum Zugang zu speziellen Untersuchungen und Behandlungen Sozioökonomischer Status
Zusätzlich	Tumordifferenzierung oder Tumorgrad Lokalisation der Lymphknotenmetastasen (oberhalb/unterhalb der Klavikula) PD-L1-Status	Geschlecht Hämoglobingehalt Raucheranamnese	Expertise in der Behandlung (Chirurgie, Strahlentherapie) Zugang zu Informationen postoperativer R-Status

[a] Siehe Seite 16 für eine umfassende Darstellung der umweltbezogenen und sozialen Gesundheitsfaktoren.

Verändert nach: UICC Manual of Clinical Oncology, 9th ed. O'Sullivan B, Brierley J, D'Cruz A, Fey M, Pollock R, Vermorken J, Huang S. John Wiley & Sons. 2015.

Malignes Melanom des oberen Aerodigestivtraktes (ICD-O-4 C00.3–C00.5, C01–C06, C09–C14, C30–C32)

Die Definitionen der T-, N- und M-Kategorien entsprechen denen der 8. Auflage des AJCC Cancer Staging Manual (2016).

Regeln zur Klassifikation

Die Klassifikation gilt nur für maligne Melanome der Schleimhäute im Kopf- und Halsbereich, d. h. des oberen Aerodigestivtraktes.

Histologische Diagnosesicherung und Unterteilung nach Lokalisation ist erforderlich.

Regionäre Lymphknoten

Die regionären Lymphknoten entsprechen der jeweiligen Lokalisation des Primärtumors.

cTNM: Klinische Klassifikation

T – Primärtumor

cTX Primärtumor kann nicht beurteilt werden
cT0 Kein Anhalt für Primärtumor

cT3 Tumor begrenzt auf das Epithel oder die Submukosa (mukosale Erkrankung)
cT4a Tumor infiltriert tiefere Weichgewebe, Knorpel, Knochen oder darüber liegende Haut
cT4b Tumor infiltriert eine oder mehrere der folgenden Strukturen: Dura, Gehirn, Schädelbasis, untere Hirnnerven (IX, X, XI, XII), Spatium masticatorium, A. carotis, prävertebraler Raum, Mediastinalstrukturen

Anmerkung

Maligne Melanome der Schleimhaut sind aggressive Tumoren: Es gibt deswegen weder die Kategorien T1 und T2, noch die Stadien I und II.

N – Regionäre Lymphknoten

cNX Regionäre Lymphknotenmetastasen können nicht beurteilt werden
cN0 Keine regionären Lymphknotenmetastasen
cN1 Regionäre Lymphknotenmetastasen

M – Fernmetastasen

cM0 Keine Fernmetastasen
cM1 Fernmetastasen

pTNM: Pathologische Klassifikation

Die pT- und pN-Kategorien entsprechen den cT- und cN-Kategorien. Für pM siehe Seite 10.

pN0 Regionäre Lymphadenektomie und histologische Untersuchung sollen üblicherweise 6 oder mehr Lymphknoten umfassen.

Wenn die untersuchten Lymphknoten tumorfrei sind, aber die Zahl der üblicherweise untersuchten Lymphknoten nicht erreicht wird, soll pN0 klassifiziert werden und in Klammern die Zahl der untersuchten Lymphknoten hinzugefügt werden.

Stadien – Malignes Melanom des oberen Aerodigestivtrakes

Stadium III	T3	N0	M0
Stadium IVA	T4a	N0	M0
	T3, T4a	N1	M0
Stadium IVB	T4b	Jedes N	M0
Stadium IVC	Jedes T	Jedes N	M1

Prognosefaktoren-Gitter – Malignes Melanom des oberen Aerodigestivtraktes

Prognose-faktoren	Tumor-bezogen	Wirt-bezogen	Umwelt-bezogen[a)]
Essentiell	TNM Invasionstiefe Resektionsränder	Comorbidität Alter	Entfernung zum nächsten Behandlungszentrum Zugang zu speziellen Untersuchungen und Behandlungen Sozioökonomischer Status

(Fortsetzung)

Prognose-faktoren	Tumor-bezogen	Wirt-bezogen	Umwelt-bezogen[a)]
Zusätzlich	Lokalisation des Primärtumors Tumorgröße Tumor-Mitoserate Ulzeration BRAF-Mutationsstatus		Expertise in der Behandlung (Chirurgie, Strahlentherapie) Zugang zu Informationen postoperativer R-Status

[a)] Siehe Seite 16 für eine umfassende Darstellung der umweltbezogenen und sozialen Gesundheitsfaktoren.

Quellen: Shuman AG, Light E, Olsen SH, et al. Mucosal melanoma of the head and neck: predictors of prognosis. *Archives of Otolaryngology – Head & Neck Surgery* 2011; 137(4): 331–337.
Heppt MV, Roesch A, Weide B, et al. Prognostic factors and treatment outcomes in 444 patients with mucosal melanoma. *European Journal of Cancer* 2017; 81: 36–44.
Moya-Plana A, Auperin A, Obongo R, et al. Oncologic outcomes, prognostic factor analysis and therapeutic algorithm evaluation of head and neck mucosal melanomas in France. *European Journal of Cancer* 2019; 123: 1–10

Speicheldrüsen (ICD-O-4 C00.3–C00.5, C01–C14, C15.0, C15.3, C30-C33, C41.1)

Die Definitionen der T-, N- und M-Kategorien sind neu und entsprechen denen der 9. Auflage des AJCC Cancer Staging Manual (2024).

Regeln zur Klassifikation

Die Klassifikation gilt nur für Karzinome der Speicheldrüsen. Histologische Diagnosesicherung ist erforderlich.

Anatomische Bezirke

- Glandula parotis (C07.9)
- Glandula submandibularis (C08.0)
- Glandula sublingualis (C08.1)

Kleine Speicheldrüsen (C00-C06, C09-C14, C15.0, C15.3, C30-33, C41.1)

Regionäre Lymphknoten

Regionäre Lymphknoten sind die Halslymphknoten.

cTNM: Klinische Klassifikation

T – Primärtumor

cTX	Primärtumor kann nicht beurteilt werden
cT0	Kein Anhalt für Primärtumor
cTis	Carcinoma in situ
cT1	Tumor 2 cm oder weniger in größter Ausdehnung, ohne extraparenchymatöse Ausbreitung*
cT2	Tumor mehr als 2 cm, aber nicht mehr als 4 cm in größter Ausdehnung, ohne extraparenchymatöse Ausbreitung*
cT3	Tumor mehr als 4 cm in größter Ausdehnung und/oder mit extraparenchymatöser Ausbreitung
cT4a	Tumor infiltriert Nachbarstrukturen, z. B. Haut, Knochen**,, Knorpel, Parenchym solider Organe, Ösophagus, Trachea und/oder Hirnnerven

cT4b Tumor infiltriert jenseits benachbarter Strukturen, z. B. in Schädelbasis (außer Nasopharynx), Rückenmark, Schädelraum, Apex orbitae, Prävertebralraum, mediastinale Strukturen, Mastikatorraumoder umschließt A. carotis

Anmerkungen

* Extraparenchymatöse Ausbreitung ist die klinische oder makroskopische Infiltration von Weichteilen oder Nerven, ausgenommen die unter T4a und T4b aufgelisteten. Der lediglich mikroskopische Nachweis entspricht nicht der extraparenchymatösen Ausbreitung als Klassifikationskriterium.

** Eindringen in vorhandene Knochenhöhlen wird bei Tumoren der Schädelbasis nicht als Knocheninvasion angesehen, ebensowenig die Erosion des Schädelknochens. Entsteht ein Tumor einer kleinen Speicheldrüse im Inneren des Knochens, gilt dies ebenfalls nicht als Knocheninvasion.

N – Regionäre Lymphknoten

cNX Regionäre Lymphknoten können nicht beurteilt werden

cN0 Keine regionären Lymphknotenmetastasen

cN1 Metastase(n) in bis zu drei Lymphknoten, ohne durch bildgebende Verfahren und/oder klinische Untersuchung bestätigte extranodale Ausbreitung

cN2 Metastase(n) in mehr als drei Lymphknoten, *oder* kontralaterale oder bilaterale Metastasen mit durch bildgebende Verfahren und/oder klinische Untersuchung bestätigter extranodaler Ausbreitung*

Anmerkungen

*Extranodale Ausbreitung kann klinisch oder radiologisch bestätigt werden. Eine durch bildgebende Verfahren bestätigte extranodale Ausbreitung erfordert eindeutige radiologische Anzeichen für eine Tumorinvasion durch die Lymphknotenkapsel in das perinodale Fettgewebe oder in benachbarte Strukturen wie Haut, Muskulatur oder neurovaskuläre Strukturen *oder* für eine zusammenhängende Struktur aus zwei oder mehr benachbarten Lymphknoten unter Verlust der Kapselstrukturen und der dazwischenliegenden Gewebsschichten.

Das Vorhandensein einer Beteiligung (Invasion) der Haut oder der Weichteile mit tiefer Verankerung in der darunterliegenden Muskulatur oder angrenzenden anatomischen Strukturen oder klinische Zeichen einer Nervenbeteiligung wird als klinische extranodale Ausbreitung angesehen. Bildgebende Verfahren stellen die Standardmethode zum eindeutigen Nachweis einer extranodalen Ausbreitung dar.

In der Mittellinie gelegene Lymphknoten gelten als ipsilateral.

M – Fernmetastasen

cM0 Keine Fernmetastasen
cM1 Fernmetastasen

pTNM: Pathologische Klassifikation

Die pT-Kategorien entsprechen den cT-Kategorien. Für pM siehe Seite 10.

pN – Regionäre Lymphknoten

Selektive Neck-Dissection und histologische Untersuchung sollen üblicherweise 10 oder mehr Lymphknoten umfassen. Radikale oder modifiziert-radikale Neck-Dissection und histologische Untersuchung sollen üblicherweise 15 oder mehr Lymphknoten umfassen. Wenn die untersuchten Lymphknoten tumorfrei sind, aber die Zahl der üblicherweise untersuchten Lymphknoten nicht erreicht wird, soll pN0 klassifiziert werden und in Klammern die Zahl der untersuchten Lymphknoten hinzugefügt werden.

pNX Regionäre Lymphknoten können nicht beurteilt werden
pN0 Keine regionären Lymphknotenmetastasen
pN1 Metastase(n) in bis zu drei Lymphknoten ohne eindeutige pathologische extranodale Ausbreitung
pN2 Metastase(n) in mehr als drei Lymphknoten, oder Metastase(n) mit eindeutiger pathologischer extranodaler Ausbreitung*

Anmerkungen

*Eine pathologische extranodale Ausbreitung (pENA) soll nur dann diagnostiziert werden, wenn ein Tumor, der sich vollständig innerhalb eines Lymphknotens erstreckt, durch die gesamte Dicke der Lymphknotenkapsel in das umgebende Bindegewebe eindringt, mit oder ohne Stroma-Reaktion.

Eine Weichteilablagerung an einer Stelle, an der ein Lymphknoten lokalisiert sein müsste, soll als mindestens ein Lymphknoten mit extranodaler Ausbreitung angesehen werden.

Stadien –Speicheldrüsen

Stadium 0	Tis	N0	M0
Stadium I	T1	N0	M0
Stadium II	T2	N0	M0
Stadium IIIA	T3, T4	N0	M0
	T1, T2	N1	M0
Stadium IIIB	T1, T2	N2	M0
	T3, T4	N1, N2	M0
Stadium IV	Jedes T	Jedes N	M1

Prognosefaktoren-Gitter –Speicheldrüsen

Prognose-faktoren	Tumor-bezogen	Wirt-bezogen	Umwelt-bezogen[a)]
Essentielle	Histologischer Typ und Agressionsgrad Tumorgröße Lokale Invasion Perineurale Invasion Resektionsränder	Alter	Entfernung zum nächsten Behandlungszentrum Zugang zu speziellen Untersuchungen und Behandlungen Sozioökonomischer Status
Zusätzliche	Lymphknotenmetastasen Molekulare Marker	Faziale Lähmung Schmerzen	Expertise in der Behandlung (Chirurgie, Strahlentherapie) Zugang zu Informationen postoperativer R-Status

a) Siehe Seite 16 für eine umfassende Darstellung der umweltbezogenen und sozialen Gesundheitsfaktoren.

Verändert nach: UICC Manual of Clinical Oncology, 9th ed. O'Sullivan B, Brierley J, D'Cruz A, Fey M, Pollock R, Vermorken J, Huang S. John Wiley & Sons. 2015.

Schilddrüse (ICD-O-4 C73.9)

Die Definitionen der T-, N- und M-Kategorien entsprechen denen der 8. Auflage des AJCC Cancer Staging Manual (2016).

Regeln zur Klassifikation

Die Klassifikation gilt nur für Karzinome. Mikroskopische Diagnosesicherung und Unterteilung der Fälle nach histologischem Typ sind erforderlich.

Anmerkung der Übersetzer

Ein histologisches Grading wird nicht angewendet.

Regionäre Lymphknoten

Regionäre Lymphknoten sind die zervikalen und oberen mediastinalen Lymphknoten.

cTNM: Klinische Klassifikation

T – Primärtumor*

cTX Primärtumor kann nicht beurteilt werden
cT0 Kein Anhalt für Primärtumor

cT1 Tumor 2 cm oder weniger in größter Ausdehnung, begrenzt auf Schilddrüse
- cT1a Tumor 1 cm oder weniger in größter Ausdehnung, begrenzt auf Schilddrüse
- cT1b Tumor mehr als 1 bis 2 cm oder weniger in größter Ausdehnung, begrenzt auf Schilddrüse

cT2 Tumor mehr als 2 cm, aber nicht mehr als 4 cm in größter Ausdehnung, begrenzt auf Schilddrüse

cT3 Tumor mehr als 4 cm in größter Ausdehnung, begrenzt auf Schilddrüse oder Tumor mit makroskopischer extrathyroidaler Ausbreitung (d. h. Ausbreitung in den M. sternohyoideus, M. sternothyreoideus, M. thyrohyoideus, M. omohyoideus oder in die Nebenschilddrüse)
- cT3a Tumor mehr als 4 cm in größter Ausdehnung, begrenzt auf Schilddrüse

cT3b Tumor jeglicher Größe mit makroskopischer extrathyreoidaler Ausbreitung (d. h. Ausbreitung in M. sternohyoideus, M. sternothyreoideus, M. thyrohyoideus, M. omohyoideus oder in die Nebenschilddrüse)

cT4a Tumor mit Ausbreitung jenseits der Schilddrüsenkapsel und Invasion einer oder mehrerer der folgenden Strukturen: subkutanes Weichgewebe, Larynx, Trachea, Ösophagus, N. recurrens, M. sternocleidomastoideus

cT4b Tumor infiltriert prävertebrale Faszie, mediastinale Gefäße oder umschließt die A. carotis

Anmerkung

*Eingeschlossen papilläre, follikuläre, schlecht differenzierte, Hürthlezell- und undifferenzierte (anaplastische) Karzinome

N – Regionäre Lymphknoten

cNX Regionäre Lymphknoten können nicht beurteilt werden

cN0 Keine regionären Lymphknotenmetastasen

cN1 Regionäre Lymphknotenmetastasen

cN1a Metastasen in Lymphknoten des Level VI (prätracheale und paratracheale, eingeschlossen prälaryngeale/Delphi-Lymphknoten) oder obere mediastinale Lymphknoten

cN1b Metastasen in anderen unilateralen, bilateralen oder kontralateralen zervikalen (Level I, II, III, IV und V) oder retropharyngealen Lymphknoten

M – Fernmetastasen

cM0 Keine Fernmetastasen

cM1 Fernmetastasen

pTNM: Pathologische Klassifikation

Die pT- und pN-Kategorien entsprechen den cT- und cN-Kategorien. Für pM siehe Seite 10.

pN0 Selektive Neck-Dissection und histologische Untersuchung sollen üblicherweise 6 oder mehr Lymphknoten umfassen.

Wenn die untersuchten Lymphknoten tumorfrei sind, aber die Zahl der üblicherweise untersuchten Lymphknoten nicht erreicht wird, soll pN0 klassifiziert werden.

Histopathologische Typen

Die 4 wichtigen histopathologischen Typen sind:

- Papilläres Karzinom (eingeschlossen das papilläre Karzinom mit follikulären Herden)
- Follikuläres Karzinom (eingeschlossen das sog. Hürthlezellkarzinom)
- Medulläres Karzinom
- Anaplastisches Karzinom

Stadien

Für papilläre und follikuläre (differenzierte, schlecht differenzierte, onkolytische bzw. Hürthlezellkarzinome), medulläre und anaplastische (undifferenzierte) Karzinome werden unterschiedliche Stadien empfohlen.

Papillär oder follikulär – unter 55 Jahre

Stadium I	Jedes T	Jedes N	M0
Stadium II	Jedes T	Jedes N	M1

Papillär und follikulär – 55 Jahre und mehr

Stadium I	T1a, T1b, T2	N0	M0
Stadium II	T3	N0	M0
	T1, T2, T3	N1	M0
Stadium III	T4a	Jedes N	M0
Stadium IVA	T4b	Jedes N	M0
Stadium IVB	Jedes T	Jedes N	M1

Medullär

Stadium I	T1a, T1b	N0	M0
Stadium II	T2, T3	N0	M0
Stadium III	T1, T2, T3	N1a	M0
Stadium IVA	T1, T2, T3	N1b	M0
	T4a	Jedes N	M0
Stadium IVB	T4b	Jedes N	M0
Stadium IVC	Jedes T	Jedes N	M1

Anaplastische (undifferenzierte)

Stadium IVA	T1, T2, T3a	N0	M0
Stadium IVB	T1, T2, T3a	N1	M0
Stadium IVB	T3b, T4a, T4b	N0, N1	M0
Stadium IVC	Jedes T	Jedes N	M1

Prognosefaktoren-Gitter – Papilläre und follikuläre Schilddrüsenkarzinome

Prognose-faktoren	Tumor-bezogen	Wirt-bezogen	Umwelt-bezogen[a)]
Essentiell	Größe und Anzahl der Lymphknotenmetastasen Lokalisation, Größe und Anzahl der Fernmetastasen Thyreoglobulin nach Behandlung Aufnahme von radioaktivem Jod Histologischer Subtyp	Alter	Entfernung zum nächsten Behandlungszentrum Zugang zu speziellen Untersuchungen und Behandlungen Sozioökonomischer Status
Zusätzlich	Angioinvasion BRAF-V600E-Mutation[b)] Molekulares Profil	Geschlecht	Expertise in der Behandlung (Chirurgie, Strahlentherapie) Zugang zu Informationen postoperativer R-Status

[a)] Siehe Seite 16 für eine umfassende Darstellung der umweltbezogenen und sozialen Gesundheitsfaktoren.
[b)] Erforderlich für anaplastisches Karzinom
Verändert nach: UICC Manual of Clinical Oncology, 9th ed. O'Sullivan B, Brierley J, D'Cruz A, Fey M, Pollock R, Vermorken J, Huang S. John Wiley &Sons. 2015.

Prognosefaktoren-Gitter – Medulläre Schilddrüsenkarzinome

Prognose-faktoren	Tumor-bezogen	Wirt-bezogen	Umwelt-bezogen[a)]
Essentielle	prä- und postoperatives Calcitonin und CEA Familiäre bzw. sporadische MEN-Keimbahnmutation	Alter	Entfernung zum nächsten Behandlungszentrum Zugang zu speziellen Untersuchungen und Behandlungen Sozioökonomischer Status

(Fortsetzung)

Kopf und Hals

(Fortsetzung)

Prognose-faktoren	Tumor-bezogen	Wirt-bezogen	Umwelt-bezogen[a)]
Zusätzliche	Calcitonin-Verdoppelungszeit Ki-67-Proliferationsindex Tumornekrose Molekulares Profil		Expertise in der Behandlung (Chirurgie, Strahlentherapie) Zugang zu Informationen postoperativer R-Status

a) Siehe Seite 16 für eine umfassende Darstellung der umweltbezogenen und sozialen Gesundheitsfaktoren.
Verändert nach: UICC Manual of Clinical Oncology, 9th ed. O'Sullivan B, Brierley J, D'Cruz A, Fey M, Pollock R, Vermorken J, Huang S. John Wiley & Sons. 2015.

Nebenschilddrüse (ICD-O-4 C75.0)

Die Definitionen der T-, N- und M-Kategorien entsprechen denen der 8. Auflage des AJCC Cancer Staging Manual (2016).

Regeln zur Klassifikation

Die Klassifikation gilt nur für Karzinome.

Regionäre Lymphknoten

Regionäre Lymphknoten sind die zervikalen und oberen mediastinalen Lymphknoten.

cTNM: Klinische Klassifikation

T – Primärtumor

cTX Primärtumor kann nicht beurteilt werden
cT0 Kein Anhalt für Primärtumor
cT1 Tumor begrenzt auf Nebenschilddrüse oder mit minimaler extraparathyroidaler Ausbreitung und ohne Invasion der Schilddrüse
cT2 Tumor jeglicher Größe mit Invasion der Schilddrüse
cT3 Tumor jeglicher Größe mit Invasion in benachbarte Muskulatur, N. recurrens, Trachea, Ösophagus, Thymus oder einen oder mehrere benachbarte Lymphknoten
cT4 Tumor jeglicher Größe mit Invasion in große Blutgefäße oder Rückenmark

N – Regionäre Lymphknoten

cNX Regionäre Lymphknoten können nicht beurteilt werden
cN0 Keine regionären Lymphknotenmetastasen
cN1a Metastasen in Lymphknoten des Level VI (prätracheale und paratracheale, eingeschlossen prälaryngeale/Delphi-Lymphknoten) oder obere mediastinale Lymphknoten
cN1b Metastasen in anderen unilateralen, bilateralen oder kontralateralen zervikalen (Level I, II, III, IV und V) oder retropharyngealen Lymphknoten

M – Fernmetastasen

cM0 Keine Fernmetastasen
cM1 Fernmetastasen

pTNM: Pathologische Klassifikation

Die pT- und pN-Kategorien entsprechen den cT- und cN-Kategorien. Für pM siehe Seite 10.

Stadien

Für eine Definition der Stadien bei Karzinomen der Nebenschilddrüse sind keine ausreichenden Daten vorhanden.

Literatur

1 Pan, J.J., Mai, H.Q., Ng, W.T. et al. (2024). Ninth version of the AJCC and UICC nasopharyngeal cancer TNM staging classification. *JAMA Oncol.* 10 (12): 1627–1635. doi: https://doi.org/10.1001/jamaoncol. 2024.4354.
2 Pan, J.J., Ng, W.T., Zong, J.F. et al. (2016). Proposal for the 8th edition of the AJCC/UICC staging system for nasopharyngeal cancer in the era of intensity-modulated radiotherapy. *Cancer* 122: 546–558.
3 Huang, S.H., Su, J., Koyfman, S.A. et al. (2025). A proposal for HPV-associated oropharyngeal carcinoma in the ninth edition clinical TNM classification. *JAMA Otolaryngol Head Neck Surg* 151 (7): 1–10. doi: https://doi.org/10.1001/jamaoto.2025.0848.
4 O'Sullivan, B., Huang, S.H., Su, J. et al. (2016). A proposal for UICC/AJCC pretreatment TNM staging for HPV-related oropharyngeal cancer by the International Collaboration on Oropharyngeal Cancer Network for Staging (ICON-S): A comparative multi-centre cohort study. *Lancet Oncol.* 17: 440–451.

Tumoren des Verdauungstraktes

Einführende Bemerkungen

Folgende anatomische Bezirke werden klassifiziert:

- Speiseröhre und ösophagogastraler Übergang
- Magen
- Dünndarm
- Appendix
- Kolon und Rektum
- Analkanal
- Leberzellkarzinom
- Intrahepatisches Cholangiokarzinom
- Perihiläre und distale extrahepatische Gallengänge
- Gallenblase
- Ampulla Vateri
- Pankreas (exokrin)
- Gut differenzierte neuroendokrine Tumoren des Gastrointestinaltraktes

Regionäre Lymphknoten

Die Zahl der Lymphknoten, die für jeden anatomischen Bezirk in einem Lymphadenektomiepräparat üblicherweise vorliegen und histologisch untersucht werden sollen, ist für jeden Bezirk festgehalten.

Ösophagus (ICD-O-4 C15) einschließlich ösophagogastraler Übergang (C16.7)

Die Definitionen der T-, N- und M-Kategorien entsprechen denen der 8. Auflage des AJCC Cancer Staging Manual (2016).

Regeln zur Klassifikation

Die Klassifikation gilt nur für Karzinome und schließt Adenokarzinome des ösophagogastralen Übergangs ein; ausgenommen sind Karzinome der kleinen Speicheldrüsen des oberen Drittels des Ösophagus. Histologische Diagnosesicherung und Unterteilung der Fälle nach topographischer Lokalisation und histologischem Typ ist erforderlich.

Ein Tumor, dessen Zentrum in einem Abstand von 2 cm vom ösophagogastralen Übergang liegt und in den Ösophagus hineinreicht, wird nach dem Schema der Ösophaguskarzinome klassifiziert.

Tumoren, die den ösophagogastralen Übergang einbeziehen und deren Zentrum innerhalb der proximalen 2 cm der Cardia liegt (Siewert-Typen I/II) werden nach dem Schema für Ösophaguskarzinome klassifiziert.

Anatomische Unterbezirke

1. *Zervikaler Ösophagus* (C15.0)
   Dieser Teil beginnt am unteren Rand des Krikoidknorpels und endet beim Eintritt des Ösophagus in den Thorax (Suprasternalgrube), etwa 18 cm distal der oberen Schneidezähne.
2. *Intrathorakaler Ösophagus*
   (i) Der obere thorakale Abschnitt (C15.3) reicht vom Eintritt des Ösophagus in den Thorax bis zur Höhe der Trachealbifurkation, etwa 24 cm distal der oberen Schneidezähne.
   (ii) Der mittlere thorakale Abschnitt (C15.4) entspricht der oberen Hälfte des Ösophagus zwischen Trachealbifurkation und ösophagogastralem Übergang. Die untere Grenze liegt etwa 32 cm distal der oberen Schneidezähne.
   (iii) Der untere thorakale Abschnitt (C15.5), etwa 8 cm in der Länge (einschließlich des abdominalen Ösophagus), entspricht der distalen Hälfte des Ösophagus zwischen Trachealbifurkation und ösophagogastralem Übergang. Die untere Grenze liegt etwa 40 cm distal der oberen Schneidezähne.

3. *Ösophagogastraler Übergang* (C16.7)
   Tumoren, die den ösophagogastralen Übergang einbeziehen und deren Zentrum innerhalb der proximalen 2 cm der Cardia liegt (Siewert-Typen I/II) werden nach dem Schema für Ösophaguskarzinome klassifiziert.
   Tumoren, deren Zentren mehr als 2 cm vom ösophagogastralen Übergang entfernt sind, werden nach dem Schema für Magenkarzinome klassifiziert, auch dann, wenn der ösophagogastrale Übergang einbezogen ist.

Regionäre Lymphknoten

Unabhängig vom Sitz des Primärtumors sind die regionären Lymphknoten diejenigen, die in dem lymphatischen Abflussgebiet des Ösophagus lokalisiert sind, eingeschlossen die zöliakalen Lymphknoten und paraösophagealen Lymphknoten des Halses, aber nicht die supraklavikulären Lymphknoten. Dazu gehören die periösophagealen Halslymphknoten, die unteren paratrachealen Halslymphknoten, die thorakalen paratrachealen Lymphknoten, die subcarinalen Lymphknoten, die thorakalen para-ösophagealen Lymphknoten, die bronchopulmonalen Lymphknoten, die Zwerchfelllymphknoten neben oder hinter den Zwerchfellschenkeln, die Perikardlymphknoten am ösophagogastralen Übergang, die linksseitigen Magenlymphknoten, der gemeinsame Lymphknoten der Leber, die Milzlymphknoten sowie die Lymphknoten am Truncus coeliacus.

cTNM: Klinische Klassifikation

T – Primärtumor

cTX Primärtumor kann nicht beurteilt werden
cT0 Kein Anhalt für Primärtumor
cTis Carcinoma in situ

cT1 Tumor infiltriert Lamina propria, Muscularis mucosae oder Submukosa
    cT1a Tumor infiltriert Lamina propria oder Muscularis mucosae
    cT1b Tumor infiltriert Submukosa
cT2 Tumor infiltriert Muscularis propria
cT3 Tumor infiltriert Adventitia oder periösophageales Fettgewebe
cT4 Tumor infiltriert Nachbarstrukturen
    cT4a Tumor infiltriert Pleura, Perikard, Vena azygos, Zwerchfell oder Peritoneum
    cT4b Tumor infiltriert andere Nachbarstrukturen wie Aorta, Wirbelkörper oder Trachea

Verdauungstrakt

N – Regionäre Lymphknoten

cNX Regionäre Lymphknoten können nicht beurteilt werden
cN0 Keine regionären Lymphknotenmetastasen
cN1 Metastasen in 1 bis 2 regionären Lymphknoten
cN2 Metastasen in 3 bis 6 regionären Lymphknoten
cN3 Metastasen in 7 oder mehr regionären Lymphknoten

M – Fernmetastasen

cM0 Keine Fernmetastasen
cM1 Fernmetastasen

pTNM: Pathologische Klassifikation

Die pT- und pN-Kategorien entsprechen den cT- und cN-Kategorien. Für pM siehe Seite 10.

pN0 Regionäre Lymphadenektomie und histologische Untersuchung sollen üblicherweise 7 oder mehr Lymphknoten umfassen. Wenn die untersuchten Lymphknoten tumorfrei sind, aber die Zahl der üblicherweise untersuchten Lymphknoten nicht erreicht wird, soll pN0 klassifiziert werden und in Klammern die Zahl der untersuchten Lymphknoten hinzugefügt werden.

Stadien und prognostische Gruppeneinteilung – Karzinome des Ösophagus und des ösophagogastralen Übergangs

Plattenepithelkarzinome

Klinisches Stadium

Stadium 0	Tis	N0	cM0
Stadium I	T1	N0, N1	cM0
Stadium II	T2	N0, N1	cM0
	T3	N0	cM0
Stadium III	T1, T2	N2	cM0
	T3	N1, N2	cM0
Stadium IVA	T4a, T4b	Jedes N	cM0
	Jedes T	N3	cM0
Stadium IVB	Jedes T	Jedes N	cM1

Pathologisches Stadium

Stadium 0	pTis	pN0	cM0
Stadium IA	pT1a	pN0	cM0
Stadium IB	pT1b	pN0	cM0
	pT2	pN0	cM0
Stadium IIA	pT2	pN0	cM0
Stadium IIB	pT1	pN1	cM0
	pT3	pN0	cM0
Stadium IIIA	pT1	pN2	cM0
	pT2	pN1	cM0
Stadium IIIB	pT2	pN2	cM0
	pT3	pN1, pN2	cM0
	pT4a	pN0, pN1	cM0
Stadium IVA	pT4a	pN2	cM0
	pT4b	Jedes pN	cM0
	Jedes pT	pN3	cM0
Stadium IVB	Jedes pT	Jedes pN	pM1

Pathologische Prognostische Gruppeneinteilung

Prognostische Gruppe	T	N	M	Grad	Lokalisation
0	pTis	pN0	cM0	N/A	Jede
IA	pT1a	pN0	cM0	1, X	Jede
IB	pT1a	pN0	cM0	2, 3	Jede
	pT1b	pN0	cM0	Jeder	Jede
	pT2	pN0	cM0	1	Jede
	pT3	pN0	cM0	1, X	Intrathorakal, unten
IIA	pT2	pN0	cM0	2, 3	Jede
	pT2	pN0	cM0	X	Jede
	pT3	pN0	cM0	Jeder	Intrathorakal, unten
	pT3	pN0	cM0	1	Intrathorakal, Mitte, oben
IIB	pT3	pN0	cM0	2, 3	Intrathorakal, Mitte, oben
	pT3	pN0	cM0	Jeder	X
	pT3	pN0	cM0	X	Jede
	pT1	pN1	cM0	Jeder	Jede

(Fortsetzung)

(Fortsetzung)

Prognostische Gruppe	T	N	M	Grad	Lokalisation
IIIA	pT1	pN2	cM0	Jeder	Jede
	pT2	pN1	cM0	Jeder	Jede
IIIB	pT2	pN2	cM0	Jeder	Jede
	pT3	pN1, pN2	cM0	Jeder	Jede
	pT4a	pN0, pN1	cM0	Jeder	Jede
IVA	pT4a	pN2	cM0	Jeder	Jede
	pT4b	Jedes pN	cM0	Jeder	Jede
	Jedes pT	pN3	cM0	Jeder	Jede
IVB	Jedes	Jedes	pM1	Jeder	Jede

Adenokarzinome

Klinisches Stadium

Stadium 0	Tis	N0	cM0
Stadium I	T1	N0	cM0
Stadium IIA	T1	N1	cM0
Stadium IIB	T2	N0	cM0
Stadium III	T2	N1	cM0
	T3, T4a	N0, N1	cM0
Stadium IVA	T1-T4a	N2	cM0
	T4b	N0, N1, N2	cM0
	Jedes T	N3	cM0
Stadium IVB	Jedes T	Jedes N	cM1

Pathologisches Stadium*

Stadium 0	pTis	pN0	cM0
Stadium IA	pT1a	pN0	cM0
Stadium IB	pT1b	pN0	cM0
Stadium IIA	pT2	pN0	cM0
Stadium IIB	pT1a, pT1b	pN1	cM0
	pT3	pN0	cM0
Stadium IIIA	pT1	pN2	cM0
	pT2	pN1	cM0
	pT3, pT4a	pN0	cM0
Stadium IIIB	pT2	pN2	cM0
	pT3	pN1, pN2	cM0
	pT4a	pN0, pN1	cM0
Stadium IVA	pT4a	pN2	cM0
	pT4b	Jedes pN	cM0
	Jedes pT	pN3	cM0
Stadium IVB	Jedes pT	Jedes pN	pM1

Anmerkung

* Wenn eine der T- und N-Kategorien klinisch und die andere pathologisch ist, soll ein klinisches Stadium zugewiesen werden, z. B. entspricht bei Plattenepithelkarzinomen pT2/cN1 dem klinischen Stadium II. Bei Vorhandensein einer pM1-Kategorie wird dagegen unabhängig von den T- und N-Kategorien immer ein pathologisches Stadium zugewiesen.

Pathologische prognostische Gruppeneinteilung – Adenokarzinome

				Grad
Gruppe 0	pTis	pN0	cM0	N/A
Gruppe IA	pT1a	pN0	cM0	1, X
Gruppe IB	pT1a	pN0	cM0	2
	pT1b	pN0	cM0	1, 2, X
Gruppe IC	pT1a, pT1b	pN0	cM0	3
	pT2	pN0	cM0	1, 2
Gruppe IIA	pT2	pN0	cM0	3, X
Gruppe IIB	pT3	pN0	cM0	Jeder
	pT1	pN1	cM0	Jeder
Gruppe IIIA	pT1	pN2	cM0	Jeder
	pT2	pN1	cM0	Jeder
Gruppe IIIB	pT2	pN2	cM0	Jeder
	pT3	pN1, pN2	cM0	Jeder
	pT4a	pN0, pN1	cM0	Jeder
Gruppe IVA	pT4a	pN2	cM0	Jeder
	pT4b	Jedes pN	cM0	Jeder
	Jedes pT	pN3	cM0	Jeder
Gruppe IVB	Jedes pT	Jedes pN	pM1	Jeder

Anmerkungen

Das AJCC publiziert zusätzlich eine prognostische Gruppeneinteilung für Plattenepithel- und Adenokarzinome nach neoadjuvanter Therapie (Kategorien mit dem Präfix „y").

Ein Regressions-Score nach Ryan [1] kann für die pathologische Beurteilung nach neoadjuvanter Therapie verwendet werden.

Prognosefaktoren-Gitter – Ösophaguskarzinome

Prognose-faktoren	Tumor-bezogen	Wirt-bezogen	Umwelt-bezogen[a)]
Essentiell	TNM Invasion von Lymphgefäßen, extranodale Ausdehnung Resektionsränder Status der DNA-Mismatch-Reparatur (Adnenokarzinome)	Alter Allgemeinzu-stand Ernährungszu-stand	Entfernung zum nächsten Behandlungszentrum Zugang zu bezahlbaren und adäquaten Gesundheitsleistungen, z. B. bestimmten Untersuchungen und Therapien Sozioökonomischer Status Bildungsgrad
Zusätzlich	HER 2-, MMR-, PD-L1-Status (Adenokarzinome), PD-L1-Status (Plattenepithel-karzinome)		Expertise in der Behandlung (Chirurgie, Onkologie, Strahlentherapie) Zugang zu Informationen

[a)] Siehe Seite 16 für eine umfassende Darstellung der umweltbezogenen und sozialen Gesundheitsfaktoren.

Verändert nach: UICC Manual of Clinical Oncology, 9th ed. O'Sullivan B, Brierley J, D'Cruz A, Fey M, Pollock R, Vermorken J, Huang S. John Wiley & Sons. 2015.

Magen (ICD-O-4 C16 außer C16.7)

Die Definitionen der T-, N- und M-Kategorien entsprechen denen der 8. Auflage des AJCC Cancer Staging Manual (2016).

Regeln zur Klassifikation

Die Klassifikation gilt nur für Karzinome. Histologische Diagnosesicherung ist erforderlich.

Tumoren, die den ösophagogastralen Übergang einbeziehen und deren Zentrum innerhalb der proximalen 2 cm der Cardia liegt (Siewert-Typen I/II) werden nach dem Schema für Ösophaguskarzinome klassifiziert. Tumoren, deren Zentren mehr als 2 cm vom ösophagogastralen Übergang entfernt sind, werden nach dem Schema für Magenkarzinome klassifiziert, auch dann wenn der ösophagogastrale Übergang einbezogen ist.

Änderungen gegenüber der 8. Auflage basieren auf Empfehlungen der Internationalen Gastric Cancer Association [2].

Anatomische Unterbezirke

1. Cardia (C16.0)
2. Fundus (C16.1)
3. Korpus (C16.2)
4. Antrum (C16.3) und Pylorus (C16.4)

Regionäre Lymphknoten

Die regionären Lymphknoten des Magens sind die perigastrischen Lymphknoten entlang der kleinen und großen Kurvatur, die Lymphknoten entlang den Aa. gastrica sinistra, hepatica communis, lienalis, coeliaca und die hepatoduodenalen Lymphknoten.

Der Befall von anderen intraabdominalen Lymphknoten, wie retropankreatischen, mesenterialen oder paraaortalen Lymphknoten, gilt als Fernmetastasierung.

cTNM: Klinische Klassifikation

T – Primärtumor

cTX Primärtumor kann nicht beurteilt werden

cT0 Kein Anhalt für Primärtumor

cTis Carcinoma in situ: intraepithelialer Tumor ohne Infiltration der Lamina propria, hochgradige Dysplasie

cT1 Tumor infiltriert Lamina propria, Muscularis mucosae oder Submukosa

- cT1a Tumor infiltriert Lamina propria oder Muscularis mucosae
- cT1b Tumor infiltriert Submukosa

cT2 Tumor infiltriert Muscularis propria

cT3 Tumor infiltriert Subserosa

cT4 Tumor perforiert Serosa (viszerales Peritoneum) oder infiltriert benachbarte Strukturen[1,2,3]

- cT4a Tumor perforiert Serosa
- cT4b Tumor infiltriert benachbarte Strukturen[1,2]

Anmerkungen

[1] Benachbarte Strukturen des Magens sind Milz, Colon transversum, Leber, Zwerchfell, Pankreas, Bauchwand, Nebennieren, Niere, Dünndarm und Retroperitoneum.

[2] Intramurale Ausbreitung in Duodenum oder Ösophagus wird nach der tiefsten Infiltration in diesen Organen oder im Magen klassifiziert.

[3] Ein Tumor, der sich in das Ligamentum gastrocolicum oder gastrohepaticum ausbreitet – ohne Perforation des viszeralen Peritoneums – wird als cT3 klassifiziert.

N – Regionäre Lymphknoten

cNX Regionäre Lymphknoten können nicht beurteilt werden

cN0 Keine regionären Lymphknotenmetastasen

cN1 Metastasen in 1 bis 2 regionären Lymphknoten

cN2 Metastasen in 3 bis 6 regionären Lymphknoten

cN3 Metastasen in 7 oder mehr regionären Lymphknoten

- cN3a Metastasen in 7 bis 15 regionären Lymphknoten
- cN3b Metastasen in 16 oder mehr regionären Lymphknoten

M – Fernmetastasen

cM0 Keine Fernmetastasen

cM1 Fernmetastasen

Anmerkung

Fernmetasten schließen peritoneale Metastasen (Aussaat) und positive Peritonealzytologie sowie Tumoren im Netz mit ein, soweit diese nicht Teil einer kontinuierlichen Ausbreitung sind.

pTNM: Pathologische Klassifikation

Die pT- und pN-Kategorien entsprechen den cT- und cN-Kategorien. Für pM siehe Seite 10.

pN0 Regionäre Lymphadenektomie und histologische Untersuchung sollen üblicherweise 16 Lymphknoten umfassen.

Wenn die untersuchten Lymphknoten tumorfrei sind, aber die Zahl der üblicherweise untersuchten Lymphknoten nicht erreicht wird, soll pN0 klassifiziert werden und in Klammern die Zahl der untersuchten Lymphknoten hinzugefügt werden.

Stadien – Magen

Klinisches Stadium

Stadium 0	Tis	N0	cM0
Stadium I	T1, T2	N0	cM0
Stadium IIA	T1, T2	N1, N2, N3	cM0
Stadium IIB	T3, T4a	N0	cM0
Stadium III	T3, T4a	N1, N2, N3	cM0
Stadium IVA	T4b	Jedes N	cM0
Stadium IVB	Jedes T	Jedes N	cM1

Pathologisches Stadium

Stadium 0	pTis	pN0	cM0
Stadium IA	pT1	pN0	cM0
Stadium IB	pT1	pN1	cM0
	pT2	pN0	cM0
Stadium IIA	pT1	pN2	cM0
	pT2	pN1	cM0
	pT3	pN0	cM0
Stadium IIB	pT1	pN3a	cM0
	pT2	pN2	cM0
	pT3	pN1	cM0
	pT4a	pN0	cM0
Stadium IIIA	pT2	pN3a	cM0
	pT3	pN2	cM0
	pT4a	pN1, pN2	cM0
	pT4b	pN0	cM0
Stadium IIIB	pT1, pT2	pN3b	cM0
	pT3, pT4a	pN3a	cM0
	pT4b	pN1, pN2	cM0
Stadium IIIC	pT3, pT4a	pN3b	cM0
	pT4b	pN3a, pN3b	cM0
Stadium IV	Jedes pT	Jedes pN	pM1

Anmerkungen

Das AJCC publiziert Prognostische Gruppeneinteilungen nach neoadjuvanter Therapie (Kategorien mit dem Präfix „y“).

Wenn eine der T- und N-Kategorien klinisch und die andere pathologisch ist, soll ein klinisches Stadium zugewiesen werden, z. B. entspricht pT2/cN1 dem klinischen Stadium IIA.

Prognosefaktoren-Gitter – Magenkarzinome

Prognose-faktoren	Tumor-bezogen	Wirt-bezogen	Umwelt-bezogen[a]
Essentiell	Status der DNA-Mismatch-Reparatur	Alter Ethnie Ausmaß der Resektion	Entfernung zum nächsten Behandlungszentrum Zugang zu bezahlbaren und adäquaten Gesundheitsleistungen, z. B. bestimmten Untersuchungen und Therapien Sozioökonomischer Status Bildungsgrad
Zusätzlich	Tumorlokalisation: Kardia versus distaler Magen Histologischer Typ Invasion von Lymphgefäßen HER2-, PD-L1- Status Claudin 18.2		Expertise in der Behandlung (Chirurgie, Onkologie, Strahlentherapie) Zugang zu Informationen

[a] Siehe Seite 16 für eine umfassende Darstellung der umweltbezogenen und sozialen Gesundheitsfaktoren.

Verändert nach: UICC Manual of Clinical Oncology, 9th ed. O’Sullivan B, Brierley J, D’Cruz A, Fey M, Pollock R, Vermorken J, Huang S. John Wiley & Sons. 2015.

Dünndarm
(ICD-O-4 C17)

Die Definitionen der T-, N- und M-Kategorien entsprechen denen der 8. Auflage des AJCC Cancer Staging Manual (2016).

Regeln zur Klassifikation

Die Klassifikation gilt nur für Karzinome. Histologische Diagnosesicherung ist erforderlich.

Anatomische Bezirke

1. Duodenum (C17.0)
2. Jejunum (C17.1)
3. Ileum (C17.2) (außer Ileozökalklappe C18.0)

Anmerkung

Diese Klassifikation gilt nicht für Karzinome der Ampulla Vateri (siehe Seite 109).

Regionäre Lymphknoten

Regionäre Lymphknoten für das Duodenum sind die duodenopankreatischen, pylorischen, hepatischen (Lymphknoten um Ductus choledochus, am Leberhilus, am Ductus cysticus) und obere mesenteriale Lymphknoten.

Regionäre Lymphknoten für das Ileum und Jejunum sind die mesenterialen einschließlich der oberen mesenterialen Lymphknoten.

Für das terminale Ileum gelten auch die ileokolischen Lymphknoten einschließlich der hinteren zökalen Lymphknoten als regionär.

cTNM: Klinische Klassifikation

T – Primärtumor

cTX Primärtumor kann nicht beurteilt werden
cT0 Kein Anhalt für Primärtumor
cTis Carcinoma in situ

cT1 Tumor infiltriert Lamina propria, Muscularis mucosae oder Submukosa
 cT1a Tumor infiltriert Lamina propria oder Muscularis mucosae

cT1b Tumor infiltriert Submukosa

cT2 Tumor infiltriert Muscularis propria

cT3 Tumor infiltriert in die Subserosa oder in das nichtperitonealisierte perimuskuläre Gewebe (Mesenterium oder Retroperitoneum), ohne Perforation des Serosa

cT4 Tumor perforiert das viszerale Peritoneum (Serosa) oder infiltriert direkt in andere Organe oder Strukturen (schließt andere Dünndarmschlingen, Mesenterium oder Retroperitoneum oder Bauchwand auf dem Wege über die Serosa ein. Nur beim Duodenum: Infiltration des Pankreas)

Anmerkung

Das nichtperitonealisierte perimuskuläre Gewebe ist für Jejunum und Ileum Teil des Mesenteriums, für das Duodenum in den Anteilen, in denen eine Serosa fehlt, jedoch Teil des Retroperitoneums.

N – Regionäre Lymphknoten

cNX Regionäre Lymphknoten können nicht beurteilt werden

cN0 Keine regionären Lymphknotenmetastasen

cN1 Metastasen in 1 bis 2 regionären Lymphknoten

cN2 Metastasen in 3 oder mehr regionäre Lymphknoten

M – Fernmetastasen

cM0 Keine Fernmetastasen

cM1 Fernmetastasen

pTNM: Pathologische Klassifikation

Die pT- und pN-Kategorien entsprechen den T- und N-Kategorien. Für pM siehe Seite 10.

pN0 Regionäre Lymphadenektomie und histologische Untersuchung sollen üblicherweise 6 Lymphknoten umfassen.

Wenn die untersuchten Lymphknoten tumorfrei sind, aber die Zahl der üblicherweise untersuchten Lymphknoten nicht erreicht wird, soll pN0 klassifiziert werden und in Klammern die Zahl der untersuchten Lymphknoten hinzugefügt werden.

Stadien – Dünndarm

Stadium 0	Tis	N0	M0
Stadium I	T1, T2	N0	M0
Stadium IIA	T3	N0	M0
Stadium IIB	T4	N0	M0
Stadium IIIA	Jedes T	N1	M0
Stadium IIIB	Jedes T	N2	M0
Stadium IV	Jedes T	Jedes N	M1

Appendix (ICD-O-4 C18.1)

Die Definitionen der T-, N- und M-Kategorien entsprechen denen der 8. Auflage des AJCC Cancer Staging Manual (2016).

Regeln zur Klassifikation

Diese Klassifikation gilt für Adenokarzinome und neuroendokrine Karzinome der Appendix. Gut differenzierte neuroendokrine Tumoren werden in einem gesonderten Kapitel behandelt (siehe Seite 114). Histologische Diagnosesicherung und Unterteilung der Karzinome in muzinöse und nichtmuzinöse Adenokarzinome ist erforderlich.

Becherzelladenokarzinome (Goblet cell adenocarcinomas) werden wie Adenokarzinome klassifiziert.

Das Grading ist besonders wichtig bei muzinösen Tumoren.

Anatomischer Bezirk

Appendix (C18.1)

Regionäre Lymphknoten

Regionäre Lymphknoten sind die ileokolischen Lymphknoten.

cTNM: Klinische Klassifikation

T – Primärtumor

cTX	Primärtumor kann nicht beurteilt werden
cT0	Kein Anhalt für Primärtumor
cTis	Carcinoma in situ: intraepithelial oder Invasion der Lamina propria
cTis (LAMN)[1]	Niedriggradige muzinöse Neoplasie der Appendix, begrenzt auf die Muscularis propria; mit azellulärem Muzin oder einem schleimbildenden Epithel, welches sich bis in die Muscularis propria ausdehnen kann.
cT1	Tumor infiltriert Submukosa[2]
cT2	Tumor infiltriert Muscularis propria[2]
cT3	Tumor infiltriert Subserosa oder Mesoappendix

cT4 Tumor perforiert viszerales Peritoneum, eingeschlossen muzinöse peritoneale Tumorabsiedlungen oder azelluläres Muzin jenseits der Serosa der Appendix oder Mesoappendix und/oder infiltriert andere Organe/Strukturen[3]

- cT4a Tumor perforiert viszerales Peritoneum, eingeschlossen muzinöse peritoneale Tumorabsiedlungen innerhalb des rechten unteren Quadranten
- cT4b Tumor infiltriert (direkt) andere Organe/Strukturen

Anmerkungen

[1.] Die Kategorie TIS (LAMN) ist nicht auf hochgradige muzinöse Neoplasien der Appendix (HAMN) anwendbar; das Staging von HAMN erfolgt anhand der T-Kategorien für Adenokarzinome der Appendix.

[2] T1 und T2 sind nicht auf LAMN anwendbar. Azelluläres Muzin oder schleimbildendes Epithel, welches sich bis in die Subserosa oder Serosa ausdehnt, soll als T3 bzw. T4a klassifiziert werden.

[3] Eine direkte Ausbreitung schließt die Ausbreitung in andere Segmente auf dem Weg über die Serosa mit ein, z. B. die Invasion des Sigma. Ein Tumor, der makroskopisch an anderen Organen oder Strukturen adhärent ist, wird makroskopisch als cT4b klassifiziert. Ist bei der histologischen Untersuchung in den Adhäsionen kein Tumorgewebe nachweisbar, soll der Tumor als pT1, pT2 oder pT3 klassifiziert werden.

N – Regionäre Lymphknoten

cNX Regionäre Lymphknoten können nicht beurteilt werden

cN0 Keine regionären Lymphknotenmetastasen

cN1 Metastasen in 1 bis 3 regionären Lymphknoten

- cN1a Metastase(n) in 1 regionärem Lymphknoten
- cN1b Metastase in 2 bis 3 regionären Lymphknoten
- cN1c Tumorknötchen (Satelliten) in der Subserosa oder im Mesenterium ohne regionäre Lymphknotenmetastasen

cN2 Metastasen in 4 oder mehr regionären Lymphknoten

Anmerkungen

„Tumour deposits“ (TD) sind makroskopisch oder mikroskopisch diskrete Tumornester oder -knötchen beliebiger Form und Größe im perirektalen und perikolischen Fettgewebe, jenseits des vorderen Tumorrandes im Lymphabflussgebiet eines Primärtumors. Sie können aus verschiedenen histologischen Strukturen entstehen, u. a. aus Lymphknoten, Blutgefäßen und Nerven. TD können daher Foci extramuraler vaskulärer Invasion (EMVI) oder perineuraler Invasion (PNI) enthalten. Im Unterschied zu EMVI und PNI ist in TD ein Tumorwachstum augehend vom Blutgefäß oder vom Nerv in das umgebende Fett- oder Bindegewebe eindeutig erkennbar.

Wenn bei EMVI und/oder PNI ein Tumorwachstum vorliegt, sollte die Diagnose TD zusätzlich zu EMVI/PNI im Bericht vermerkt werden. Wenn der Tumor einen erkennbaren Lymphknoten umfasst, soll er als Lymphknotenmetastase und nicht als TD dokumentiert werden, selbst wenn der Tumor sich in das perinodale Fettgewebe erstreckt.

M – Fernmetastasen

cM0 Keine Fernmetastasen

cM1 Fernmetastasen

- cM1a Nur intraperitoneales Muzin
- cM1b Nur intraperitoneale Metastasen, eingeschlossen muzinöse Epithelzellen
- cM1c Nicht peritoneale Metastasen

pTNM: Pathologische Klassifikation

Die pT- und pN-Kategorien entsprechen den cT- und cN-Kategorien. Für pM siehe Seite 10.

pN0 Regionäre Lymphadenektomie und histologische Untersuchung sollen üblicherweise 12 Lymphknoten umfassen.

Wenn die untersuchten Lymphknoten tumorfrei sind, aber die Zahl der üblicherweise untersuchten Lymphknoten nicht erreicht wird, soll pN0 klassifiziert werden und in Klammern die Zahl der untersuchten Lymphknoten hinzugefügt werden.

Stadien – Appendixkarzinom

Stadium 0	Tis	N0	M0	
	Tis (LAMN)	N0	M0	
Stadium I	T1, T2	N0	M0	
Stadium IIA	T3	N0	M0	
Stadium IIB	T4a	N0	M0	
Stadium IIC	T4b	N0	M0	
Stadium IIIA	T1, T2	N1	M0	
Stadium IIIB	T3, T4	N1	M0	
Stadium IIIC	Jedes T	N2	M0	
Stadium IVA	Jedes T	Jedes N	M1a	Jeder G
	Jedes T	Jedes N	M1b	G1
Stadium IVB	Jedes T	Jedes N	M1b	G2, G3, GX
Stadium IVC	Jedes T	Jedes N	M1c	Jeder G

Kolon und Rektum (ICD-O-4 C18 – C20 außer C18.1)

Die Definitionen der T-, N- und M-Kategorien entsprechen denen der 8. Auflage des AJCC Cancer Staging Manual (2016).

Regeln zur Klassifikation

Die Klassifikation gilt nur für Karzinome. Histologische Diagnosesicherung ist erforderlich.

Anatomische Bezirke und Unterbezirke

Kolon (C18)

1. Zoekum (C18.0)
2. Colon ascendens (C18.2)
3. Flexura hepatica (C18.3)
4. Colon transversum (C18.4)
5. Flexura lienalis (C18.5)
6. Colon descendens (C18.6)
7. Colon sigmoideum (C18.7)

Rektosigmoidaler Übergang (C19)
Rektum (C20)

Regionäre Lymphknoten

Für die verschiedenen anatomischen Bezirke und Unterbezirke sind die regionären Lymphknoten wie nachfolgend definiert:

Zoekum	Ileokolische und rechte kolische Lymphknoten
Colon ascendens	Ileokolische, rechte und mittlere kolische Lymphknoten
Flexura hepatica	Rechte und mittlere kolische Lymphknoten
Colon transversum	Rechte, mittlere und linke kolische Lymphknoten und Lymphknoten an A. mesenterica inferior
Flexura lienalis	Mittlere und linke kolische Lymphknoten und Lymphknoten an A. mesenterica inferior
Colon descendens	Linke kolische Lymphknoten und Lymphknoten an A. mesenterica inferior

Colon sigmoideum	Linke kolische und Sigma-Lymphknoten, Lymphknoten an der A. mesenterica inferior, der A. rectalis superior sowie rektosigmoidale Lymphknoten
Rektum	Lymphknoten an Aa. rectalis superior, media und inferior, mesenterica inferior, iliaca interna, mesorektale (paraproktale), laterale sakrale und präsakrale Lymphknoten sowie sakrale Lymphknoten am Promontorium (Gerota)

Metastasen in anderen als den angeführten Lymphknoten werden als Fernmetastasen klassifiziert.

cTNM: Klinische Klassifikation

T – Primärtumor

cTX	Primärtumor kann nicht beurteilt werden
cT0	Kein Anhalt für Primärtumor
cTis	Carcinoma in situ: Infiltration der Lamina propria[1]
cT1	Tumor infiltriert Submukosa
cT2	Tumor infiltriert Muscularis propria
cT3	Tumor infiltriert durch die Muscularis propria in die Subserosa oder in nicht peritonealisiertes perikolisches oder perirektales Gewebe
cT4	Tumor infiltriert direkt in andere Organe oder Strukturen[2,3,4] und/oder perforiert das viszerale Peritoneum
	cT4a Tumor perforiert viszerales Peritoneum
	cT4b Tumor infiltriert direkt in andere Organe oder Strukturen

Anmerkungen

[1] Tis liegt vor, wenn Tumorzellen in der Lamina propria (intramukös) nachweisbar sind, ohne dass eine Ausbreitung durch die Muscularis mukosae in die Submukosa feststellbar ist.

[2] Tumor infiltriert durch das viszerale Peritoneum mit Beteiligung der Oberfläche der Serosa

[3] Direkte Ausbreitung in der Kategorie T4b schließt auch die mikroskopisch bestätigte Infiltration anderer Segmente des Kolorektums auf dem Weg über die Serosa ein, z. B. die Infiltration des Sigma durch ein Zökumkarzinom und für Tumoren in retroperitonealer Lokalisation die direkte Invasion anderer Organe oder Strukturen auf dem Wege der Ausbreitung jenseits der Muscularis propria.

[4] Ein Tumor, der makroskopisch an anderen Organen oder Strukturen adhärent ist, wird als T4 klassifiziert. Ist bei der histologischen Untersuchung in den Adhäsionen kein Tumorgewebe nachweisbar, soll der Tumor in Abhängigkeit von der Tiefe der Wandinfiltration als pT1–T3 klassifiziert werden.

N – Regionäre Lymphknoten

cNX Regionäre Lymphknoten können nicht beurteilt werden
cN0 Keine regionären Lymphknotenmetastasen
cN1 Metastasen in 1 bis 3 regionären Lymphknoten
- cN1a Metastase in 1 regionärem Lymphknoten
- cN1b Metastasen in 2 bis 3 regionären Lymphknoten
- cN1c Tumorknötchen bzw. Satellit(en) im Fettgewebe der Subserosa oder im nichtperitonealisierten perikolischen/ perirektalen Fettgewebe ohne regionäre Lymphknotenmetastasen

cN2 Metastasen in 4 oder mehr regionären Lymphknoten
- cN2a Metastasen in 4 bis 6 regionären Lymphknoten
- cN2b Metastasen in 7 oder mehr regionären Lymphknoten

Anmerkungen

„Tumour deposits“ (TD) sind makroskopisch oder mikroskopisch diskrete Tumornester oder -knötchen beliebiger Form und Größe im perirektalen und perikolischen Fettgewebe, jenseits des vorderen Tumorrandes im Lymphabflussgebiet eines Primärtumors. Sie können aus verschiedenen histologischen Strukturen entstehen, u. a. aus Lymphknoten, Blutgefäßen und Nerven. TD können daher Foci extramuraler vaskulärer Invasion (EMVI) oder perineuraler Invasion (PNI) enthalten. Im Unterschied zu EMVI und PNI ist in TD ein Tumorwachstum augehend vom Blutgefäß oder vom Nerv in das umgebende Fett- oder Bindegewebe eindeutig erkennbar.

Wenn bei EMVI und/oder PNI ein Tumorwachstum vorliegt, sollte die Diagnose TD zusätzlich zu EMVI/PNI im Bericht vermerkt werden. Wenn der Tumor einen erkennbaren Lymphknoten umfasst, soll er als Lymphknotenmetastase und nicht als TD dokumentiert werden, selbst wenn der Tumor sich in das perinodale Fettgewebe erstreckt.

M – Fernmetastasen

cM0 Keine Fernmetastasen
cM1 Fernmetastasen
- cM1a Metastase(n) auf ein Organ beschränkt (Leber, Lunge, Ovar, nichtregionäre Lymphknoten), ohne Peritonealmetastasen
- cM1b Metastasen in mehr als einem Organ
- cM1c Metastasen im Peritoneum mit/ohne Metastasen in anderen Organen

pTNM: Pathologische Klassifikation

Die pT- und pN-Kategorien entsprechen den cT- und cN-Kategorien. Für pM siehe Seite 10.

pN0 Regionäre Lymphadenektomie und histologische Untersuchung sollen üblicherweise 12 Lymphknoten umfassen. Wenn die untersuchten Lymphknoten tumorfrei sind, aber die Zahl der üblicherweise untersuchten Lymphknoten nicht erreicht wird, soll pN0 klassifiziert werden und in Klammern die Zahl der untersuchten Lymphknoten hinzugefügt werden.

Stadien – Kolon und Rektum

Stadium 0	Tis	N0	M0
Stadium I	T1, T2	N0	M0
Stadium II	T3, T4	N0	M0
Stadium IIa	T3	N0	M0
Stadium IIB	T4a	N0	M0
Stadium IIC	T4b	N0	M0
Stadium III	Jedes T	N1, N2	M0
Stadium IIIA	T1, T2	N1	M0
	T1	N2a	M0
Stadium IIIB	T1, T2	N2b	M0
	T2, T3	N2a	M0
	T3, T4a	N1	M0
Stadium IIIC	T3, T4a	N2b	M0
	T4a	N2a	M0
	T4b	N1, N2	M0
Stadium IV	Jedes T	Jedes N	M1
Stadium IVA	Jedes T	Jedes N	M1a
Stadium IVB	Jedes T	Jedes N	M1b
Stadium IVC	Jedes T	Jedes N	M1c

Anmerkungen

Für Patienten mit neoadjuvanter Therapie wird das Präfix „y" zur Beschreibung der yT-yN- und y-Stadien verwendet. Eine weitere Klassifizierung erfolgt in diesem Fall nicht.

Ein Regressions-Score nach Ryan [3, 4] kann für die pathologische Beurteilung nach neoadjuvanter Therapie verwendet werden.

Prognosefaktoren-Gitter – Kolon und Rektum

Prognose-faktoren	Tumor-bezogen	Wirt-bezogen	Umwelt-bezogen[a)]
Essentiell	Zirkumferentieller Absetzungsrand (Rektalkarzinome) Blutwert für Karzinoembryonales Antigen (CEA) Status der DNA-Mismatch-Reparaturs	Alter Allgemeinzu-stand	Entfernung zum nächsten Behandlungszentrum Zugang zu bezahlbaren und adäquaten Gesundheitsleistungen, z. B. bestimmten Untersuchungen und Therapien Sozioökonomischer Status Bildungsgrad
Zusätzlich	Lymphgefäßinvasion, Veneninvasion (Auftreten und Lokalisierung) Perineurale Invasion Tumorgrad Tumorbudding Perforation Tumor/Stroma-Quotient (TSR) KRAS, NRAS, BRAF, HER2, NTRK RET-Fusion, POLE/POLD1-Mutation	Ethnie	Expertise in der Behandlung (Chirurgie, Onkologie, Strahlentherapie) Zugang zu Informationen

[a)] Siehe Seite 16 für eine umfassende Darstellung der umweltbezogenen und sozialen Gesundheitsfaktoren.
Verändert nach: UICC Manual of Clinical Oncology, 9th ed. O'Sullivan B, Brierley J, D'Cruz A, Fey M, Pollock R, Vermorken J, Huang S. John Wiley & Sons. 2015.

Analkanal und perianale Haut (ICD-O-4 C21)

Der Analkanal erstreckt sich vom Rektum bis zur perianalen Haut (Übergang zur Haare-tragenden Haut). Er ist ausgekleidet mit der Schleimhaut über dem M. sphincter internus, einschließlich Übergangsepithel und Linea dentata. Tumoren des Analrandes und der perianalen Haut innerhalb von 5 cm vom Analrand (ICD-O-4 C21.3) werden wie Karzinome des Analkanals klassifiziert.

Die Definitionen der T-, N- und M-Kategorien entsprechen denen der 9. Auflage des AJCC Cancer Staging Manual (2024).

Regeln zur Klassifikation

Die Klassifikation gilt nur für Karzinome. Histologische Diagnosesicherung und Unterteilung der Fälle nach histologischem Typ ist erforderlich.

Regionäre Lymphknoten

Die regionären Lymphknoten sind die perirektalen und mesorektalen Lymphknoten, die Lymphknoten an den Aa. iliacae internae und externae und die Leistenlymphknoten.

cTNM: Klinische Klassifikation

T – Primärtumor

cTX Primärtumor kann nicht beurteilt werden
cT0 Kein Anhalt für Primärtumor
cTis Carcinoma in situ, hochgradige plattenepitheliale intraepitheliale Neoplasie (HISL), anale intraepitheliale Neoplasie (AIN II–III), anale intraplattenepitheliale Neoplasie H (ASIN-H)[1]

cT1 Tumor 2 cm oder weniger in größter Ausdehnung
cT2 Tumor mehr als 2 cm, aber nicht mehr als 5 cm in größter Ausdehnung
cT3 Tumor mehr als 5 cm in größter Ausdehnung
cT4 Tumor jeder Größe mit Infiltration benachbarter Organe, z. B. Vagina, Urethra oder Harnblase[2]

Anmerkungen

[1] Die Tis-Klassifikation wird vom AJCC nicht verwendet.

[2] Direkte Infiltration der Rektumwand, der perirektalen Haut oder Subkutis oder allein der Sphinktermuskulatur wird nicht als T4 klassifiziert.

N – Regionäre Lymphknoten

cNX Regionäre Lymphknoten können nicht beurteilt werden
cN0 Keine regionären Lymphknotenmetastasen
cN1 Metastase(n) in regionären Lymphknoten
- cN1a Metastase(n) in inguinalen, mesorektalen Lymphknoten und/oder Lymphknoten der A. iliaca interna
- cN1b Metastase(n) in Lymphknoten der A. iliaca externa
- cN1c Metastasen in Lymphknoten der A. iliaca externa und Metastasen in inguinalen, mesorektalen Lymphknoten und/oder Lymphknoten der A. iliaca interna

M – Fernmetastasen

cM0 Keine Fernmetastasen
cM1 Fernmetastasen

pTNM: Pathologische Klassifikation

Die pT- und pN-Kategorien entsprechen den cT- und cN-Kategorien. Für pM siehe Seite 10.

pN0 Regionäre perirektalpelvine Lymphadenektomie und histologische Untersuchung sollen üblicherweise 12 oder mehr Lymphknoten und/oder inguinale Lymphadenektomie, histologische Untersuchung sollen üblicherweise 6 oder mehr Lymphknoten umfassen. Wenn die untersuchten Lymphknoten tumorfrei sind, aber die Zahl der üblicherweise untersuchten Lymphknoten nicht erreicht wird, soll pN0 klassifiziert werden und in Klammern die Zahl der untersuchten Lymphknoten hinzugefügt werden.

Stadien – Analkanal und perianale Haut

Stadium 0	Tis	N0	M0
Stadium I	T1	N0	M0
Stadium IIA	T2	N0	M0
Stadium IIB	T1, T2	N1	M0
Stadium IIIA	T3	N0, N1	M0
Stadium IIIB	T4	N0	M0
Stadium IIIC	T4	N1	M0
Stadium IV	Jedes T	Jedes N	M1

Prognosefaktoren-Gitter – Analkanalkarzinome

Prognose-faktoren	Tumor-bezogen	Wirt-bezogen	Umwelt-bezogen[a)]
Essentiell	T-Kategorie N-Kategorie M-Kategorie	Alter Männliches Geschlecht Immun-suppression Allgemeinzu-stand	Entfernung zum nächsten Behandlungszentrum Zugang zu bezahlbaren und adäquaten Gesundheitsleistungen, z. B. bestimmten Untersuchungen und Therapien Sozioökonomischer Status Bildungsgrad
Zusätzlich	Hautulzeration Spinkterinvasion Anal versus perianal	Langzeitkortiko-steroide HIV, Virenlast Herpes-simplex-Virus / p16-Expression	Expertise in der Behandlung (Chirurgie, Onkologie, Strahlentherapie) Zugang zu Informationen

a) Siehe Seite 16 für eine umfassende Darstellung der umweltbezogenen und sozialen Gesundheitsfaktoren.

Verändert nach: UICC Manual of Clinical Oncology, 9th ed. O'Sullivan B, Brierley J, D'Cruz A, Fey M, Pollock R, Vermorken J, Huang S. John Wiley & Sons. 2015.

Leber
(ICD-O-4 C 22.0)

Die Definitionen der T-, N- und M-Kategorien entsprechen denen der 8. Auflage des AJCC Cancer Staging Manual (2016).

Regeln zur Klassifikation

Die Klassifikation gilt für hepatozelluläre Karzinome. Cholangio-(intrahepatische Gallengangs-)karzinome und gemischte hepatozelluläre und Cholangiokarzinome haben eine eigene Klassifikation (siehe Seite 100).
Histologische Diagnosesicherung ist erforderlich

Die Klassifikation von Hepatoblastomen wird im Abschnitt zu Kindertumoren behandelt (siehe Seite 279).

Regionäre Lymphknoten

Die regionären Lymphknoten sind die des Leberhilus, die hepatischen (entlang der A. hepatica propria), die periportalen (entlang der V. portae) und diejenigen entlang der abdominalen V. cava inferior und die Lymphknoten unterhalb des Zwerchfells („inferior phrenic nodes").

cTNM: Klinische Klassifikation

T – Primärtumor

cTX Primärtumor kann nicht beurteilt werden

cT0 Kein Anhalt für Primärtumor

- cT1a Solitärer Tumor 2 cm oder weniger in größter Ausdehnung mit/ohne Gefäßinvasion
- cT1b Solitärer Tumor mehr als 2 cm in größter Ausdehnung ohne Gefäßinvasion

cT2 Solitärer Tumor mit Gefäßinvasion mehr als 2 cm in größter Ausdehnung *oder* multiple Tumoren, keiner mehr als 5 cm in größter Ausdehnung

cT3 Multiple Tumoren mehr als 5 cm in größter Ausdehnung

cT4 Tumor(en) mit Beteiligung größerer Äste der Portalvenen oder Lebervenen, direkte Invasion von Nachbarorganen (eingeschlossen

Zwerchfell), ausgenommen Gallenblase *oder* Tumor(en) mit Perforation des viszeralen Peritoneums

N – Regionäre Lymphknoten

cNX Regionäre Lymphknoten können nicht beurteilt werden
cN0 Keine regionären Lymphknotenmetastasen
cN1 Regionäre Lymphknotenmetastasen

M – Fernmetastasen

cM0 Keine Fernmetastasen
cM1 Fernmetastasen

pTNM: Pathologische Klassifikation

Die pT- und pN-Kategorien entsprechen den cT- und cN-Kategorien. Für pM siehe Seite 10.

pN0 Regionäre Lymphadenektomie und histologische Untersuchung sollen üblicherweise 3 oder mehr Lymphknoten umfassen.

Wenn die untersuchten Lymphknoten tumorfrei sind, aber die Zahl der üblicherweise untersuchten Lymphknoten nicht erreicht wird, soll pN0 klassifiziert werden und in Klammern die Zahl der untersuchten Lymphknoten hinzugefügt werden.

Stadien – HCC

Stadium IA	T1a	N0	M0
Stadium IB	T1b	N0	M0
Stadium II	T2	N0	M0
Stadium IIIA	T3	N0	M0
Stadium IIIB	T4	N0	M0
Stadium IVA	Jedes T	N1	M0
Stadium IVB	Jedes T	Jedes N	M1

Anmerkung

Für hepatozelluläre Karzinome wird oft die BCLS-Klassifikation (Barcelona Clinic Liver Stage) verwendet. Sie berücksichtigt sowohl die Leberfunktion als auch den Allgemeinzustand. (BCLC strategy for prognosis prediction and treatment recommendation: The 2022 update. Reig, Maria et al., Journal of Hepatology, Volume 76, Issue 3, 681–693.)

Prognosefaktoren-Gitter – HCC

Prognose-faktoren	Tumor-bezogen	Wirt-bezogen	Umwelt-bezogen[a)]
Essentiell	Makroskopische Gefäßinvasion Mikroskopische Gefäßinvasion Größe > 5 cm Multiple vs. einzelne Knoten Tumordifferen-zierung AFP-Wert	Alter, Allgemeinzustand Fibrose der Leber Tumorwach-stumsrate Allgemeinzustand bei Diagnose Leberfunktion Leberzirrhose BCLP-Wert Ausmaß des Portalvenendrucks	Entfernung zum nächsten Behandlungszentrum Zugang zu bezahlbaren und adäquaten Gesundheitsleistungen, z. B. bestimmten Untersuchungen und Therapien Sozioökonomischer Status Bildungsgrad Resektionsränder
Zusätzlich	NASH-HCC	Hepatitis-Aktivität	Expertise in der Behandlung (Chirurgie, Onkologie, Strahlentherapie, Transplantation, Ablation) Zugang zu Informationen

a) Siehe Seite 16 für eine umfassende Darstellung der umweltbezogenen und sozialen Gesundheitsfaktoren.
Verändert nach: UICC Manual of Clinical Oncology, 9th ed. O'Sullivan B, Brierley J, D'Cruz A, Fey M, Pollock R, Vermorken J, Huang S. John Wiley & Sons. 2015.

Intrahepatische Gallengänge (ICD-O-4 C22.1)

Die Definitionen der T-, N- und M-Kategorien entsprechen denen der 8. Auflage des AJCC Cancer Staging Manual (2016).

Regeln zur Klassifikation

Die Klassifikation gilt für intrahepatische Cholangiokarzinome, und gemischte hepatozelluläre und Cholangiokarzinome.

Regionäre Lymphknoten

Für die rechte Leberseite sind die regionären Lymphknoten die hilären (entlang des Ductus choledochus, der A. hepatica communis, der V. portae und des Ductus cysticus), periduodenalen und peripankreatischen Lymphknoten.

Für die linke Leberseite sind die regionären Lymphknoten die hilären und die gastrohepatischen Lymphknoten.

Für die intrahepatischen Cholangiokarzinome werden Metastasen in den zöliakalen und/oder paraaortalen und paracavalen Lymphknoten als Fernmetastasen (M1) klassifiziert.

cTNM: Klinische Klassifikation

T – Primärtumor

cTX Primärtumor kann nicht beurteilt werden
cT0 Kein Anhalt für Primärtumor
cTis Carcinoma *in situ* (intraduktaler Tumor)

cT1 Solitärer Tumor ohne Gefäßinvasion
- cT1a Solitärer Tumor 5 cm oder weniger in größter Ausdehnung ohne Gefäßinvasion
- cT1b Solitärer Tumor mehr als 5 cm in größter Ausdehnung ohne Gefäßinvasion

cT2 Solitärer Tumor mit intrahepatischer Gefäßinvasion *oder* multiple Tumoren mit oder ohne Gefäßinvasion
cT3 Tumor(en) mit Perforation des viszeralen Peritoneums
cT4 Tumor mit direkter Invasion extrahepatischer Strukturen

N – Regionäre Lymphknoten

cNX Regionäre Lymphknoten können nicht beurteilt werden
cN0 Keine regionären Lymphknotenmetastasen
cN1 Regionäre Lymphknotenmetastasen

M – Fernmetastasen

cM0 Keine Fernmetastasen
cM1 Fernmetastasen

pTNM: Pathologische Klassifikation

Die pT- und pN-Kategorien entsprechen den T- und N-Kategorien. Für pM siehe Seite 10.

pN0 Regionäre Lymphadenektomie und histologische Untersuchung sollen üblicherweise 6 oder mehr Lymphknoten umfassen.

Wenn die untersuchten Lymphknoten tumorfrei sind, aber die Zahl der üblicherweise untersuchten Lymphknoten nicht erreicht wird, soll pN0 klassifiziert werden und in Klammern die Zahl der untersuchten Lymphknoten hinzugefügt werden.

Stadien – Intrahepatische Gallengänge

Stadium 0	Tis	N0	M0
Stadium I	T1	N0	M0
Stadium IA	T1a	N0	M0
Stadium IB	T1b	N0	M0
Stadium II	T2	N0	M0
Stadium IIIA	T3	N0	M0
Stadium IIIB	T4	N0	M0
	Jedes T	N1	M0
Stadium IV	Jedes T	Jedes N	M1

Gallenblase und Ductus cysticus (ICD-O-4 C23.9 und C24.4)

Die Definitionen der T-, N- und M-Kategorien entsprechen denen der 8. Auflage des AJCC Cancer Staging Manual (2016).

Regeln zur Klassifikation

Die Klassifikation gilt nur für Karzinome der Gallenblase (C23.9) und des Ductus cysticus (C24.4). Histologische Diagnosesicherung und Unterscheidung nach Lokalisation ist erforderlich.

Regionäre Lymphknoten

Die regionären Lymphknoten sind die hilären Lymphknoten (entlang des Ductus choledochus, der A. hepatica, der V. portae und des Ductus cysticus).

cTNM: Klinische Klassifikation

T – Primärtumor

cTX Primärtumor kann nicht beurteilt werden
cT0 Kein Anhalt für Primärtumor
cTis Carcinoma in situ

cT1 Tumor infiltriert Schleimhaut oder muskuläre Wandschicht
  cT1a Tumor infiltriert Schleimhaut
  cT1b Tumor infiltriert muskuläre Wandschicht
cT2 Tumor infiltriert perimuskuläres Bindegewebe, aber keine Ausbreitung jenseits der Serosa oder in die Leber
  cT2a Tumor infiltriert perimuskuläres Bindegewebe auf der peritonealen Seite, aber keine Ausbreitung jenseits der Serosa
  cT2b Tumor infiltriert perimuskuläres Bindegewebe auf der Leberseite, aber keine Ausbreitung in die Leber
cT3 Tumor perforiert Serosa (viszerales Peritoneum) und/oder infiltriert direkt die Leber und/oder ein(e) Nachbarorgan/-struktur, z. B. Magen, Duodenum, Kolon, Pankreas, Netz, extrahepatische Gallengänge
cT4 Tumor infiltriert Stamm der V. portae oder A. hepatica *oder* infiltriert 2 oder mehr Nachbarorgane/-strukturen

N – Regionäre Lymphknoten

cNX Regionäre Lymphknoten können nicht beurteilt werden
cN0 Keine regionären Lymphknotenmetastasen
cN1 Metastasen in 1 bis 3 regionären Lymphknoten
cN2 Metastasen in 4 oder mehr regionären Lymphknoten

M – Fernmetastasen

cM0 Keine Fernmetastasen
cM1 Fernmetastasen

pTNM: Pathologische Klassifikation

Die pT- und pN-Kategorien entsprechen den cT- und cN-Kategorien. Für pM siehe Seite 10.

pN0 Regionäre Lymphadenektomie und histologische Untersuchung sollen üblicherweise 6 oder mehr Lymphknoten umfassen.

Wenn die untersuchten Lymphknoten tumorfrei sind, aber die Zahl der üblicherweise untersuchten Lymphknoten nicht erreicht wird, soll pN0 klassifiziert werden und in Klammern die Zahl der untersuchten Lymphknoten hinzugefügt werden.

Stadien – Gallenblase

Stadium 0	Tis	N0	M0
Stadium IA	T1a	N0	M0
Stadium IB	T1b	N0	M0
Stadium IIA	T2a	N0	M0
Stadium IIB	T2b	N0	M0
Stadium IIIA	T3	N0	M0
Stadium IIIB	T1, T2, T3	N1	M0
Stadium IVA	T4	N0, N1	M0
Stadium IVB	Jedes T	N2	M0
	Jedes T	Jedes N	M1

Perihiläre Gallengänge (ICD-O-4 C24.3)

Die Definitionen der T-, N- und M-Kategorien entsprechen denen der 8. Auflage des AJCC Cancer Staging Manual (2016).

Regeln zur Klassifikation

Die Klassifikation gilt für Karzinome der extrahepatischen Gallengänge in perihilärer Lokalisation (sog. Klatskintumoren) eingeschlossen Tumoren des Ductus hepaticus dexter, sinister und communis.

Anatomische Bezirke und Unterbezirke

Perihiläre Cholangiokarzinome sind in den extrahepatischen Gallengängen proximal bis zur Einmündung des Ductus cysticus lokalisiert.

Regionäre Lymphknoten

Die regionären Lymphknoten sind die hilären und die pericholedochalen Lymphknoten im Ligamentum hepatoduodenale.

cTNM: Klinische Klassifikation

T – Primärtumor

cTX	Primärtumor kann nicht beurteilt werden
cT0	Kein Anhalt für Primärtumor
cTis	Carcinoma in situ
cT1	Tumor auf Gallengang beschränkt mit Ausdehnung bis in die muskuläre Wandschicht oder die fibröse Schicht
cT2a	Tumor infiltriert jenseits des Gallenganges in das benachbarte Weichgewebe
cT2b	Tumor infiltriert das benachbarte Leberparenchym
cT3	Tumor infiltriert unilaterale Äste der V. portae oder A. hepatica
cT4	Tumor infiltriert den Hauptast der V. portae oder bilaterale Äste; *oder* die A. hepatica communis oder Äste 2. Ordnung bilateral; *oder* unilaterale Äste 2. Ordnung des Gallenganges mit Infiltration von kontralateralen Ästen der V. portae oder A. hepatica

N – Regionäre Lymphknoten

cNX	Regionäre Lymphknoten können nicht beurteilt werden
cN0	Keine regionären Lymphknotenmetastasen
cN1	Metastasen in 1 bis 3 regionären Lymphknoten
cN2	Metastasen in 4 oder mehr regionären Lymphknoten

M – Fernmetastasen

cM0	Keine Fernmetastasen
cM1	Fernmetastasen

pTNM: Pathologische Klassifikation

Die pT- und pN-Kategorien entsprechen den cT- und cN-Kategorien. Für pM siehe Seite 10.

pN0 Regionäre Lymphadenektomie und histologische Untersuchung sollen üblicherweise 15 oder mehr Lymphknoten umfassen.

Wenn die untersuchten Lymphknoten tumorfrei sind, aber die Zahl der üblicherweise untersuchten Lymphknoten nicht erreicht wird, soll pN0 klassifiziert werden und in Klammern die Zahl der untersuchten Lymphknoten hinzugefügt werden.

Stadien – Perihiläre Gallengänge

Stadium 0	Tis	N0	M0
Stadium I	T1	N0	M0
Stadium II	T2a, T2b	N0	M0
Stadium IIIA	T3	N0	M0
Stadium IIIB	T4	N0	M0
Stadium IIIC	Jedes T	N1	M0
Stadium IVA	Jedes T	N2	M0
Stadium IVB	Jedes T	Jedes N	M1

Distale extrahepatische Gallengänge (ICD-O-4 C24.2)

Die Definitionen der T-, N- und M-Kategorien entsprechen denen der 8. Auflage des AJCC Cancer Staging Manual (2016).

Regeln zur Klassifikation

Die Klassifikation gilt für Karzinome der extrahepatischen Gallengänge, die distal der Einmündung des Ductus cysticus lokalisiert sind.

Karzinome des Ductus cysticus werden unter den Gallenblasenkarzinomen klassifiziert.

Regionäre Lymphknoten

Die regionären Lymphknoten sind die entlang des Ductus choledochus, der A. hepatica, die in Richtung des Truncus coeliacus, die anterioren und posterioren pankreaticoduodenalen, die entlang der V. mesenterica sup. und die der A. mesenterica superior.

cTNM: Klinische Klassifikation

T – Primärtumor

cTX	Primärtumor kann nicht beurteilt werden
cT0	Kein Anhalt für Primärtumor
cTis	Carcinoma in situ
cT1	Tumor infiltriert die Wand des Gallengangs bis weniger als 5 mm
cT2	Tumor infiltriert die Wand des Gallengangs 5 mm aber nicht mehr als 12 mm
cT3	Tumor infiltriert die Wand des Gallenganges mehr als 12 mm
cT4	Tumor infiltriert Truncus coeliacus, die A. mesenterica sup. und/oder die A. hepatica communis

N – Regionäre Lymphknoten

cNX Regionäre Lymphknoten können nicht beurteilt werden
cN0 Keine regionären Lymphknotenmetastasen
cN1 Metastasen in 1 bis 3 regionären Lymphknoten
cN2 Metastasen in 4 oder mehr regionären Lymphknoten

M – Fernmetastasen

cM0 Keine Fernmetastasen
cM1 Fernmetastasen

pTNM: Pathologische Klassifikation

Die pT- und pN-Kategorien entsprechen den cT- und cN-Kategorien. Für pM siehe Seite 10.

pN0 Regionäre Lymphadenektomie und histologische Untersuchung sollen üblicherweise 12 oder mehr Lymphknoten umfassen.

Wenn die untersuchten Lymphknoten tumorfrei sind, aber die Zahl der üblicherweise untersuchten Lymphknoten nicht erreicht wird, soll pN0 klassifiziert werden und in Klammern die Zahl der untersuchten Lymphknoten hinzugefügt werden.

Stadien – Distale extrahepatische Gallengänge

Stadium 0	Tis	N0	M0
Stadium I	T1	N0	M0
Stadium IIA	T1	N1	M0
	T2	N0	M0
Stadium IIB	T2	N1	M0
	T3	N0, N1	M0
Stadium IIIA	T1, T2, T3	N2	M0
Stadium IIIB	T4	Jedes N	M0
Stadium IV	Jedes T	Jedes N	M1

Prognosefaktoren-Gitter für Karzinome des biliären Traktes und der Gallenblase

Prognose-faktoren	Tumor- bezogen	Wirt-bezogen	Umwelt-bezogen[a]
Essentiell	TNM Histologie Tumorgrad, Lokalisierung Resektionsränder	Allgemeinzustand Alter	Entfernung zum nächsten Behandlungszentrum Zugang zu bezahlbaren und adäquaten Gesundheitsleistungen, z. B. bestimmten Untersuchungen und Therapien Sozioökonomischer Status Bildungsgrad
Zusätzlich	Lymphknoten-metastasen primäre biliäre Cholangitis BRAF, HER2, MMR, KRAS, RET, FGFR2, IDH-Mutationen		Expertise in der Behandlung (Chirurgie, Onkologie, Strahlentherapie) Zugang zu Informationen

[a] Siehe Seite 16 für eine umfassende Darstellung der umweltbezogenen und sozialen Gesundheitsfaktoren.

Verändert nach: UICC Manual of Clinical Oncology, 9th ed. O'Sullivan B, Brierley J, D'Cruz A, Fey M, Pollock R, Vermorken J, Huang S. John Wiley & Sons. 2015.

Ampulla Vateri (ICD-O-4 C24.1)

Die Definitionen der T-, N- und M-Kategorien entsprechen denen der 8. Auflage des AJCC Cancer Staging Manual (2016).

Regeln zur Klassifikation

Die Klassifikation gilt nur für Karzinome. Histologische Diagnosesicherung ist erforderlich.

Regionäre Lymphknoten

Die regionären Lymphknoten entsprechen denen des Pankreaskopfes und sind: die Lymphknoten des Ductus choledochus, der Arteria hepatica communis, der Portalvene sowie die pylorischen, infrapylorischen und subpylorischen, proximale mesenteriale, zöliakale, posteriore und anteriore pankreaticoduodenale und die Lymphknoten entlang der Vena mesenterica superior sowie die Lymphknoten entlang der rechten lateralen Wand der Arteria mesenterica superior.

Anmerkung

Die Lymphknoten des Milzhilus und jene am Schwanz des Pankreas sind nicht regionär; Metastasen in diesen Lymphknoten werden als Fernmetastasen (M1) klassifiziert.

cTNM: Klinische Klassifikation

T – Primärtumor

cTX Primärtumor kann nicht beurteilt werden
cT0 Kein Anhalt für Primärtumor
cTis Carcinoma in situ

cT1a Tumor begrenzt auf die Ampulla Vateri oder den Oddi-Sphinkter
cT1b Tumor infiltriert jenseits des Oddi-Sphinkter (perisphinkterische Invasion) und/oder in die Submucosa des Duodenum
cT2 Tumor infiltriert in die Muscularis propria des Duodenum
cT3 Tumor infiltriert in Pankreas oder peripankreatisches Weichgewebe
  cT3a Tumor infiltriert bis zu 5 mm in das Pankreas

cT3b Tumor infiltriert mehr als 5 mm in das Pankreas oder infiltriert das peripankreatische Weichgewebe oder die Serosa des Duodenums ohne Beteiligung des Truncus coeliacus oder der A. mes. superior

cT4 Tumor mit einer Beteiligung der Gefäßwände des Truncus coeliacus oder der A. mes. sup., oder A. hepatica communis

N – Regionäre Lymphknoten

cNX Regionäre Lymphknoten können nicht beurteilt werden

cN0 Keine regionären Lymphknotenmetastasen

cN1 Metastasen in 1 bis 3 regionären Lymphknoten

cN2 Metastasen in 4 oder mehr regionären Lymphknoten

M – Fernmetastasen

cM0 Keine Fernmetastasen

cM1 Fernmetastasen

pTNM: Pathologische Klassifikation

Die pT- und pN-Kategorien entsprechen den T- und N-Kategorien. Für pM siehe Seite 10.

pN0 Regionäre Lymphadenektomie und histologische Untersuchung sollen üblicherweise 12 oder mehr Lymphknoten umfassen.

Wenn die untersuchten Lymphknoten tumorfrei sind, aber die Zahl der üblicherweise untersuchten Lymphknoten nicht erreicht wird, soll pN0 klassifiziert werden und in Klammern die Zahl der untersuchten Lymphknoten hinzugefügt werden.

Stadien – Ampulla Vateri

Stadium 0	Tis	N0	M0
Stadium IA	T1a	N0	M0
Stadium IB	T1b, T2	N0	M0
Stadium IIA	T3a	N0	M0
Stadium IIB	T3b	N0	M0
Stadium IIIA	T1a, T1b, T2, T3	N1	M0
Stadium IIIB	Jedes T	N2	M0
Stadium IIIB	T4	Jedes N	M0
Stadium IV	Jedes T	Jedes N	M1

Pankreas (ICD-O-4 C25)

Die Definitionen der T-, N- und M-Kategorien entsprechen denen der 8. Auflage des AJCC Cancer Staging Manual (2016).

Regeln zur Klassifikation

Die Klassifikation gilt für Karzinome des exokrinen Pankreas und hochgradige neuroendokrine Karzinome. Gut differenzierte neuroendokrine Pankreaskarzinome werden wie auf Seite 114 gezeigt klassifiziert. Histologische oder zytologische Diagnosesicherung ist erforderlich.

Anatomische Unterbezirke

C25.0 Pankreaskopf[1]
C25.1 Pankreaskörper[2]
C25.2 Pankreasschwanz[3]
C25.3 Pankreasgang

Anmerkungen

[1] Tumoren des Pankreaskopfes sind jene, die rechts vom linken Rand der V. mesenterica superior entstehen. Der Processus uncinatus wird als Teil des Pankreaskopfes betrachtet.
[2] Tumoren des Pankreaskörpers sind jene, die zwischen linkem Rand der V. mesenterica superior und linkem Rand der Aorta entstehen.
[3] Tumoren des Pankreasschwanzes sind jene, welche zwischen linkem Rand der Aorta und Milzhilus entstehen.

Regionäre Lymphknoten

Die regionären Lymphknoten für Tumoren von Pankreaskopf sind die Lymphknoten des Ductus choledochus, der Arteria hepatica communis, der Portalvene sowie die pylorischen, infrapylorischen und subpylorischen, proximale mesenteriale, zöliakale, posteriore und anteriore pankreaticoduodenale und die Lymphknoten entlang der Vena mesenterica superior sowie die Lymphknoten entlang der rechten lateralen Wand der Arteria mesenterica superior.

Die regionären Lymphknoten für Tumoren des Körper und Schwanzes sind die Lymphknoten entlang der Arteria hepatica communis, die zöliakalen, die entlang der Milzarterie und des Milzhilus sowie die retroperitonealen Lymphknoten und die lateralen aortalen Lymphknoten.

cTNM: Klinische Klassifikation

T – Primärtumor

cTX Primärtumor kann nicht beurteilt werden
cT0 Kein Anhalt für Primärtumor
cTis Carcinoma in situ*

cT1 Tumor 2 cm oder weniger in größter Ausdehnung
- cT1a Tumor 0, 5 cm oder weniger in größter Ausdehnung
- cT1b Tumor mehr als 0,5 cm aber nicht mehr als 1 cm in größter Ausdehnung
- cT1c Tumor mehr als 1 cm aber nicht mehr als 2 cm in größter Ausdehnung

cT2 Tumor mehr als 2 cm aber nicht mehr als 4 cm in größter Ausdehnung
cT3 Tumor mehr als 4 cm in größter Ausdehnung
cT4 Tumor infiltriert Truncus coeliacus, A. mesenterica superior und/oder A. hepatica communis

Anmerkung

* Tis schließt auch Läsionen nach der „PanIN-III" Klassifikation ein.

N – Regionäre Lymphknoten

cNX Regionäre Lymphknoten können nicht beurteilt werden
cN0 Keine regionären Lymphknotenmetastasen
cN1 Metastasen in 1 bis 3 regionären Lymphknoten
cN2 Metastasen in 4 oder mehr regionären Lymphknoten

M – Fernmetastasen

cM0 Keine Fernmetastasen
cM1 Fernmetastasen

pTNM: Pathologische Klassifikation

Die pT- und pN-Kategorien entsprechen den T- und N-Kategorien. Für pM siehe Seite 10.

pN0 Regionäre Lymphadenektomie und histologische Untersuchung sollen üblicherweise 12 oder mehr Lymphknoten umfassen.

Wenn die untersuchten Lymphknoten tumorfrei sind, aber die Zahl der üblicherweise untersuchten Lymphknoten nicht erreicht wird, soll pN0 klassifiziert werden und in Klammern die Zahl der untersuchten Lymphknoten hinzugefügt werden.

Stadien – Pankreas

Stadium 0	Tis	N0	M0
Stadium IA	T1	N0	M0
Stadium IB	T2	N0	M0
Stadium IIA	T3	N0	M0
Stadium IIB	T1, T2, T3	N1	M0
Stadium III	T1, T2, T3	N2	M0
	T4	Jedes N	M0
Stadium IV	Jedes T	Jedes N	M1

Prognosefaktoren-Gitter – Pankreas

Prognose-faktoren	Tumor-bezogen	Wirt-bezogen	Umwelt-bezogen[a)]
Essentiell	TNM Ausmaß der arteriellen Invasion (Arteria hepatica communis, Truncus coeliacus, Magenarterie) Resektionsränder	Alter Allgemeinzustand	Entfernung zum nächsten Behandlungszentrum Zugang zu bezahlbaren und adäquaten Gesundheitsleistungen, z. B. bestimmten Untersuchungen und Therapien Sozioökonomischer Status Bildungsgrad
Zusätzlich	Anzahl der Fernmetastasen CA19-9-Wert NTRK-Genfusion BRCA und PALB2 (Keimbahn und somatisch) MMR, BRAF		Expertise in der Behandlung (Chirurgie, Onkologie, Strahlentherapie) Zugang zu Informationen

a) Siehe Seite 16 für eine umfassende Darstellung der umweltbezogenen und sozialen Gesundheitsfaktoren.

Verändert nach: UICC Manual of Clinical Oncology, 9th ed. O'Sullivan B, Brierley J, D'Cruz A, Fey M, Pollock R, Vermorken J, Huang S. John Wiley & Sons. 2015.

Gut differenzierte neuroendokrine Tumoren des Gastrointestinaltraktes

Die Definitionen der T-, N- und M-Kategorien entsprechen denen der 9. Auflage des AJCC Cancer Staging Manual (2024).

Regeln zur Klassifikation

Diese Klassifikation gilt für gut differenzierte neuroendokrine Tumoren (Karzinoide und atypische Karzinoide) des Gastrointestinaltraktes, eingeschlossen das Pankreas.

Neuroendokrine/endokrine Tumoren der Lunge werden analog der Kriterien für Lungenkarzinome klassifiziert. Merkelzellkarzinome der Haut haben eine eigene Klassifikation.

Schlecht differenzierte neuroendokrine Karzinome (einschließlich kleinzellige und großzellige neuroendokrine Karzinome) sind ausgeschlossen und werden nach den Kriterien der Klassifikationen für Karzinome der jeweiligen Lokalisation klassifiziert.

Histopathologisches Grading

Das nachfolgende Gradingschema wurde für gut differenzierte gastrointestinale neuroendokrine Tumoren (Karzinoide) vorgeschlagen:

Grad	Mitosezahl (pro 2 mm^2)[1]	Ki-67-Index (%)[2]
G1	< 2	< 3
G2	2–20	3–20
G3	> 20	> 20

Anmerkungen

[1] 2 mm^2 sind äquivalent zu 10 HPF (high power field), wenigstens 40 Felder (bei 40× Vergrößerung) ausgewertet in der Region höchster Mitosedichte.

[2] MIB1 Antikörper; % von 500–2000 Tumorzellen in der Region höchster Kernanfärbung.

Der Tumorgrad entspricht dem höchsten in einer der beiden Kategorien beobachteten Wert.

Gut differenzierte neuroendokrine Tumoren (G1 und G2) des Magens, Dünndarms, Appendix, Kolon und Rektum

Regionäre Lymphknoten

Die regionären Lymphknoten entsprechen der jeweiligen Klassifikation der entsprechenden Karzinome.

cTNM: Klinische Klassifikation (Magen, C16)

T – Primärtumor

cTX Primärtumor kann nicht beurteilt werden
cT0 Kein Anhalt für Primärtumor

cT1 Tumor auf die Mukosa oder Submukosa beschränkt und 1 cm oder weniger in größter Ausdehnung
cT2 Tumor infiltriert Muscularis propria *oder* misst mehr als 1 cm in der größten Ausdehnung
cT3 Tumor infiltriert Subserosa
cT4 Tumor perforiert viszerales Peritoneum (Serosa) *oder* infiltriert andere Organe/Strukturen

Anmerkung

Für jedes T ist bei multiplen Tumoren (m) hinzuzufügen.

N – Regionäre Lymphknoten

cNX Regionäre Lymphknoten können nicht beurteilt werden
cN0 Keine regionären Lymphknotenmetastasen
cN1 Regionäre Lymphknotenmetastasen

M – Fernmetastasen

cM0 Keine Fernmetastasen
cM1 Fernmetastasen
cM1a Metastase(n) auf Leber beschränkt
cM1b nur extrahepatische Metastase(n)
cM1c Hepatische und extrahepatische Metastasen

pTNM: Pathologische Klassifikation

Die pT- und pN-Kategorien entsprechen den T- und N-Kategorien. Für pM siehe Seite 10.

Stadien – Neuroendokrine Tumoren des Magens

Stadium I	T1	N0	M0
Stadium II	T2, T3	N0	M0
Stadium III	T4	N0	M0
	Jedes T	N1	M0
Stadium IV	Jedes T	Jedes N	M1, M1a, M1b, M1c

cTNM: Klinische Klassifikation (Duodenum/Ampulle, C17.0, C24.1)

T – Primärtumor

cTX Primärtumor kann nicht beurteilt werden
cT0 Kein Anhalt für Primärtumor

cT1 **Duodenum:** Tumor auf die Mukosa oder Submukosa beschränkt und 1 cm oder weniger in größter Ausdehnung
Ampulle: Tumor 1 cm oder weniger in größter Ausdehnung und auf den Oddi-Sphincter begrenzt
cT2 **Duodenum:** Tumor infiltriert Muscularis propria *oder* mehr als 1 cm in größter Ausdehnung
Ampulle: Tumor infiltriert durch den Spincter in die Submucosa oder die Muscularis propria des Duodenum, *oder* mehr als 1 cm in größter Ausdehnung
cT3 Tumor infiltriert das Pankreas oder peripankreatisches Weichgewebe
cT4 Tumor perforiert viszerales Peritoneum (Serosa) *oder* infiltriert andere Organe

Anmerkungen

Für jedes T ist bei multiplen Tumoren (m) hinzuzufügen.

N – Regionäre Lymphknoten

cNX Regionäre Lymphknoten können nicht beurteilt werden
cN0 Keine regionären Lymphknotenmetastasen
cN1 Regionäre Lymphknotenmetastasen

M – Fernmetastasen

cM0 Keine Fernmetastasen
cM1 Fernmetastasen
cM1a Metastase(n) auf Leber beschränkt
cM1b Nur extrahepatische Metastasen
cM1c Hepatische und extrahepatische Metastasen

pTNM: Pathologische Klassifikation

Die pT- und pN-Kategorien entsprechen den T- und N-Kategorien. Für pM siehe Seite 10.

Stadien – Neuroendokrine Tumoren von Duodenum/Ampulle

Stadium I	T1	N0	M0
Stadium II	T2, T3	N0	M0
Stadium III	T4	N0	M0
	Jedes T	N1	M0
Stadium IV	Jedes T	Jedes N	M1, M1a, M1b, M1c

cTNM: Klinische Klassifikation (Jejunum und Ileum, C17.1,2,8,9)

T – Primärtumor

cTX Primärtumor kann nicht beurteilt werden
cT0 Kein Anhalt für Primärtumor

cT1 Tumor infiltriert Lamina propria oder Submukosa, 1 cm oder weniger in größter Ausdehnung
cT2 Tumor infiltriert Muscularis propria oder ist mehr als 1 cm in größter Ausdehnung
cT3 Tumor infiltriert durch die Muscularis propria in die Subserosa ohne Perforation der darüber liegenden Serosa (von Jejunum und Ileum)
cT4 Tumor perforiert viszerales Peritoneum (Serosa) oder infiltriert andere Organe/Nachbarstrukturen

Anmerkungen

Für jedes T ist bei multiplen Tumoren (m) hinzuzufügen.

N – Regionäre Lymphknoten

cNX Regionäre Lymphknoten können nicht beurteilt werden
cN0 Keine regionären Lymphknotenmetastasen
cN1 Metastasen in 11 oder weniger regionären Lymphknoten ohne Lymphknotenkonglomerate im Mesenterium (größer als 2 cm)
cN2 Metastasen in 12 oder mehr regionären Lymphknoten und/oder Lymphknotenkonglomerate im Mesenterium (größer als 2 cm)

M – Fernmetastasen

cM0 Keine Fernmetastasen

cM1 Fernmetastasen
- cM1a Metastase(n) auf Leber beschränkt
- cM1b Nur extrahepatische Metastase(n)
- cM1c Hepatische und extrahepatische Metastasen

pTNM: Pathologische Klassifikation

Die pT- und pN-Kategorien entsprechen den cT- und cN-Kategorien. Für pM siehe Seite 10.

Stadien – Neuroendokrine Tumoren des Jejunum und Ileum

Stadium I	T1	N0	M0
Stadium II	T2, T3	N0	M0
Stadium III	T4	Jedes N	M0
	Jedes T	N1, N2	M0
Stadium IV	Jedes T	Jedes N	M1, M1a, M1b, M1c

cTNM: Klinische Klassifikation (Appendix, C18.1)

T – Primärtumor[1]

cTX Primärtumor kann nicht beurteilt werden
cT0 Kein Anhalt für Primärtumor

cT1 Tumor 2 cm oder weniger in größter Ausdehnung
cT2 Tumor mehr als 2 cm, aber nicht mehr als 4 cm in größter Ausdehnung
cT3 Tumor mehr als 4 cm *oder* mit Ausbreitung in die Subserosa *oder* mit Ausbreitung in die Mesoappendix
cT4 Tumor perforiert Peritoneum *oder* infiltriert Nachbarorgane/ Strukturen (nicht direkte Ausbreitung in die Subserosa), z. B. Bauchwand oder Skelettmuskulatur[2]

Anmerkungen

[1] Schlecht differenzierte neuroendokrine Karzinome, gemischte neuroendokrine-Adenokarzinome und Becherzell-Adenokarzinome (Goblet cell adenocarcinomas) sind von dieser Klassifikation ausgeschlossen und werden analog der Klassifikation für Karzinome klassifiziert.

[2] Ein Tumor, der makroskopisch an anderen Organen oder Strukturen adhärent ist, wird als T4 klassifiziert. Ist bei der histologischen Untersuchung in den Adhäsionen kein Tumorgewebe nachweisbar, soll der Tumor als pT1–3 klassifiziert werden.

N – Regionäre Lymphknoten

cNX Regionäre Lymphknoten können nicht beurteilt werden
cN0 Keine regionären Lymphknotenmetastasen
cN1 Regionäre Lymphknotenmetastasen

M – Fernmetastasen

cM0 Keine Fernmetastasen
cM1 Fernmetastasen
cM1a Metastase(n) auf Leber beschränkt
cM1b Nur extrahepatische Metastase(n)
cM1c Hepatische und extrahepatische Metastasen

pTNM: Pathologische Klassifikation

Die pT- und pN-Kategorien entsprechen den T- und N-Kategorien. Für pM siehe Seite 10.

pN0 Regionäre Lymphadenektomie und histologische Untersuchung sollen üblicherweise 12 oder mehr Lymphknoten umfassen.

Wenn die untersuchten Lymphknoten tumorfrei sind, aber die Zahl der üblicherweise untersuchten Lymphknoten nicht erreicht wird, soll pN0 klassifiziert werden und in Klammern die Zahl der untersuchten Lymphknoten hinzugefügt werden.

Stadien – Neuroendokrine Tumoren der Appendix

Stadium I	T1	N0	M0
Stadium II	T2, T3	N0	M0
Stadium III	T4	N0	M0
	Jedes T	N1	M0
Stadium IV	Jedes T	Jedes N	M1, M1a, M1b, M1c

cTNM: Klinische Klassifikation (Kolon und Rektum, C18-C20 außer C18.1)

T – Primärtumor

cTX Primärtumor kann nicht beurteilt werden
cT0 Kein Anhalt für Primärtumor

cT1 Tumor infiltriert Lamina propria oder Submukosa 2 cm oder weniger in größter Ausdehnung
- cT1a Tumor weniger als 1 cm in größter Ausdehnung
- cT1b Tumor 1 cm bis 2 cm in größter Ausdehnung

cT2 Tumor infiltriert Muscularis propria oder mehr als 2 cm in größter Ausdehnung

cT3 Tumor infiltriert Subserosa oder nicht peritonealisiertes perikolisches/perirektales Bindegewebe

cT4 Tumor perforiert viszerales Peritoneum (Serosa) oder infiltriert andere Organe

Anmerkungen

Für jedes T ist bei multiplen Tumoren (m) hinzuzufügen.

N – Regionäre Lymphknoten

cNX Regionäre Lymphknoten können nicht beurteilt warden
cN0 Keine regionären Lymphknotenmetastasen
cN1 Regionäre Lymphknotenmetastasen

M – Fernmetastasen

cM0 Keine Fernmetastasen

cM1 Fernmetastasen
- cM1a Metastase(n) auf Leber beschränkt
- cM1b Nur extrahepatische Metastase(n)
- cM1c Hepatische und extrahepatische Metastasen

pTNM: Pathologische Klassifikation

Die pT- und pN-Kategorien entsprechen den T- und N-Kategorien. Für pM siehe Seite 10.

Stadien – Neuroendokrine Tumoren von Kolon und Rektum

Stadium I	T1	N0	M0
Stadium IIA	T2	N0	M0
Stadium IIB	T3	N0	M0
Stadium IIIA	T4	N0	M0
Stadium IIIB	Jedes T	N1	M0
Stadium IV	Jedes T	Jedes N	M1, M1a, M1b, M1c

Gut differenzierte neuroendokrine Tumoren des Pankreas (C25) (G1 und G2)

Regeln zur Klassifikation

Diese Klassifikation gilt für gut differenzierte funktionsfähige und nicht-funktionsfähige neuroendokrine Tumoren des Pankreas.

Schlecht differenzierte neuroendokrine Karzinome sind ausgeschlossen und werden nach den Kriterien der Klassifikationen für Karzinome des Pankreas klassifiziert.

Regionäre Lymphknoten

Die regionären Lymphknoten entsprechen der jeweiligen Klassifikation der entsprechenden Karzinome.

cTNM: Klinische Klassifikation (Pankreas, C25)[1]

T – Primärtumor

cTX	Primärtumor kann nicht beurteilt werden
cT0	Kein Anhalt für Primärtumor
cT1	Tumor begrenzt auf das Pankreas[2], weniger als 2 cm in größter Ausdehnung
cT2	Tumor begrenzt auf das Pankreas[2], 2 cm bis 4 cm in größter Ausdehnung
cT3	Tumor begrenzt auf das Pankreas[2], mehr als 4 cm in größter Ausdehnung *oder* Tumor infiltriert Duodenum oder Gallengang
cT4	Tumor infiltriert Nachbarorgane (Magen, Milz, Kolon, Nebenniere) *oder* die Wand großer Gefäße (Truncus coeliacus oder A. mes. sup.)

Anmerkungen

[1] Für jedes T ist bei multiplen Tumoren (m) hinzuzufügen.

[2] schließt Invasion des peripankreatischen Weichgewebes mit ein.

N – Regionäre Lymphknoten

cNX	Regionäre Lymphknoten können nicht beurteilt werden
cN0	Keine regionären Lymphknotenmetastasen
cN1	Regionäre Lymphknotenmetastasen

M – Fernmetastasen

cM0	Keine Fernmetastasen
cM1	Fernmetastasen

cM1a Nur Lebermetastase(n)
cM1b Extrahepatische Metastase(n)
cM1c Hepatische und extrahepatische Metastasen

pTNM: Pathologische Klassifikation

Die pT- und pN-Kategorien entsprechen den T- und N-Kategorien. Für pM siehe Seite 10.

Stadien – Neuroendokrine Tumoren (G1/G2) des Pankreas

Stadium I	T1	N0	M0
Stadium II	T2, T3	N0	M0
Stadium III	T4	N0	M0
	Jedes T	N1	M0
Stadium IV	Jedes T	Jedes N	M1, M1a, M1b, M1c

Literatur

1 Takeda, F.R., Tustumi, F., de Almeida Obregon, C. et al. (2020). Prognostic value of tumor regression grade based on Ryan score in squamous cell carcinoma and adenocarcinoma of esophagus. *Ann Surg Oncol* 27 (4): 1241–1247. doi:https://doi.org/10.1245/s10434-019-07967-8.

2 Sano, T., Coit, C.D., Roviello, F. et al. for the IGCA Staging project. (2017). Proposal of a new stage grouping of gastric cancer for TNM classification: International gastric Cancer Association staging Project. *Gastric Cancer* 20: 217–225.

3 Ryan, R., Gibbons, D., Hyland, J.M. et al. (2005). Pathological response following long-course neoadjuvant chemo-radiotherapy for locally advanced rectal cancer. *Histopathology* 47 (2): 141–146.

4 College of American Pathologists. Protocol for the Examination of Specimens from Patients with Primary Carcinoma of the Colon and Rectum. Version: Colon Rectum 4.0.1.0. https://documents.cap. org/protocols/cp-gilower-colonrectum-17protocol-4010.pdf.

Lungen-, Pleura- und Thymustumoren

Einführende Bemerkungen

Die Klassifikation gilt für Karzinome der Lunge, eingeschlossen kleinzellige und nichtkleinzellige Karzinome sowie bronchopulmonale Karzinoide, für Mesotheliome der Pleura und für Thymustumoren.

Regionäre Lymphknoten

Die regionären Lymphknoten erstrecken sich von der Supraklavikularregion bis zum Zwerchfell (Abb. 1). Die direkte Ausbreitung eines Tumors in Lymphknoten wird als Lymphknotenmetastase klassifiziert.

TNM – *Klassifikation maligner Tumoren*, Neunte Auflage. Herausgegeben von James Brierley, Meredith Giuliani, Brian O'Sullivan, Brian Rous und Elizabeth Van Eycken. Übersetzung herausgegeben von Christian Wittekind.

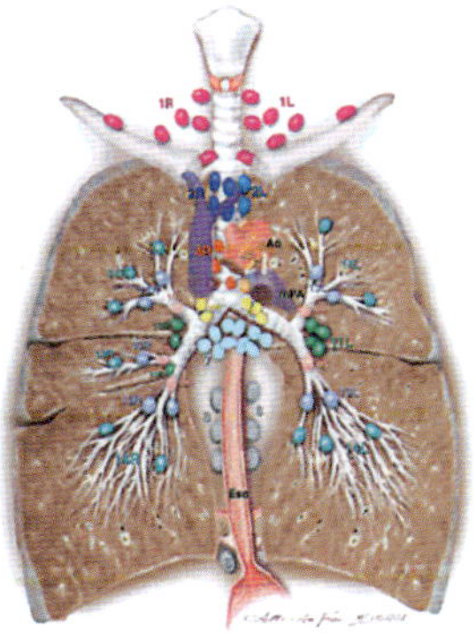

Supraklavikularregion
- 1 Hals, supraklavikulär, Sternalgrube

OBERE MEDIASTINALE LYMPHKNOTEN

Oberer Bereich
- 2R Paratracheal (oben rechts)
- 2L Paratracheal (oben links)
- 3a Prävaskulär
- 3p Retrotracheal
- 4R Paratracheal (unten rechts)
- 4L Paratracheal (unten links)

AORTALE LYMPHKNOTEN

Aortopulmonaler Bereich
- 5 Subaortal
- 6 Paraaortal (aufsteigende Aorta/Zwerchfell)

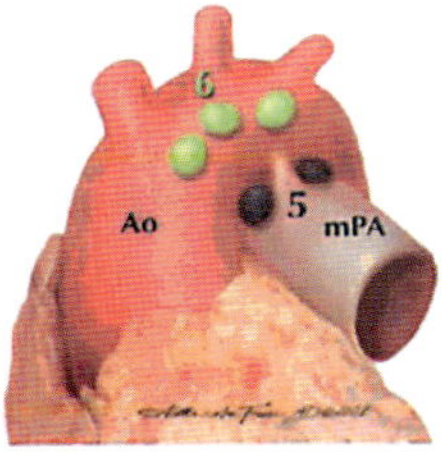

AORTALE LYMPHKNOTEN

Aortopulmonaler Bereich
- 5 Subaortal
- 6 Paraaortal (aufsteigende Aorta/Zwerchfell)

UNTERE MEDIASTINALE LYMPHKNOTEN

Subcarinalbereich
- 7 Subcarinal

Unterer Bereich
- 8 Paraösophageal (unterhalb der Carina)
- 9 Lungenband

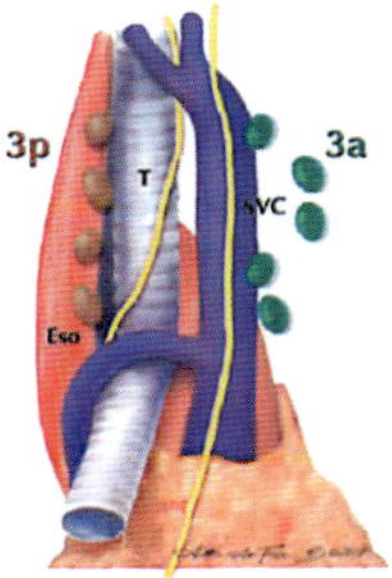

UNTERE MEDIASTINALE LYMPHKNOTEN

Subcarinalbereich
- 7 Subcarinal

Unterer Bereich
- 8 Paraösophageal (unterhalb der Carina)
- 9 Lungenband

N1-LYMPHKNOTEN

Hilärer/Interlobärer Bereich
- 10 Hilär
- 11 Interlobär

Peripherer Bereich
- 12 Lobär
- 13 Segmental
- 14 Subsegmental

Abb. 1 Lymphknotenkarte der International Association for the Study of Lung Cancer (IASLC). Quelle: Rusch et al. [1], mit freundlicher Genehmigung von Elsevier.

Lunge
(ICD-O-4 C34)

Die Definitionen der T-, N- und M-Kategorien entsprechen denen der 9. Auflage des AJCC Cancer Staging Manual (2024).

Regeln zur Klassifikation

Die Klassifikation gilt für Karzinome der Lunge, eingeschlossen kleinzellige und nichtkleinzellige Karzinome sowie bronchopulmonale Karzinoide. Sie gilt nicht für Sarkome oder andere seltene Tumoren.

Veränderungen in dieser 9. Auflage gegenüber der 8. Auflage basieren auf Empfehlungen des Staging-Projektes der International Association for the Study of Lung Cancer (IASLC), siehe nachfolgende Literaturangaben [2–6].

Histologische Diagnosesicherung und Unterteilung der Fälle nach histologischem Typ sind erforderlich.

Anatomische Unterbezirke

1. Hauptbronchus (C34.0)
2. Oberlappen (C34.1)
3. Mittellappen (C34.2)
4. Unterlappen (C34.3)

Regionäre Lymphknoten

Regionäre Lymphknoten sind die intrathorakalen (mediastinalen, hilären, lobären, segmentalen und subsegmentalen), Skalenus- und supraklavikulären Lymphknoten.

cTNM: Klinische Klassifikation

T – Primärtumor

cTX Primärtumor kann nicht beurteilt werden oder Nachweis von malignen Zellen im Sputum oder bei Bronchialspülungen, jedoch Tumor weder radiologisch noch bronchoskopisch sichtbar

cT0 Kein Anhalt für Primärtumor

cTis Carcinoma in situ[1]

cT1 Tumor 3 cm oder weniger in größter Ausdehnung, umgeben von Lungengewebe oder viszeraler Pleura, *oder* Tumor infiltriert einen Lappenbronchus oder peripheren Bronchus[2]

- cT1mi Minimal invasives Adenokarzinom[3]
- cT1a Tumor 1 cm oder weniger in größter Ausdehnung
- cT1b Tumor mehr als 1 cm, aber nicht mehr als 2 cm in größter Ausdehnung[2]
- cT1c Tumor mehr als 2 cm aber nicht mehr als 3 cm in größter Ausdehnung[2]

cT2a Tumor mehr als 3 cm, aber nicht mehr als 4 cm in größter Ausdehnung *oder* Tumor nicht mehr als 4 cm in größter Ausdehnung mit assoziierter Atelektase oder obstruktiver Entzündung bis zum Hilus, entweder Teile der Lungen oder die ganze Lungen einnehmend, oder mit direkter Infiltration wenigstens einer der folgenden Strukturen: Hauptbronchus (unabhängig vom Abstand zur Carina aber ohne Befall der Carina), viszerale Pleura, angrenzender Lungenlappen

cT2b Tumor mehr als 4 cm, aber nicht mehr als 5 cm in größter Ausdehnung

cT3 Tumor mehr als 5 cm, aber nicht mehr als 7 cm in größter Ausdehnung *oder* Tumor nicht mehr als 7 cm in größter Ausdehnung mit direkter Infiltration wenigstens einer der folgenden Strukturen: Pleura parietalis, Brustwand (eingeschlossen Sulcus superior-Tumoren), Nervus phrenicus, parietales Perikard, V. azygos[4], Brustnervenwurzeln (T1, T2), Ganglion stellatum; *oder* separate(r) Tumorknoten im selben Lappen wie der Primärtumor

cT4 Tumor größer als 7 cm *oder* Tumor jeder Größe mit Infiltration wenigstens einer der folgenden Strukturen: Mediastinum, Thymus, Trachea, Carina, N. laryngealis recurrens, N. vagus, Ösophagus, Zwerchfell, Herz, Aorta, obere und untere Hohlvene, intraperikardiale Lungenarterien und Lungenvenen, supra-aortale Arterien, V. brachiocephalica, V. subclavia, A. subclavia, Wirbelkörper, Lamina, Spinalkanal, cervikale Nervenwurzeln, Plexus brachialis oder mit einem oder mehreren vom Primärtumor getrennten Tumorknoten in einem anderen Lappen derselben Seite

Anmerkungen

Zur Bestimmung der klinischen T-Kategorie ist bei nicht-muzinösen Adenokarzinomen mit gemischten Knoten die Ausdehnung der festen Komponente im CT-Lungenfenster (kontinuierliche Schichtdicke von 1,5 mm oder weniger) maßgeblich. Ergibt die pathologische Beurteilung sowohl lepidische als auch invasive Anteile, wird die pathologische T-Kategorie nach der Ausdehnung des invasiven Anteils bestimmt. Für invasive muzinöse Adenokarzinome und andere Tumortypen wird die T-Kategorie nach der radiologisch und pathologisch ermittelten Gesamtausdehnung des Tumors bestimmt.

[1] Tis schließt das Adenokarzinom in situ, Tis(AIS), und das Plattenepithelkarzinom in situ , Tis(SCIS), mit ein.

[2] Ein seltener, sich oberflächlich ausbreitender Tumor jeder Größe mit einer nur auf die Bronchialwand begrenzten Infiltration wird auch dann, wenn er sich weiter proximal ausdehnt, als T1a klassifiziert.

[3] Solitäres Adenokarzinom (nicht mehr als 3 cm in der größten Ausdehnung, mit einem überwiegend lepidischen Wachstumsmuster und nicht mehr als 5 mm Invasion in größter Ausdehnung eines Herdes).

[4] Obwohl diese Strukturen innerhalb des Mediastinums liegen, ist ihre Invasion nicht ausreichend für die Klassifikation als T4.

N – Regionäre Lymphknoten

cNX Regionäre Lymphknoten können nicht beurteilt werden

cN0 Keine regionären Lymphknotenmetastasen

cN1 Metastase(n) in ipsilateralen peribronchialen und/oder ipsilateralen Hilus- oder intrapulmonalen Lymphknoten (einschließlich eines Befalls durch direkte Ausbreitung des Primärtumors)

cN2 Metastase(n) in ipsilateralen mediastinalen und/oder subkarinalen Lymphknotenstationen

- cN2a Metastase(n) in einer Lymphknotenstation
- cN2b Metastase(n) in multiplen Lymphknotenstationen

cN3 Metastase(n) in kontralateralen mediastinalen, kontralateralen Hilus-, ipsi- oder kontralateralen Skalenus- oder supraklavikulären Lymphknoten

M – Fernmetastasen

cM0 Keine Fernmetastasen

cM1 Fernmetastasen

- cM1a Vom Primärtumor getrennte Tumorherde in einem kontralateralen Lungenlappen; Tumor mit Pleura- oder Perikardmetastasen oder malignem Pleura- oder Perikarderguss[1]
- cM1b Eine extrathorakale Metastase in einem Organ oder Organsystem[2]
- cM1c Multiple extrathorakale Metastasen in einem oder multiplen Organen oder Organsystemen
  - cM1c1 Multiple extrathorakale Metastasen in einem Organ oder Organsystem
  - cM1c2 Multiple extrathorakale Metastasen in multiplen Organen oder Organsystemen

Anmerkungen

[1] Die meisten Pleuraergüsse bei Lungenkarzinomen sind durch den Tumor verursacht. Es gibt jedoch einige wenige Patienten, bei denen die mehrfache zytologische Untersuchung des Pleuraergusses negativ und der Erguss weder hämorrhagisch noch exsudativ ist. Wo diese Befunde und die klinische Beurteilung einen tumorbedingten Erguss ausschließen, sollte der Erguss als Kriterium der Klassifikation nicht berücksichtigt und der Patient als cM0 eingestuft werden.

[2] Dies schließt die Beteiligung eines nichtregionären Lymphknotens ein.

pTNM: Pathologische Klassifikation

Die pT- und pN-Kategorien entsprechen den cT- und cN-Kategorien. Für pM siehe Seite 10.

pN0 Regionäre Lymphadenektomie und histologische Untersuchung sollen üblicherweise 6 oder mehr Lymphknotenstationen umfassen. 3 dieser Stationen sollten mediastinal sein und subkarinale Lymphknoten einschließen und 3 von N1-Lymphknotenstationen stammen. Eine Bezeichnung der entnommenen Lymphknoten entsprechend der IASLC-Darstellung und -Tabelle [1] ist wünschenswert.

Wenn die untersuchten Lymphknoten tumorfrei sind, aber die Zahl der üblicherweise untersuchten Lymphknotenstationen nicht erreicht wird, soll pN0 klassifiziert werden und in Klammern die Zahl der untersuchten Lymphknoten hinzugefügt werden.

Stadien – Lungenkarzinom

Okkultes Karzinom	TX	N0	M0
Stadium 0	Tis	N0	M0
Stadium IA1	T1mi	N0	M0
	T1a	N0	M0
Stadium IA2	T1b	N0	M0
Stadium IA3	T1c	N0	M0
Stadium IB	T2a	N0	M0
Stadium IIA	T2b	N0	M0
	T1	N1	M0
Stadium IIB	T1	N2a	M0
	T2	N1	M0
	T3	N0	M0
Stadium IIIA	T1	N2b	M0
	T2	N2a	M0
	T3	N1, N2a	M0
	T4	N0, N1	M0
Stadium IIIB	T1	N3	M0
	T2	N2b, N3	M0
	T3	N2b	M0
	T4	N2a, N2b	M0
Stadium IIIC	T3, T4	N3	M0
Stadium IVA	Jedes T	Jedes N	M1a, M1b
Stadium IVB	Jedes T	Jedes N	M1c1, M1c2

Prognosefaktoren-Gitter –NSCLC

Prognose-faktoren	Tumor-bezogen	Wirt-bezogen	Umwelt-bezogen[a]
Essentiell	TNM Anzahl der Metastasenlokalisationen Hirnmetastasen Pleurale und lymphovaskuläre Infiltration R-Status EGFR, ALK-Genexpression	Allgemeinzustand Komorbiditäten Tabakkonsum	Entfernung zum nächsten Behandlungszentrum Zugang zu speziellen Untersuchungen und Behandlungen Sozioökonomischer Status
Zusätzlich	Tumorgrad aerogene Tumoraussaat (STAS) PDL1, KRAS	Geschlecht	Expertise in der Behandlung (Chirurgie, Strahlentherapie) Zugang zu Informationen Ehestand postoperativer R-Status

[a] Siehe Seite 16 für eine umfassende Darstellung der umweltbezogenen und sozialen Gesundheitsfaktoren.

Verändert nach: UICC Manual of Clinical Oncology, 9th ed. O'Sullivan B, Brierley J, D'Cruz A, Fey M, Pollock R, Vermorken J, Huang S. John Wiley & Sons. 2015.

Prognosefaktoren-Gitter – SCLC

Prognose-faktoren	Tumor-bezogen	Wirt-bezogen	Umwelt-bezogen[a)]
Essentiell	TNM Lokalisation der Fernmetastasen (Hirn)	Allgemeinzustand Alter Geschlecht Komorbiditäten	Entfernung zum nächsten Behandlungszentrum Zugang zu speziellen Untersuchungen und Behandlungen Sozioökonomischer Status
Zusätzlich	LDH Alkalische Phosphatase Paraneoplastisches Syndrom Metastasenlokalisation (Hirn versus Leber) Anzahl der Metastasenlokalisationen		Expertise in der Behandlung (Chirurgie, Strahlentherapie) Zugang zu Informationen postoperativer R-Status

[a)] Siehe Seite 16 für eine umfassende Darstellung der umweltbezogenen und sozialen Gesundheitsfaktoren.

Verändert nach: UICC Manual of Clinical Oncology, 9th ed. O'Sullivan B, Brierley J, D'Cruz A, Fey M, Pollock R, Vermorken J, Huang S. John Wiley & Sons. 2015.

Pleuramesotheliom (ICD-O-4 C38.4)

Die Definitionen der T-, N- und M-Kategorien entsprechen denen der 9. Auflage des AJCC Cancer Staging Manual (2024).

Regeln zur Klassifikation

Die Klassifikation gilt nur für Mesotheliome der Pleura. Histologische Diagnosesicherung ist erforderlich.

Veränderungen in dieser 9. Auflage gegenüber der 8. Auflage basieren auf Empfehlungen des Staging-Projektes der International Association for the Study of Lung Cancer (IASLC), siehe nachfolgende Literaturangaben [7–10].

Regionäre Lymphknoten

Regionäre Lymphknoten sind die intrathorakalen, diejenigen entlang den Aa. mammariae internae, die Skalenus- und supraklavikulären Lymphknoten.

cTNM: Klinische Klassifikation

T – Primärtumor

cTX Primärtumor kann nicht beurteilt werden

cT0 Kein Anhalt für Primärtumor

cT1 Tumor befällt ipsilaterale parietale Pleura, ohne Beteiligung der Lungenfissur: Psum ≤ 12 mm* und Fmax ≤ 5 mm**

cT2 Tumor befällt die ipsilaterale Pleura (Psum ≤ 12 mm*) mit wenigstens einem der folgenden Merkmale:

- Lungenfissur – Fmax > 5 mm
- Infiltration von mediastinalem Fettgewebe
- Einzelner Tumorherd mit Infiltration des Weichgewebes der Thoraxwand

oder

- Tumor befällt die ipsilaterale Pleura (Psum größer als 12 mm und nicht größer als 30 mm*) mit oder ohne folgende Merkmale:Lungenfissur – Fmax > 5 mm
- Infiltration von mediastinalem Fettgewebe
- Einzelner Tumorherd mit Infiltration des Weichgewebes der Thoraxwand

cT3 Tumor befällt die ipsilaterale Pleura (Psum > 30 mm) mit oder ohne folgende Merkmale:
- Lungenfissur – Fmax > 5 mm
- Infiltration von mediastinalem Fettgewebe
- Einzelner Tumorherd mit Infiltration des Weichgewebes der Thoraxwand

cT4 Tumor mit wenigstens einem der folgenden Merkmale:
- Diffuse Infiltration des Weichgewebes der Thoraxwand
- Thoraxwand mit begleitender Arrosion der Rippe(n)
- Mediastinale Organe (Ösophagus, Trachea, Herz, große Gefäße, Wirbelsäule)
- Direkte Ausbreitung durch das Zwerchfell oder Perikard
- Direkte Ausbreitung in die kontralaterale Pleura
- maligner Perikarderguss

Anmerkungen

*Durch CT bestimmt. Psum = Summe der maximalen Pleuradicke. Messungen werden auf Axialbildern im rechten Winkel zur Brustwand oder zum Mediastinum im Bereich der vermuteten maximalen Pleuradicke durchgeführt, jeweils für ein Drittel der Brustkorbhälfte (pmax 1, 2, 3) und zur Gesamtpleuradicke summiert: Psum = pmax1 + pmax2 + pmax3

** Durch CT bestimmt. Fmax = maximale Breite der Lungenfissur; siehe Abb. 2.

N – Regionäre Lymphknoten

cNX Regionäre Lymphknoten können nicht beurteilt werden

cN0 Keine regionären Lymphknotenmetastasen

cN1 Metastase(n) in ipsilateralen intrathorakale Lymphknoten (eingeschlossen ipsilaterale bronchopulmonale, hiläre, subkarinale, paratracheale, aortopulmonale, paraösophageale, peridiaphragmatische, perikardiale Weichgewebe, interkostale und Lymphknoten entlang den Aa. mammariae internae)

cN2 Metastase(n) in kontralateralen intrathorakalen Lymphknoten oder Metastasen in ipsi- oder kontralateralen supraklavikulären Lymphknoten

M – Fernmetastasen

cM0 Keine Fernmetastasen

cM1 Fernmetastasen

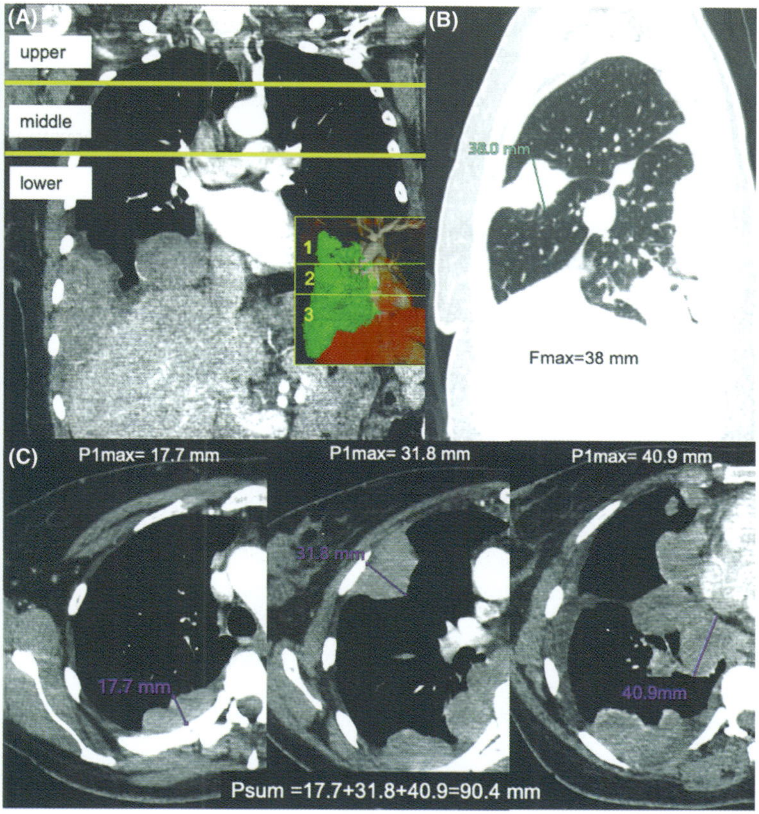

Abb. 2 (a) Coronale und sagittale Bilder von Patienten mit Mesotheliomen der Pleura. Gezeigt ist die Unterteilung des Brustkorbs in drei ähnlich große Bereiche, indem auf der Höhe des Aortenbogens sowie an der Oberseite des linken Vorhofs jeweils imaginäre Linien gezogen werden, welche das untere, mittlere und obere Drittel des Brustkorbs definieren. Die maximale Pleuradicke für alle drei Bereiche (pmax1, pmax2, pmax3) kann nun ausgemessen und aufsummiert werden (Psum = pmax1 + pmax2 + pmax3). (b) Sagittales Bild eines Tumors mit Infiltration der Lungenfissur; die maximale Fissurbreite wird mit Fmax = 38 mm bestimmt. (c) Axialbilder zur Bestimmung der maximalen Pleuradicke in allen drei Bereichen des Brustkorbs: P1max = 17,7 mm, p2max = 31,8 mm, p3max = 40,9 mm; Psum = 17,7 + 31,8 + 40,9 = 90,4 mm. Quelle: Gill et al. [8], mit freundlicher Genehmigung von Elsevier.

pTNM: Pathologische Klassifikation

pT – Primärtumor

pT1 Tumor befällt ipsilaterale parietale Pleura, ohne Beteiligung der Lungenfissur

pT2 Tumor befällt die ipsilaterale Pleura mit wenigstens einem der folgenden Merkmale:
- Infiltration der Lungenfissur
- Infiltration des ipsilateralen Lungenparenchyms
- nicht-transmurale Infiltration des Zwerchfells

pT3 Tumor befällt die ipsilaterale Pleura mit oder ohne Infiltration der Lungenfissur und mit Infiltration mindestens einer der folgenden Strukturen:
- mediastinales Fettgewebe
- äußere Perikardfläche
- Endothorakalfaszie
- Einzelner Tumorherd mit Infiltration des Weichgewebes der Thoraxwand

pT4 Tumor mit wenigstens einem der folgenden Merkmale:
- Diffuse Infiltration des Weichgewebes der Thoraxwand
- Thoraxwand mit begleitender Arrosion der Rippe(n)
- Mediastinale Organe (Ösophagus, Trachea, Herz, große Gefäße, Wirbelsäule)
- Direkte Ausbreitung durch das Zwerchfell oder Perikard
- Direkte Ausbreitung in die kontralaterale Pleura
- maligner Perikarderguss

pTNM: Pathologische Klassifikation

Die pN-Kategorien entsprechen den cN-Kategorien. Für pM siehe Seite 10.

Stadien – Pleuramesotheliom

Stadium I	T1	N0	M0
Stadium II	T1	N1	M0
	T2	N0	M0
Stadium IIIA	T1	N2	M0
	T2	N1, N2	M0
	T3	Jedes N	M0
Stadium IIIB	T4	Jedes N	M0
Stadium IV	Jedes T	Jedes N	M1

Thymustumoren (ICD-O-4 C37.9)

Die Definitionen der T-, N- und M-Kategorien entsprechen denen der 9. Auflage des AJCC Cancer Staging Manual (2024).

Regeln zur Klassifikation

Die Klassifikation gilt für epitheliale Tumoren des Thymus, eingeschlossen Thymome, Thmuskarzinome und neuroendokrine Tumoren des Thymus. Sie ist nicht anwendbar für Sarkome, maligne Lymphome und andere seltene Tumoren.

Veränderungen in dieser 9. Auflage gegenüber der 8. Auflage basieren auf Empfehlungen des Staging-Projektes der International Association for the Study of Lung Cancer (IASLC), siehe nachfolgende Literaturangaben [11–13].

Histologische Diagnosesicherung und Unterteilung der Fälle nach histologischem Typ ist erforderlich.

Regionäre Lymphknoten

Regionäre Lymphknoten sind die anterioren (perithymischen) Lymphknoten, die tiefen intrathorakalen und zervikalen Lymphknoten.

cTNM: Klinische Klassifikation

T – Primärtumor

cTX Primärtumor kann nicht beurteilt werden

cT0 Kein Anhalt für Primärtumor

cT1 Tumor begrenzt auf Thymus, mit oder ohne Kapselung, *oder* Tumor mit Ausbreitung in die mediastinale Pleura aber ohne Beteiligung weiterer mediastinaler Strukturen

- cT1a Keine Beteiligung der mediastinalen Pleura
- cT1b Direkte Invasion der mediastinalen Pleura

cT2 Tumor mit direkter Beteiligung des Perikard (partielle oder vollständige Dicke), der Lunge oder des Nervus phrenicus

cT3 Tumor mit direkter Invasion einer der genannten Strukturen: Vena brachiocephalica, Vena cava superior, Brustwand, oder extraperikardiale Pulmonalarterie(n) oder Pulmonalvene(n) cT4 Tumor mit direkter Invasion einer der genannten Strukturen: Aorta (A. ascendens, Aortenbogen, A. descendens), Bogengefäße, intraperikardiale Pulmonalarterie, Myokard, Trachea oder Ösophagus

N – Regionäre Lymphknoten

cNX Regionäre Lymphknoten können nicht beurteilt werden
cN0 Keine regionären Lymphknotenmetastasen
cN1 Metastase(n) in anterioren (perithymischen) Lymphknoten
cN2 Metastase(n) in tiefen intrathorakalen oder zervikalen Lymphknoten, einschließlich der paratrachealen, subcarinalen, aortopulmonalen, jugulären, supraklavikulären sowie der Hiluslymphknoten

M – Fernmetastasen

cM0 Keine Fernmetastasen
cM1 Fernmetastasen
 cM1a Separate Pleura- oder Perikardmetastasen
 cM1b Fernmetastasen oder Rundherd(e) im Lungenparenchym

pTNM: Pathologische Klassifikation

Die pT- und pN-Kategorien entsprechen den cT- und cN-Kategorien. Für pM siehe Seite 10.

Stadien – Thymustumoren

Stadium I	T1a, T1b	N0	M0
Stadium II	T2	N0	M0
Stadium IIIA	T3	N0	M0
Stadium IIIB	T4	N0	M0
Stadium IVA	Jedes T	N1	M0
	Jedes T	N0, N1	M1a
Stadium IVB	Jedes T	N2	M0, M1a
	Jedes T	Jedes N	M1b

Literatur

1 Rusch, V., Asamura, H., Watanabe, H. et al. (2009). The IASLC lung cancer staging project: a proposal for a new international lymph node map in the forthcoming seventh edition of the TNM classification for lung cancer. *J Thorac Oncol* 4 (5): 568–577.

2 Van Schil, P.E., Asamura, H., Nishimura, K.K. et al. (2024). The International Association for the Study of Lung Cancer lung cancer staging project: proposals for the revisions of the T-descriptors in the forthcoming ninth edition of the TNM classification for lung cancer. *J Thorac Oncol* 19 (5): 749–765.
3 Huang, J., Osarogiagbon, R.U., Giroux, D.J. et al. (2024). The International Association for the Study of Lung Cancer staging project for lung cancer: proposals for the revision of the N descriptors in the forthcoming ninth edition of the TNM classification for lung cancer. *J Thorac Oncol* 19 (5): 766–785.
4 Fong, K.M., Rosenthal, A., Giroux, D.J. et al. The International Association for the Study of Lung Cancer staging project for lung cancer: proposals for the revision of the M descriptors in the forthcoming ninth edition of the TNM classification for lung cancer. *J Thorac Oncol* 2024; 19(5): 786–802.
5 Rami-Porta, R., Nishimura, K.K., Giroux, D.J. et al. (2024). The International Association for the Study of Lung Cancer lung cancer staging project: proposals for revision of the TNM stage groups in the forthcoming (ninth) edition of the TNM classification for lung cancer. *J Thorac Oncol* 19 (7): 1007–1027.
6 Travis, W.D., Eisele, M., Nishimura K.K. et al. (2024). The International Association for the Study of Lung Cancer (IASLC) staging project for lung cancer: recommendation to introduce spread through air spaces as a histologic descriptor in the ninth edition of the TNM classification of lung cancer. Analysis of 4061 pathologic stage I NSCLC. *J Thorac Oncol* 19 (7): 1028–1051.
7 Wolf, A.S., Eisele M., Giroux D.J. et al. (2024). The International Association for the Study of Lung Cancer pleural mesothelioma staging project: expanded database to inform revisions in the ninth edition of the TNM classification of pleural mesothelioma. *J Thorac Oncol* 19 (8): 1242–1252.
8 Gill, R.R., Nowak, A.K., Giroux, D.J. et al. (2024). The International Association for the Study of Lung Cancer mesothelioma staging project: proposals for revisions of the “T” descriptors in the forthcoming ninth edition of the TNM classification for pleural mesothelioma. *J Thorac Oncol* 19: 1310–1325.
9 Bille, A., Ripley, R.T., Giroux, D.J. et al. (2024). The International Association for the Study of Lung Cancer mesothelioma staging project: proposals for the “N” descriptors in the forthcoming ninth edition of the TNM classification for pleural mesothelioma. *J Thorac Oncol* 19 (5): 766–785.
10 Nowak, A.K., Giroux, D.J., Eisele M. et al. (2024). The International Association for the Study of Lung Cancer pleural mesothelioma staging project: proposal for revision of the TNM stage groupings in the forthcoming (Ninth) edition of the TNM classification for pleural mesothelioma. *J Thorac Oncol* 19: 1339–1351.
11 Okumura, M., Marino, M., Cilento, V. et al. (2023). The International Association for the Study of Lung Cancer thymic epithelial tumor staging

project: proposal for the T component for the forthcoming (ninth) edition of the TNM classification of malignant tumors. *J Thorac Oncol* 18 (12): 1638–1654.

12 Fang, W., Girard, N., Cilento, V. et al. (2024). The International Association for the Study of Lung Cancer thymic epithelial tumors staging project: proposals for the N and the M components for the forthcoming (ninth) edition of the TNM classification of malignant tumors. *J Thorac Oncol* 19 (1): 52–70.

13 Ruffini, E., Huang, J., Cilento, V. et al. (2023). The International Association for the Study of Lung Cancer thymic epithelial tumors staging project: proposal for a stage classification for the forthcoming (ninth) edition of the TNM classification of malignant tumors. *J Thorac Oncol* 18 (12): 1655–1671.

Knochen- und Weichteiltumoren

Einführende Bemerkungen

Folgende anatomische Bezirke werden klassifiziert:

- Knochen
- Weichteile
- Gastrointestinale Stromatumoren

G: Histopathologisches Grading

Das Grading von Knochen- und Weichteilsarkomen basiert auf einem dreistufigem Gradingsystem. In diesem am häufigsten verwendeten dreistufigen Gradingsystem ntspricht der Grad 1 „niedriggradig" und Grad 2 und 3 „hochgradig".

TNM – Klassifikation maligner Tumoren, Neunte Auflage. Herausgegeben von James Brierley, Meredith Giuliani, Brian O'Sullivan, Brian Rous und Elizabeth Van Eycken. Übersetzung herausgegeben von Christian Wittekind. Veröffentlicht 2026 von Wiley-VCH GmbH.

Knochen (ICD-O-4 C40, 41)

Die Definitionen der T-, N- und M-Kategorien entsprechen denen der 8. Auflage des AJCC Cancer Staging Manual (2016).

Regeln zur Klassifikation

Die Klassifikation gilt für alle primären malignen Knochentumoren mit Ausnahme der Lymphome, der Plasmazell-/multiplen Myelome, der Oberflächen-/juxtakortikalen Osteosarkome und der juxtakortikalen Chondrosarkome. Histologische Diagnosesicherung und Unterteilung der Fälle nach histologischem Typ und Grad sind erforderlich.

Regionäre Lymphknoten

Regionär sind diejenigen Lymphknoten, die der Lage des Primärtumors entsprechen. Regionäre Lymphknotenmetastasen sind selten. Fälle, bei denen der Nodalstatus weder klinisch noch pathologisch bestimmt wird, können als N0 anstelle von NX oder pNX betrachtet werden.

cTNM: Klinische Klassifikation

T – Primärtumor

cTX Primärtumor kann nicht beurteilt werden
cT0 Kein Anhalt für Primärtumor

Extremitätenskelett, Rumpf, Schädelbasis und Gesichtsknochen

cT1 Tumor 8 cm oder weniger in größter Ausdehnung
cT2 Tumor mehr als 8 cm in größter Ausdehnung
cT3 Diskontinuierliche Ausbreitung im primär befallenen Knochen

Wirbelsäule

cT1 Tumor begrenzt auf ein einzelnes Wirbelsegment oder zwei benachbarte Wirbelsegmente
cT2 Tumor begrenzt auf drei benachbarte Wirbelsegmente
cT3 Tumor begrenzt auf vier benachbarte Wirbelsegmente

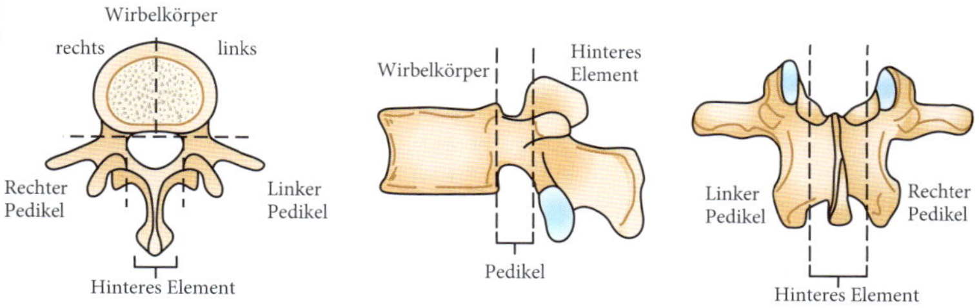

Abb. 1 Die fünf Wirbelsäulensegmente sind: rechter Pedikel, rechter Wirbelkörper, linker Wirbelkörper, linker Pedikel, hinteres Element. Verändert nach: AJCC Cancer Staging Manual, 2017 © Springer Nature.

cT4a Tumor infiltriert den Wirbelkanal

cT4b Tumor infiltriert die großen Gefäße oder Tumorthrombose innerhalb der großen Gefäße

Becken

cT1a Tumor 8 cm oder weniger in größter Ausdehnung und begrenzt auf ein einzelnes Segment des Beckens, ohne extraossäre Ausbreitung

cT1b Tumor mehr als 8 cm in größter Ausdehnung und begrenzt auf ein einzelnes Segment des Beckens, ohne extraossäre Ausbreitung

cT2a Tumor 8 cm oder weniger in größter Ausdehnung und begrenzt auf ein einzelnes Segment des Beckens mit extraossärer Ausbreitung oder zwei benachbarte Segmente des Beckens ohne extraossäre Ausbreitung

cT2b Tumor mehr als 8 cm in größter Ausdehnung und begrenzt auf ein einzelnes Segment des Beckens mit extraossärer Ausbreitung oder zwei benachbarte Segmente des Beckens ohne extraossäre Ausbreitung

cT3a Tumor 8 cm oder weniger in größter Ausdehnung und begrenzt auf zwei Segmente des Beckens mit extraossärer Ausbreitung

cT3b Tumor mehr als 8 cm in größter Ausdehnung und begrenzt auf zwei Segmente des Beckens mit extraossärer Ausbreitung

cT4a Tumor mit Beteiligung von drei Segmenten des Beckens oder Überkreuzung des Saco-Iliakal-Gelenks in das sakrale Neuroforamen

cT4b Tumor umschließt die äußeren Iliakalgefäße oder makroskopisch nachweisbare Tumorthrombose in großen Beckengefäßen

Anmerkung

Die vier Beckensegmente sind: Os sacrum, Beckenschaufel, Acetabulum/Periacetabulum und Beckenäste, Symphyse und Schambein; siehe Abb. 2.

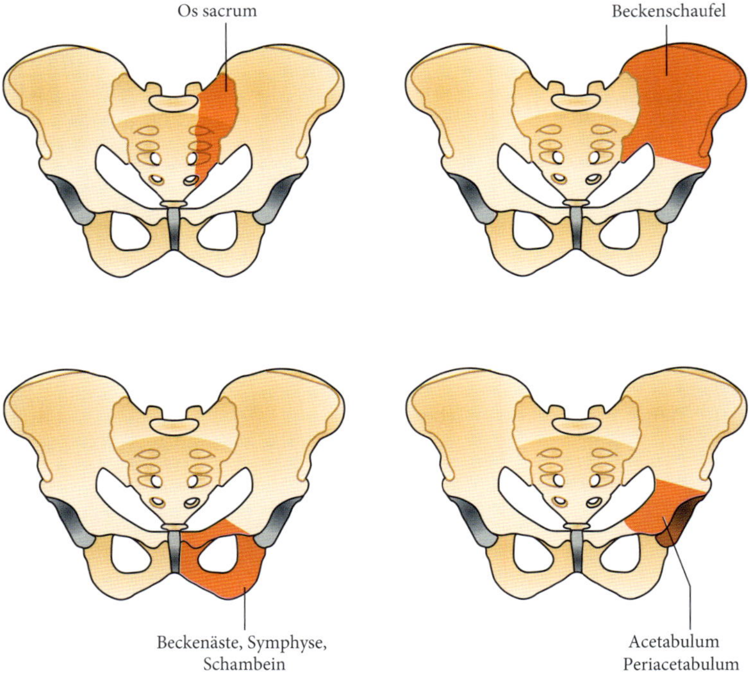

Abb. 2 Die vier Beckensegmente sind: Os sacrum; Beckenschaufel; Beckenäste, Symphyse und Schambein; Acetabulum/Periacetabulum. Verändert nach: AJCC Cancer Staging Manual, 2017 © Springer Nature.

N – Regionäre Lymphknoten

cNX	Regionäre Lymphknoten können nicht beurteilt werden
cN0	Keine regionären Lymphknotenmetastasen
cN1	Regionäre Lymphknotenmetastasen

M – Fernmetastasen

cM0	Keine Fernmetastasen
cM1	Fernmetastasen
	M1a Lunge(n)
	M1b Andere Fernmetastasen

pTNM: Pathologische Klassifikation

Die pT- und pN-Kategorien entsprechen den cT- und cN-Kategorien. Für pM siehe Seite 10.

G: Histopathologisches Grading

Übersetzungstabelle für drei- oder vierstufige Gradingsysteme in zweistufige Gradingsysteme (niedriggradig vs. hochgradig)

TNM Zweistufiges Grading-system	Dreistufiges Grading-system	Vierstufiges Grading-system
Niedriggradig	Grad 1	Grad 1
		Grad 2
Hochgradig	Grad 2	Grad 3
	Grad 3	Grad 4

Anmerkung

Das Ewing-Sarkom des Knochens wird stets als G4 (high grade) klassifiziert.

Prognostische Gruppeneinteilung – Extremitätenskelett, Rumpf, Schädelbasis, Gesichtsknochen

Stadium IA	T1	N0	M0	G1, GX	Niedriggradig
Stadium IB	T2, T3	N0	M0	G1, GX	Niedriggradig
Stadium IIA	T1	N0	M0	G2, G3	Hochgradig
Stadium IIB	T2	N0	M0	G2, G3	Hochgradig
Stadium III	T3	N0	M0	G2, G3	Hochgradig
Stadium IVA	Jedes T	N0	M1a	Jeder	
Stadium IVB	Jedes T	N1	Jedes M	Jeder	
	Jedes T	Jedes N	M1b	Jeder	

Anmerkung

Es existiert keine prognostische Gruppeneinteilung für Knochensarkome der Wirbelsäule oder des Beckens.

Weichteile (ICD-O-4 C15-C26, C34-C37, C38.1-3, C47-C49, C51-C53, C58, C60-C68)

Die Definitionen der T-, N- und M-Kategorien entsprechen denen der 8. Auflage des AJCC Cancer Staging Manual (2016).

Regeln zur Klassifikation

Die Klassifikation gilt für alle malignen mesenchymalen Tumoren mit Metastasierungspotenzial einschließlich Sarkome und Neubildungen mit unbekanntem Verhalten. Histologische Diagnosesicherung und Unterteilung der Fälle nach histologischem Typ und Grad sind erforderlich.

Anatomische Bezirke und Unterbezirke

1. Bindegewebe, subkutanes und andere Weichgewebe (C49), periphere Nerven (C47)
2. Retroperitoneum (C48.0)
3. Mediastinum: vorderes (C38.1), hinteres (C38.2), o. n. A. (C38.3)

Histologische Tumortypen

Die folgenden histologischen Tumortypen werden nicht in diese Klassifikation einbezogen:

- Kaposi-Sarkom
- Dermatofibrosarcoma (protuberans),
- Fibromatosen (Desmoid-Tumor)
- Sarkome mit Ursprung in der Dura mater und im Gehirn.
- Nicht einbezogen wird das Angiosarkom, ein aggressiver Tumor, weil sein Verlauf schwer abschätzbar und somit nicht kompatibel mit der Klassifikation ist.

Pädiatrische Tumoren werden auf Seite 282 behandelt.

Anmerkung

Ein maligner Phyllodes-Tumor wird wie die Weichteilsarkome der Extremitäten und des oberflächlichen Stamms klassifiziert.

Regionäre Lymphknoten

Regionär sind diejenigen Lymphknoten, die der Lage des Primärtumors entsprechen. Regionäre Lymphknotenmetastasen sind selten. Fälle, bei denen der Nodalstatus weder klinisch noch pathologisch bestimmt wird, können als cN0 anstelle von cNX oder pNX klassifiziert werden.

cTNM: Klinische Klassifikation

T – Primärtumor

cTX Primärtumor kann nicht beurteilt werden
cT0 Kein Anhalt für Primärtumor

Extremitäten und oberflächlicher Stamm

cT1 Tumor 5 cm oder weniger in größter Ausdehnung
cT2 Tumor mehr als 5 cm aber nicht mehr als 10 cm in größter Ausdehnung
cT3 Tumor mehr als 10 cm aber nicht mehr als 15 cm in größter Ausdehnung
cT4 Tumor mehr als 15 cm in größter Ausdehnung

Retroperitoneum

cT1 Tumor 5 cm oder weniger in größter Ausdehnung
cT2 Tumor mehr als 5 cm aber nicht mehr als 10 cm in größter Ausdehnung
cT3 Tumor mehr als 10 cm aber nicht mehr als 15 cm in größter Ausdehnung
cT4 Tumor mehr als 15 cm in größter Ausdehnung

Kopf-Hals-Bereich

cT1 Tumor 2 cm oder weniger in größter Ausdehnung
cT2 Tumor mehr als 2 cm aber nicht mehr als 4 cm in größter Ausdehnung
cT3 Tumor mehr als 4 cm in größter Ausdehnung
cT4a Tumor infiltriert die Orbita, Schädelbasis oder Dura, zentrale Eingeweide, Gesichtsknochen oder Musculi pterogoidei
cT4b Tumor infiltriert Gehirn, prävertebrale Muskulatur, umschließt die A. carotis oder Beteiligung des ZNS durch eine perineurale Ausbreitung

Eingeweide des Thorax und Abdomens

cT1 Tumor begrenzt auf ein Organ
cT2a Tumor infiltriert Serosa des viszeralen Peritoneums (kein Durchbruch)

cT2b Tumor mit mikroskopischer Ausbreitung jenseits der Serosa
cT3 Tumor infiltriert ein zusätzliches Organ oder makroskopische Ausbreitung jenseits der Serosa
cT4a Multifokaler Tumor mit Beteiligung von mehr als zwei Lokalisationen in einem Organ
cT4b Multifokaler Tumor mit Beteiligung von mehr als zwei aber nicht mehr als fünf Bezirken
cT4c Multifokaler Tumor mit Beteiligung von mehr als fünf Bezirken

N – Regionäre Lymphknoten

cNX Regionäre Lymphknoten können nicht beurteilt werden
cN0 Keine regionären Lymphknotenmetastasen
cN1 Regionäre Lymphknotenmetastasen

M – Fernmetastasen

cM0 Keine Fernmetastasen
cM1 Fernmetastasen

pTNM: Pathologische Klassifikation

Die pT- und pN-Kategorien entsprechen den cT- und cN-Kategorien. Für pM siehe Seite 10.

Prognostische Gruppeneinteilung – Extremitäten und oberflächlicher Stamm, Retroperitoneum

Stadium IA	T1	N0	M0	G1	Niedriggradig
Stadium IB	T2, T3, T4	N0	M0	G1, G2	Niedriggradig
Stadium II	T1	N0	M0	G2, G3	Hochgradig
Stadium IIIA	T2	N0	M0	G2, G3	Hochgradig
Stadium IIIB	T3, T4	N0	M0	G2, G3	Hochgradig
Stadium IIIB	Jedes T	N1*	M0	Jeder	
Stadium IV	Jedes T	Jedes N	M1	Jeder	

Anmerkung

*AJCC klassifiziert N1 als Stadium IV für Extremitäten und oberflächlichen Stamm.

Stadien – Kopf-Hals-Bereich, Eingeweide des Thorax und Abdomens

Stadien werden derzeit nicht empfohlen.

Gastrointestinaler Stroma Tumor (GIST) (ICD-O-4 C15-20, C48.1-2)

Die Definitionen der T-, N- und M-Kategorien entsprechen denen der 8. Auflage des AJCC Cancer Staging Manual (2016).

Regeln zur Klassifikation

Die Klassifikation gilt für gastrointestinale Stromatumoren. Histologische Diagnosesicherung ist erforderlich.

Anatomische Bezirke und Unterbezirke

- Ösophagus (C15)
- Magen (C16)
- Dünndarm (C17)
  1. Duodenum (C17.0)
  2. Jejunum (C17.1)
  3. Ileum (C17.2)
- Kolon (C18)
- Rektosigmoidaler Übergang (C19)
- Rektum (C20)
- Omentum (C48.1)
- Mesenterium (C48.1)

Regionäre Lymphknoten

Die regionären Lymphknoten entsprechen der jeweiligen Lokalisation des Primärtumors, siehe Lokalisationen des Gastrointestinaltraktes.

cTNM: Klinische Klassifikation

T – Primärtumor

cTX	Primärtumor kann nicht beurteilt werden
cT0	Kein Anhalt für Primärtumor
cT1	Tumor 2 cm oder weniger in größter Ausdehnung
cT2	Tumor mehr als 2 cm, aber nicht mehr als 5 cm in größter Ausdehnung
cT3	Tumor mehr als 5 cm, aber nicht mehr als 10 cm in größter Ausdehnung
cT4	Tumor mehr als 10 cm in größter Ausdehnung

N – Regionäre Lymphknoten

cNX Regionäre Lymphknoten können nicht beurteilt werden*
cN0 Keine regionären Lymphknotenmetastasen
cN1 Regionäre Lymphknotenmetastasen

Anmerkung

* NX: Regionäre Lymphknotenmetastasen sind bei GIST selten. Deswegen können Fälle, bei denen der Lymphknotenstatus weder klinisch noch pathologisch bestimmt wird, als cN0 anstatt cNX oder pNX klassifiziert werden.

M – Fernmetastasen

cM0 Keine Fernmetastasen
cM1 Fernmetastasen

pTNM: Pathologische Klassifikation

Die pT- und pN-Kategorien entsprechen den cT- und cN-Kategorien. Für pM siehe Seite 10.

G: Histopathologisches Grading

Das Grading für GIST basiert auf der Mitoserate.
Niedrige Mitoserate: 5 oder weniger pro 5 mm^2
Hohe Mitoserate: über 5 pro 5 mm^2

Stadien

Die Kriterien für die Stadien des Magen-GIST können auf primäre, solitäre GIST des Omentum angewandt werden. Die Kriterien für die Stadien des Dünndarm-GIST können auf GIST in selteneren Lokalisationen wie Ösophagus, Kolon, Rektum und Mesenterium angewandt werden.

Stadien – GIST des Magens (einschließlich Omentum)

				Mitoserate
Stadium IA	T1, T2	N0	M0	Niedrig
Stadium IB	T3	N0	M0	Niedrig
Stadium II	T1, T2	N0	M0	Hoch
	T4	N0	M0	Niedrig

(Fortsetzung)

				Mitoserate
Stadium IIIA	T3	N0	M0	Hoch
Stadium IIIB	T4	N0	M0	Hoch
Stadium IV	Jedes T	N1	M0	Jede
	Jedes T	Jedes N	M1	Jede

Stadien – GIST des Dünndarms (einschließlich Ösophagus, Kolon, Rektum, Mesenterium)

				Mitoserate
Stadium I	T1, T2	N0	M0	Niedrig
Stadium II	T3	N0	M0	Niedrig
Stadium IIIA	T1	N0	M0	Hoch
	T4	N0	M0	Niedrig
Stadium IIIB	T2, T3, T4	N0	M0	Hoch
Stadium IV	Jedes T	N1	M0	Jede
	Jedes T	Jedes N	M1	Jede

Prognosefaktoren-Gitter – Knochensarkome

Prognose-faktoren	Tumor-bezogen	Wirt-bezogen	Umwelt-bezogen[a)]
Essentiell	TNM Lokalisation Histologischer Typ Invasionstiefe Grad (gut vs. schlecht) Mitoserate Alkalische Phosphatase / Laktatdehydrogenase (LDH) Lokalisation der Fernmetastasen pathologische Fraktur Tumorreaktion auf neoadjuvante Therapie	Alter Allgemeinzu-stand	Entfernung zum nächsten Behandlungszentrum Zugang zu bezahlbaren und adäquaten Gesundheitsleistungen, z. B. bestimmten Untersuchungen und Therapien Sozioökonomischer Status Bildungsgrad Resektionsränder postoperativer R-Status

(Fortsetzung)

(Fortsetzung)

Prognose-faktoren	Tumor-bezogen	Wirt-bezogen	Umwelt-bezogen[a)]
Zusätzlich	EWS-FL11 Fusionstranskript bei Ewing-Sarkomen	TP53-Keimbahnmutation	Expertise in der Behandlung in bestimmten Bereichen (z. B. Chirurgie, Strahlentherapie, etc.) Zugang zu Informationen

[a)] Siehe Seite 16 für eine umfassende Darstellung der umweltbezogenen und sozialen Gesundheitsfaktoren.
Quelle: UICC Manual of Clinical Oncology, 9th ed. O'Sullivan B, Brierley J, D'Cruz A, Fey M, Pollock R, Vermorken J, Huang S. John Wiley & Sons. 2015.

Prognosefaktoren-Gitter – Weichteilsarkome

Prognose-faktoren	Tumor-bezogen	Wirt-bezogen	Umwelt-bezogen[a)]
Essentiell	TNM Lokalisation Histologischer Typ Invasionstiefe Grad (gut vs. schlecht) Mitoserate (GIST) Alkalische Phosphatase / Laktatdehydrogenase (LDH) bei Ewing-Sarkomen	Alter Allgemeinzustand	Entfernung zum nächsten Behandlungszentrum Zugang zu bezahlbaren und adäquaten Gesundheitsleistungen, z. B. bestimmten Untersuchungen und Therapien Sozioökonomischer Status Bildungsgrad Resektionsränder

(Fortsetzung)

Prognose-faktoren	Tumor-bezogen	Wirt-bezogen	Umwelt-bezogen[a]
Zusätzlich	neurovaskuläre Invasion Knocheninvasion c-KIT-Mutationen beim GIST Mutationslokalisation im c-KIT- oder im PDGFRA-Gen bei GIST EWS-FL11 Fusionstranskript bei Ewing-Sarkomen SYT-SXX Fusionstranskript bei synovialen Sarkomen FOXO1-Translokationen bei alveolären Rhabdomyosarkomen Resektionsränder Präsentationszustand (Primärtumor vs. Rezidiv) NTRK-Genfusion TP53-Keimbahnmutation beim Li-Fraumeni-Syndrom	Neufibromatose (NF1) Strahleninduzierte Sarkome Alter TP53-Keimbahnmutation	Expertise in der Behandlung in bestimmten Bereichen (z. B. Chirurgie, Strahlentherapie, etc.) Zugang zu Informationen

[a] Siehe Seite 16 für eine umfassende Darstellung der umweltbezogenen und sozialen Gesundheitsfaktoren.
Quelle: UICC Manual of Clinical Oncology, 9th ed. O'Sullivan B, Brierley J, D'Cruz A, Fey M, Pollock R, Vermorken J, Huang S. John Wiley & Sons. 2015.

Hauttumoren

Einführende Bemerkungen

Die Klassifikation gilt für Karzinome der Haut – außer Vulva (siehe Seite 182), Penis (siehe Seite 212) und Perianalbereich (siehe Seite 94) – sowie für das maligne Melanom der Haut eingeschlossen Augenlid und für Merkelzellkarzinome.

Anatomische Bezirke

Folgende Bezirke werden entsprechend ihren topographischen ICD-O-4 Rubriken unterschieden:

- Lippenhaut (einschließlich Lippenrotgrenze und Lippenkommissur) (C00.0-2, C00.6, C44.0)
- Augenlid (C44.1)
- Haut des äußeren Ohres (C44.2)
- Andere Partien der Gesichtshaut (C44.3)
- Haut von Kopf und Hals (C44.4)
- Haut des Stamms (C44.5)
- Haut von oberer Extremität und Schulter (C44.6)
- Haut von unterer Extremität und Hüfte (C44.7)
- Skrotum (C63.2)

Folgende weitere Bezirke werden für Melanome und Merkelzellkrazinome entsprechend ihren topographischen ICD-O-4 Rubriken unterschieden:

- Haut des Perianalbereichs (C21.3)
- äußere Schamlippen (C51.0)
- innere Schamlippen (C51.1)
- Klitoris (C51.2)
- Vulva, mehrere Teilbereiche überlappend (C51.8)
- Vulva (C51.9)
- Vorhaut (C60.0)
- Glans penis (C60.1)
- Penisschaft (C60.2)
- Penis, mehrere Teilbereiche überlappend (C60.8)
- Penis (C60.9)

TNM – Klassifikation maligner Tumoren, Neunte Auflage. Herausgegeben von James Brierley, Meredith Giuliani, Brian O'Sullivan, Brian Rous und Elizabeth Van Eycken. Übersetzung herausgegeben von Christian Wittekind. Veröffentlicht 2026 von Wiley-VCH GmbH.

Haut

Regionäre Lymphknoten

Die regionären Lymphknoten entsprechen der jeweiligen Lokalisation des Primärtumors.

Für unilaterale Tumoren gilt:

Kopf und Hals:	Ipsilaterale präaurikuläre, submandibuläre, zervikale und supraklavikuläre Lymphknoten
Thorax:	Ipsilaterale axilläre Lymphknoten
Obere Extremität:	Ipsilaterale epitrochleare und axilläre Lymphknoten
Abdomen, Flanken und Gesäß:	Ipsilaterale inguinale Lymphknoten
Untere Extremität:	Ipsilaterale popliteale und inguinale Lymphknoten
Analrand und perianale Haut:	Ipsilaterale inguinale Lymphknoten

Für Primärtumoren in der Grenzzone zwischen den oben angeführten Regionen sind die Lymphknoten, die die Regionen an beiden Seiten der Grenzzone drainieren, als regionär anzusehen.

Die nachstehenden 4 cm breiten Gebiete sind als Grenzzonen zu betrachten.

Zwischen	Entlang
Rechts/links	Mittellinie
Kopf und Hals/Thorax	Klavikula – Akromion – Oberer Schulterblattrand
Thorax/obere Extremität	Schulter – Achselhöhle – Schulter
Thorax/Abdomen, Flanken und Gesäß	Vorn: Mitte zwischen Nabel und Rippenbogen Hinten: untere Grenze der Wirbelsäule (mittlere transversale Achse)
Abdomen, Flanken und Gesäß/untere Extremität	Leiste – Trochanter – Glutealfalte

Jede Metastase in anderen als den aufgeführten regionären Lymphknoten wird als Fernmetastase klassifiziert.

Karzinom der Haut (außer Augenlid, Kopf-Hals-Bereich, Perianalbereich, Vulva und Penis) (ICD-O-4 C44.5–7, C63.2)*

Regeln zur Klassifikation*

Die Klassifikation gilt nur für Karzinome, ausgeschlossen Merkelzellkarzinome. Histologische Diagnosesicherung und Unterteilung der Fälle nach histologischem Typ sind erforderlich.

Anmerkung

*In der TNM-Klassifikation des AJCC sind diese Klassifikationen nicht eingeschlossen.

Regionäre Lymphknoten

Die regionären Lymphknoten entsprechen der jeweiligen Lokalisation des Primärtumors. Siehe Definitionen Seite 154.

cTNM: Klinische Klassifikation

T – Primärtumor

cTX	Primärtumor kann nicht beurteilt werden
cT0	Kein Anhalt für Primärtumor
cTis	Carcinoma in situ
cT1	Tumor 2 cm oder weniger in größter Ausdehnung
cT2	Tumor mehr als 2 cm aber nicht mehr als 4 cm in größter Ausdehnung
cT3	Tumor mehr als 4 cm in größter Ausdehnung *oder* oberflächliche Knocheninvasion *oder* perineurale Invasion *oder* tiefe Invasion*
cT4a	Tumor mit makroskopischer Knocheninvasion/Knochenmarksinvasion
cT4b	Tumor mit Invasion des Achsenskeletts eingeschlossen Foramina und/oder Beteiligung des vertebralen Foramens bis zum Epiduralraum

Anmerkungen

*Eine „tiefe Invasion" ist definiert als Invasion jenseits des subkutanen Fettgewebes oder > 6 mm (gemessen vom Stratum granulosum der benachbarten Epidermis bis zur Basis des Tumors). Eine perineurale Invasion ist definiert als Vorhandensein von Tumorzellen innerhalb einer Nervenscheide, die tiefer liegt als die Dermis oder 0.1 mm oder größer im Durchmesser misst *oder* als Infiltration von 5 oder mehr Nerven je Abschnitt [1], ohne Beteiligung der Foramina oder der Schädelbasis.

Im Falle multipler simultaner Tumoren wird der Tumor mit der höchsten T-Kategorie klassifiziert und die Anzahl abgrenzbarer Tumoren in Klammern angegeben, z. B. T2(5).

N – Regionäre Lymphknoten

cNX Regionäre Lymphknoten können nicht beurteilt werden
cN0 Keine regionären Lymphknotenmetastasen
cN1 Metastase(n) in einem regionären Lymphknoten, 3 cm oder weniger in größter Ausdehnung
cN2 Metastase(n) in einem Lymphknoten, mehr als 3 cm, aber nicht mehr als 6 cm in größter Ausdehnung *oder* in multiplen Lymphknoten, keiner mehr als 6 cm in größter Ausdehnung
cN3 Metastase(n) in einem Lymphknoten, mehr als 6 cm in größter Ausdehnung

M – Fernmetastasen

cM0 Keine Fernmetastasen
cM1 Fernmetastasen

Anmerkung

Bilaterale oder kontralaterale Lymphknotenmetastasen in Nicht-Melanom-Karzinomen und nicht in der Kopf-Hals-Haut lokalisiert werden als Fernmetastasen klassifiziert.

pTNM: Pathologische Klassifikation

Die pT- und pN-Kategorien entsprechen den cT- und cN-Kategorien. Für pM siehe Seite 10.

Regionäre Lymphadenektomie und histologische Untersuchung sollen üblicherweise 6 oder mehr Lymphknoten umfassen.

Wenn die untersuchten Lymphknoten tumorfrei sind, aber die Zahl der üblicherweise untersuchten Lymphknoten nicht erreicht wird, soll pN0 klassifiziert werden und in Klammern die Zahl der untersuchten Lymphknoten hinzugefügt werden.

Stadien – Hautkarzinome

Stadium 0	Tis	N0	M0
Stadium I	T1	N0	M0
Stadium II	T2	N0	M0
Stadium III	T3	N0	M0
	T1, T2, T3	N1	M0
Stadium IVA	T1, T2, T3	N2, N3	M0
	T4	Jedes N	M0
Stadium IVB	Jedes T	Jedes N	M1

Prognosefaktoren-Gitter – Karzinom der Haut

Prognose-faktoren	Tumor-bezogen	Wirt-bezogen	Umwelt-bezogen[a)]
Essentiell	TNM Histopathologischer Typ Lokalisation Dicke PNI (Nervendurchmesser >0,1 mm) Anzahl der beteiligten Nerven	Alter Allgemeinzustand Immunsuppression Rezidiverkrankung	Entfernung zum nächsten Behandlungszentrum Zugang zu speziellen Untersuchungen und Behandlungen Sozioökonomischer Status Raucherbiografie
Zusätzlich	Tumorgrenzen Differenzierung Wachstumsrate LVSI	Genetische Faktoren Gorlln-Syndrom Chronische Entzündung Narben, Verbrennungen	Expertise in der Behandlung (Chirurgie, Strahlentherapie) Zugang zu Informationen postoperativer R-Status

a) Siehe Seite 15 für eine umfassende Darstellung der umweltbezogenen und sozialen Gesundheitsfaktoren.

Verändert nach: UICC Manual of Clinical Oncology, 9th ed. O'Sullivan B, Brierley J, D'Cruz A, Fey M, Pollock R, Vermorken J, Huang S. John Wiley & Sons. 2015.

Hautkarzinom des Kopf-Hals-Bereiches (ICD-O-4 C00.0–2, C00.6, C44.0 C44.2–4)

Die Definitionen der T-, N- und M-Kategorien entsprechen denen der 8. Auflage des AJCC Cancer Staging Manual (2016).

Regeln zur Klassifikation

Die Klassifikation gilt nur für Hautkarzinome des Kopf-Hals-Bereiches ausgeschlossen Hautkarzinome des Augenlids, Merkelzellkarzinome und Melanome.

Histologische Diagnosesicherung und Unterteilung nach histologischem Typ, z. B. Basalzellkarzinom, Plattenepithelkarzinom, Talgdrüsenkarzinom – ist erforderlich.

Anatomische Bezirke

Folgende Bezirke werden entsprechend ihren topographischen ICD-O-4 Rubriken unterschieden:

- Lippenhaut (einschließlich Lippenrotgrenze und Lippenkommissur) (C00.0-2, C00.6, C44.0). Die Lippenmukosa wird im Abschnitt zu Kopf- und Halstumoren behandelt (Seite 23).
- Haut des äußeren Ohres (C44.2)
- Andere Partien der Gesichtshaut (C44.3)
- Haut von Kopf und Hals (C44.4)

cTNM: Klinische Klassifikation

T – Primärtumor

cTX	Primärtumor kann nicht beurteilt werden
cT0	Kein Anhalt für Primärtumor
cTis	Carcinoma in situ
cT1	Tumor 2 cm oder weniger in größter Ausdehnung
cT2	Tumor mehr als 2 cm aber nicht mehr als 4 cm in größter Ausdehnung
cT3	Tumor mehr als 4 cm in größter Ausdehnung *oder* oberflächliche Knocheninvasion *oder* perineurale Invasion *oder* tiefe Invasion[1]
cT4a	Tumor mit makroskopischer Knocheninvasion/Knochenmarksinvasion

cT4b Tumor mit Invasion des Achsenskeletts[2] unter Beteiligung der Foramina und/oder Invasion des Epiduralraums

Anmerkungen

[1] Eine „tiefe Invasion" ist definiert als Invasion jenseits des subkutanen Fettgewebes oder > 6 mm (gemessen vom Stratum granulosum der benachbarten Epidermis bis zur Basis des Tumors). Eine perineurale Invasion ist definiert als als Vorhandensein von Tumorzellen innerhalb einer Nervenscheide, die tiefer liegt als die Dermis oder 0.1 mm oder größer im Durchmesser misst oder als Infiltration von 5 oder mehr Nerven je Abschnitt, ohne Beteiligung der Foramina oder der Schädelbasis.

[2] Zum Achsenskelett gehören der Schädel, die Wirbel und das Kreuzbein

N – Regionäre Lymphknotenmetastasen

cNX Regionäre Lymphknotenmetastasen können nicht beurteilt werden

cN0 Keine regionären Lymphknotenmetastasen

cN1 Regionäre Lymphknotenmetastasen

cN2 Metastase(n) wie nachfolgend beschrieben:

- cN2a Metastase(n) in solitärem ipsilateralem Lymphknoten, mehr als 3 cm, aber nicht mehr als 6 cm in größter Ausdehnung ohne extranodale Ausbreitung
- cN2b Metastasen in multiplen ipsilateralen Lymphknoten, keiner mehr als 6 cm in größter Ausdehnung, ohne extranodale Ausbreitung
- cN2c Metastasen in bilateralen oder kontralateralen Lymphknoten, keiner mehr als 6 cm in größter Ausdehnung, ohne extranodale Ausbreitung

cN3a Metastase(n) in Lymphknoten, mehr als 6 cm in größter Ausdehnung ohne extranodale Ausbreitung

cN3b Metastase(n) in einem einzelnen oder multiplen Lymphknoten, klinisch mit extranodaler Ausbreitung*

Anmerkungen

*Das Vorhandensein einer Beteiligung (Invasion) der Haut oder der Weichteile mit tiefer Verankerung in der darunterliegenden Muskulatur oder angrenzenden anatomischen Strukturen oder klinische Zeichen einer Nervenbeteiligung wird als klinische extranodale Ausbreitung angesehen. Bildgebende Verfahren stellen die Standardmethode zum eindeutigen Nachweis einer extranodalen Ausbreitung dar.

In der Mittellinie gelegene Lymphknoten gelten als ipsilateral.

M – Fernmetastasen

cM0 Keine Fernmetstasen
cM1 Fernmetastasen

pTNM: Pathologische Klassifikation

Die pT-Kategorien entsprechen den cT-Kategorien. Für pM siehe Seite 10.

Selektive Neck-Dissection und histologische Untersuchung sollen üblicherweise 10 oder mehr Lymphknoten umfassen. Radikale oder modifiziert-radikale Neck-Dissection und histologische Untersuchung sollen üblicherweise 15 oder mehr Lymphknoten umfassen.

pN – Regionäre Lymphknoten

pNX Regionäre Lymphknoten können nicht beurteilt werden
pN0 Keine regionären Lymphknotenmetastasen
pN1 Metastase(n) in solitärem ipsilateralen Lymphknoten, 3 cm oder weniger in größter Ausdehnung, ohne extranodale Ausbreitung
pN2 Metastase(n) wie nachfolgend beschrieben:
- pN2a Metastase(n) in solitärem ipsilateralen Lymphknoten, 3 cm oder weniger in größter Ausdehnung, mit extranodaler Ausbreitung oder mehr als 3 cm aber nicht mehr als 6 cm in größter Ausdehnung, ohne extranodale Ausbreitung
- pN2b Metastasen in multiplen ipsilateralen Lymphknoten, keine mehr als 6 cm in größter Ausdehnung, ohne extranodale Ausbreitung
- pN2c Metastasen in bilateralen oder kontralateralen Lymphknoten, keiner mehr als 6 cm in größter Ausdehnung, ohne extranodale Ausbreitung

pN3a Metastase(n) in einem Lymphknoten, mehr als 6 cm in größter Ausdehnung, ohne extranodale Ausbreitung
pN3b Metastase(n) in einem Lymphknoten mehr als 3 cm in größter Ausdehnung mit extranodaler Ausbreitung oder in multiplen ipsilateralen, kontralateralen oder bilateralen Lymphknoten mit extranodaler Ausbreitung

Anmerkung

Eine pathologische extranodale Ausbreitung (pENA) soll nur dann diagnostiziert werden, wenn ein Tumor, der sich vollständig innerhalb eines Lymphknotens erstreckt, durch die gesamte Dicke der Lymphknotenkapsel in das umgebende Bindegewebe eindringt, mit oder ohne Stroma-Reaktion. Eine Weichteilablagerung an einer Stelle,

an der ein Lymphknoten lokalisiert sein müsste, soll als mindestens ein Lymphknoten mit extranodaler Ausbreitung angesehen werden.
Quelle: Massey PR, Wang David M, Murad F, et al. Extensive perineural invasion vs nerve caliber to assess cutaneous squamous cell carcinoma prognosis. JAMA Dermatol 2023; 159(12): 1332–1338.

Stadien – Hautkarzinome des Kopf-Hals-Bereiches

Stadium 0	Tis	N0	M0
Stadium I	T1	N0	M0
Stadium II	T2	N0	M0
Stadium III	T3	N0	M0
	T1, T2, T3	N1	M0
Stadium IVA	T1, T2, T3	N2, N3	M0
	T4	Jedes N	M0
Stadium IVB	Jedes T	Jedes N	M1

Karzinom der Haut des Augenlids (ICD-O-4 C44.1)

Die Definitionen der T-, N- und M-Kategorien entsprechen denen der 8. Auflage des AJCC Cancer Staging Manual (2016).

Regeln zur Klassifikation

Histologische Diagnosesicherung und Unterteilung der Fälle nach histologischem Typ – z. B. Basalzellkarzinom, Plattenepithelkarzinom, Talgdrüsenkarzinom – ist erforderlich. Melanome des Augenlids werden wie Melanome der Haut klassifiziert, siehe Seite 165. Merkelzellkarzinome des Augenlids werden wie Merkelzellkarzinome der Haut klassifiziert, siehe Seite 170.

Regionäre Lymphknoten

Die regionären Lymphknoten sind die präaurikulären, submandibulären und zervikalen Lymphknoten.

cTNM: Klinische Klassifikation

T – Primärtumor

cTX Primärtumor kann nicht beurteilt werden
cT0 Kein Anhalt für Primärtumor
cTis Carcinoma in situ

cT1 Tumor 10 mm oder weniger in größter Ausdehnung
- cT1a ohne Infiltration des Tarsus oder des Lidrandes
- cT1b mit Invasion des Tarsus oder des Lidrandes
- cT1c Infiltration der ganzen Breite des Augenlids

cT2 Tumor mehr als 10 mm, aber nicht mehr als 20 mm in größter Ausdehnung
- cT2a ohne Infiltration des Tarsus oder des Lidrandes
- cT2b mit Infiltration des Tarsus oder des Lidrandes
- cT2c Infiltration der ganzen Breite des Augenlids

cT3 Tumor mehr als 20 mm aber nicht mehr als 30 mm in größter Ausdehnung
- cT3a ohne Infiltration des Tarsus oder des Lidrandes
- cT3b mit Infiltration des Tarsus oder Lidrandes
- cT3c Infiltration der ganzen Breite des Lidrandes

cT4 Tumor mit Infiltration von Strukturen des Auges, der Orbita oder des Gesichts
- cT4a Tumor mit Infiltration von Strukturen des Auges und der Orbita
- cT4b Tumor infiltriert (oder ulzeriert durch) die knöcherne Wand der Orbita oder breitet sich in die Nasenebenhöhlen aus oder infiltriert den Tränensack/Tränengang oder das Gehirn

N – Regionäre Lymphknotenmetastasen

cNX Regionäre Lymphknoten können nicht beurteilt werden
cN0 Keine regionären Lymphknotenmetastasen
cN1 Metastase(n) in einem solitären, ipsilateralen Lymphknoten, 3 cm oder weniger in größter Ausdehnung
cN2 Metastase(n) in einem solitärem, ipsilateralen Lymphknoten, mehr als 3 cm in größter Ausdehnung *oder* in bilateralen oder in kontralateralen Lymphknoten oder in multiplen ipsilateralen Lymphknoten

M – Fernmetastasen

cM0 Keine Fernmetstasen
cM1 Fernmetaastasen

pTNM: Pathologische Klassifikation

Die pT- und pN-Kategorien entsprechen den cT- und cN-Kategorien. Für pM siehe Seite 10.

Stadien – Karzinom des Augenlids

Stadium 0	Tis	N0	M0
Stadium IA	T1	N0	M0
Stadium IB	T2a	N0	M0
Stadium IIA	T2b, T2c, T3	N0	M0
Stadium IIB	T4	N0	M0
Stadium IIIA	Jedes T	N1	M0
Stadium IIIB	Jedes T	N2	M0
Stadium IV	Jedes T	Jedes N	M1

Haut

Prognosefaktoren-Gitter – Karzinom des Augenlids

Prognosefaktoren	Tumor-bezogen	Wirt-bezogen	Umwelt-bezogen[a)]
Essentiell	Lokalisation (schlechtere Prognose bei Tumoren mit Ausdehnung auf Orbita oder Nebenhöhlen)	Immunsuppression Regionäre Lymphknotenmetastasen Fernmetastasen zum Zeitpunkt der Erstdiagnose	Entfernung zum nächsten Behandlungszentrum Zugang zu speziellen Untersuchungen und Behandlungen Sozioökonomischer Status
Zusätzlich	Noduläre Basalzellkarzinome mit besserer Prognose als morpheaähnliche Basalzellkarzinome Talgdrüsenkarzinome und maligne Melanome mit schlechterer Prognose als Basalzellkarzinome und Plattenepithelkarzinome		Expertise in der Behandlung (Chirurgie, Strahlentherapie) Zugang zu Informationen postoperativer R-Status

a) Siehe Seite 16 für eine umfassende Darstellung der umweltbezogenen und sozialen Gesundheitsfaktoren.

Verändert nach: UICC Manual of Clinical Oncology, 9th ed. O'Sullivan B, Brierley J, D'Cruz A, Fey M, Pollock R, Vermorken J, Huang S. John Wiley & Sons. 2015.

Malignes Melanom der Haut (ICD-O-4 C00.0-2, C00.6, C21.3, C44, C51, C60, C63.2)

Die Definitionen der T-, N- und M-Kategorien entsprechen denen der 8. Auflage des AJCC Cancer Staging Manual (2016).

Regeln zur Klassifikation

Histologische Bestätigung der Diagnose ist erforderlich.

Bei Patienten mit multiplen Primärtumoren eines malignen Melanoms soll jede anatomische Hautregion als eigenständiger Primärtumor angesehen und separat klassifiziert werden.

Diese Klassifikation gilt für Melanome der Haut, einschließlich der Vulva, des Penis und der perianalen Haut. Melanome des oberen Aerodigestivtraktes werden in einem gesonderten Kapitel behandelt (siehe Seite 57).

Anmerkung der Übersetzer

Ein histologisches Grading wird nicht angewendet.

Regionäre Lymphknoten

Die regionären Lymphknoten entsprechen der jeweiligen Lokalisation des Primärtumors (s. Seite 154).

cTNM: Klinische Klassifikation

T – Primärtumor

Die Ausbreitung des Tumors wird nach Exzision klassifiziert (siehe pT, Seite 167).

N – Regionäre Lymphknoten

cNX Regionäre Lymphknoten können nicht beurteilt werden

cN0 Keine regionären Lymphknotenmetastasen

cN1 Metastase(n) in einem solitären regionären Lymphknoten oder intralymphatische regionäre Metastasen *ohne* regionäre Lymphknotenmetastasen

- cN1a Nur mikroskopische Metastase(n) (klinisch okkult)
- cN1b Makroskopische Lymphknotenmetastase(n) (klinisch nachweisbar)

- cN1c Satellit(en) oder In-transit-Metastase(n) *ohne* regionäre Lymphknotenmetastasen

cN2 Metastasen in 2 oder 3 regionären Lymphknoten oder Satellit(en) oder In-transit-Metastase(n) *mit* regionären Lymphknotenmetastasen

- cN2a Metastasen in 2 oder 3 regionären Lymphknoten, nur mikroskopische Metastasen
- cN2b Metastasen in 2 oder 3 regionären Lymphknoten, in wenigstens einem Lymphknoten klinisch nachweisbar
- cN2c Satellit(en) oder In-transit-Metastase(n) *mit* regionären Lymphknotenmetastasen (mikroskopisch oder klinisch)

cN3 Metastasen in 4 oder mehr regionären Lymphknoten oder verbackene regionäre Lymphknotenmetastasen oder Satellit(en) oder In-transit-Metastase(n) *mit* regionären Lymphknotenmetastasen in 2 oder mehr regionären Lymphknoten

- cN3a Metastasen in 4 oder mehr regionären Lymphknoten, nur mikroskopische Metastasen
- cN3b Metastasen in 4 oder mehr regionären Lymphknoten, in wenigstens einem Lymphknoten klinisch nachweisbar
- cN3c Satellit(en) oder In-transit-Metastase(n) mit 2 oder mehr regionären Lymphknotenmetastasen (mikroskopisch oder klinisch) *oder* zwei oder mehr verbackene regionäre Lymphknotenmetastasen

M – Fernmetastasen*

cM0 Keine Fernmetastasen

cM1 Fernmetastasen

- cM1a Metastase(n) in Haut, Subkutis oder Lymphknoten jenseits der regionären Lymphknoten
- cM1b Lungenmetastase(n)
- cM1c Metastasen anderer Lokalisation außer ZNS
- cM1d Fernmetastase(n) im ZNS

Anmerkungen

*Suffixe für die M-Kategorie:

(0) LDH nicht erhöht

(1) LDH erhöht

So dass cM1a(1) Metastase(n) in Haut, Subkutis oder Lymphknoten jenseits der regionären Lymphknoten mit LDH-Erhöhung entspricht. Wurde LDH nicht bestimmt, wird kein Suffix verwendet.

pTNM: Pathologische Klassifikation

pT – Primärtumor

pTX Primärtumor kann nicht beurteilt werden*
pT0 Kein Primärtumor
pTis Melanoma in situ

pT1 Tumor 1 mm oder weniger dick**
- pT1a Tumor weniger als 0,8 mm dick ohne Ulzeration
- pT1b Tumor weniger als 0,8 mm dick mit Ulzeration oder 0,8 bis 1,0 mm dick mit/ohne Ulzeration

pT2 Tumor mehr als 1 mm, aber nicht mehr als 2 mm dick
- pT2a Ohne Ulzeration
- pT2b Mit Ulzeration

pT3 Tumor mehr als 2 mm, aber nicht mehr als 4 mm dick
- pT3a Ohne Ulzeration
- pT3b Mit Ulzeration

pT4 Tumor mehr als 4 mm dick
- pT4a Ohne Ulzeration
- pT4b Mit Ulzeration

Anmerkungen

* pTX schließt oberflächliche Biopsien („shave biopsies") mit ein und Kurettagematerial, in dem die Dicke des Primärtumors nicht eindeutig bestimmbar ist.

** Bei der Messung der Tumordicke wird auf 0,1 mm gerundet und anschließend die T-Kategorie bestimmt.

pN – Regionäre Lymphknoten

Die pN-Kategorien entsprechen den N-Kategorien.

pN0 Regionäre Lymphadenektomie und histologische Untersuchung üblicherweise von 6 oder mehr Lymphknoten. Wenn die untersuchten Lymphknoten tumorfrei sind, aber die Zahl der üblicherweise untersuchten Lymphknoten nicht erreicht wird, soll pN0 klassifiziert werden und in Klammern die Zahl der untersuchten Lymphknoten hinzugefügt werden.

Eine Klassifikation, die allein auf der Untersuchung des Schildwächterlymphknotens („sentinel lymph node") ohne nachfolgende Untersuchung der Lymphknoten beruht, sollte mit dem Zusatz (sn) bezeichnet werden, z. B. (p)N1(sn) (siehe Seite 9).

Haut

pM – Fernmetastasen

Für pM siehe Seite 10.

Klinische Stadien – Malignes Melanom der Haut

Stadium 0	Tis	N0	cM0
Stadium IA	T1a	N0	cM0
Stadium IB	T1b	N0	cM0
	T2a	N0	cM0
Stadium IIA	T2b	N0	cM0
	T3a	N0	cM0
Stadium IIB	T3b	N0	cM0
	T4a	N0	cM0
Stadium IIC	T4b	N0	cM0
Stadium III	Jedes T	N1, N2, N3	cM0
Stadium IV	Jedes T	Jedes N	cM1

Pathologische Stadien*

Stadium 0	pTis	c/pN0	cM0
Stadium I	pT1	c/pN0	cM0
Stadium IA	pT1a	c/pN0	cM0
	pT1b	c/pN0	cM0
Stadium IB	pT2a	pN0	cM0
Stadium IIA	pT2b	pN0	cM0
	pT3a	pN0	cM0
Stadium IIB	pT3b	pN0	cM0
	pT4a	pN0	cM0
Stadium IIC	pT4b	pN0	cM0
Stadium III	Jedes pT	pN1, pN2, pN3	cM0
Stadium IIIA	pT1a, pT1b, pT2a	pN1a, pN2a	cM0
Stadium IIIB	pT1a, pT1b, pT2a	pN1b, pN1c, pN2b	cM0
	pT2b, pT3a	pN1, pN2a, pN2b	cM0
Stadium IIIC	pT1a–b, pT2a–b, pT3a	pN2c, pN3	cM0
	pT3b, pT4a	N1, N2, N3	cM0
	pT4b	N1, N2	cM0
Stadium IIID	pT4b	N3	cM0
Stadium IV	Jedes pT	Jedes N	M1

Anmerkung

* Wenn Lymphknotenmetastasen ohne eindeutigen Primärtumor nachgewiesen werden, soll folgende Stadieneinteilung angewendet werden:

Stadium IIIB	cT0	cN1b, cN1c	cM0
Stadium IIIC	cT0	cN2b, cN2c, cN3b, cN3c	cM0

Prognosefaktoren-Gitter – Malignes Melanom der Haut

Prognose-faktoren	Tumor-bezogen	Wirt-bezogen	Umwelt-bezogen[a)]
Essentiell	TNM Tumordicke Größter Tumordurchmesser Beteiligung des Schildwächter-Lymphknotens Mitoserate Ulzeration Radiales oder vertikales Tumorwachstum Ausmaß der Metastasen LDH BRAF-V600-Mutation	Lymphozyteninfiltrat Regression Alter Geschlecht Allgemeinzustand Immunsuppressiva	Entfernung zum nächsten Behandlungszentrum Zugang zu speziellen Untersuchungen und Behandlungen Sozioökonomischer Status Tumor-Screening
Zusätzlich	Lymphgefäßinvasion Veneninvasion Perineurale Invasion NRAS- und KIT-Mutationen	Lokalisation Familienanamnese Medikamente	Expertise in der Behandlung (Chirurgie, systemische Therapie, Immunotherapie) Zugang zu Informationen Sonnenexposition Solariumnutzung

[a)] Siehe Seite 16 für eine umfassende Darstellung der umweltbezogenen und sozialen Gesundheitsfaktoren.

Verändert nach: UICC Manual of Clinical Oncology, 9th ed. O'Sullivan B, Brierley J, D'Cruz A, Fey M, Pollock R, Vermorken J, Huang S. John Wiley & Sons. 2015.

Merkelzellkarzinom der Haut (ICD-O-4 C00, C44, C51, C60, C63.2, C80)

Die Definitionen der T-, N- und M-Kategorien entsprechen denen der 8. Auflage des AJCC Cancer Staging Manual (2016).

Regeln zur Klassifikation

Die Klassifikation gilt nur für Merkelzellkarzinome. Histologische Bestätigung der Diagnose ist erforderlich.

Regionäre Lymphknoten

Die regionären Lymphknoten entsprechen der jeweiligen Lokalisation des Primärtumors (siehe Definitionen Seite 154).

cTNM: Klinische Klassifikation

T – Primärtumor

cTX Primärtumor kann nicht beurteilt werden
cT0 Kein Primärtumor
cTis Carcinoma in situ

cT1 Tumor 2 cm oder weniger in größter Ausdehnung
cT2 Tumor mehr als 2 cm, aber nicht mehr als 5 cm in größter Ausdehnung
cT3 Tumor mehr als 5 cm in größter Ausdehnung
cT4 Tumor infiltriert tiefe extradermale Strukturen, z. B. Knorpel, Skelettmuskel, Faszie oder Knochen

N – Regionäre Lymphknoten

cNX Regionäre Lymphknoten können nicht beurteilt werden
cN0 Keine regionären Lymphknotenmetastasen
cN1 Regionäre Lymphknotenmetastasen
cN2 In-transit Metastasen *ohne* regionäre Lymphknotenmetastasen
cN3 In-transit-Metastasen *mit* regionären Lymphknotenmetastasen

Anmerkung

In-transit Metastasen: In-transit-Metastasen sind Metastasen der Haut oder Subkutis, die vom Primärtumor getrennt sind und zwischen Primärtumor und regionären Lymphknoten oder distal des Primärtumors liegen.

M – Fernmetastasen

cM0 Keine Fernmetastasen
cM1 Fernmetastasen
- cM1a Haut, Subkutangewebe oder nichtregionäre Lymphknotenmetastase(n)
- cM1b Lunge
- cM1c Andere Lokalisation(en)

pTNM: Pathologische Klassifikation

Die pT- und pN-Kategorien entsprechen den T- und N-Kategorien. Für pM siehe 12.

pN0 Regionäre Lymphadenektomie und histologische Untersuchung üblicherweise von 6 oder mehr Lymphknoten.

Wenn die untersuchten Lymphknoten tumorfrei sind, aber die Zahl der üblicherweise untersuchten Lymphknoten nicht erreicht wird, soll pN0 klassifiziert werden und in Klammern die Zahl der untersuchten Lymphknoten hinzugefügt werden.

pN – Regionäre Lymphknoten

pNX Regionäre Lymphknoten können nicht beurteilt werden
pN0 Keine regionären Lymphknotenmetastasen
pN1 Regionäre Lymphknotenmetastasen
- pN1a(sn) Mikroskopisch nachweisbare Lymphknotenmetastasen durch eine Untersuchung des Schildwächterlymphknotens
- pN1a Mikroskopisch nachweisbare Lymphknotenmetastasen
- pN1b Makroskopisch nachweisbare Lymphknotenmetastasen (klinisch nachweisbar)

pN2 In-transit Metastasen ohne regionäre Lymphknotenmetastasen
pN3 In-transit-Metastasen mit regionären Lymphknotenmetastasen

Anmerkung

In-transit Metastasen: In-transit-Metastasen sind Metastasen der Haut oder Subkutis, die vom Primärtumor getrennt sind und zwischen Primärtumor und regionären Lymphknoten oder distal des Primärtumors liegen.

Stadien – Merkelzellkarzinome

Klinische Stadien

Stadium 0	cTis	cN0	cM0
Stadium I	cT1	cN0	cM0
Stadium IIA	cT2, cT3	cN0	cM0
Stadium IIB	cT4	cN0	cM0
Stadium III	Jedes cT	cN1, cN2, cN3	cM0
Stadium IV	Jedes cT	Jedes cN	M1

Pathologische Stadien

Stadium 0	pTis	pN0	cM0
Stadium I	pT1	pN0	cM0
Stadium IIA	pT2, pT3	pN0	cM0
Stadium IIB	pT4	pN0	cM0
Stadium IIIA	pT0	pN1b	cM0
	pT1, pT2, pT3, pT4	pN1a, pN1a(sn)	cM0
Stadium IIIB	pT1, pT2, pT3, pT4	pN1b, pN2, pN3	cM0
Stadium IV	Jedes pT	Jedes pN	M1

Literatur

1 Massey, P.R., Wang David, M., Murad, F. et al. (2023). Extensive perineural invasion vs nerve caliber to assess cutaneous squamous cell carcinoma prognosis. *JAMA Dermatol* 159 (12): 1332–1338. doi:https://doi. org/10.1001/jamadermatol.2023.3703.

Mammatumoren
(ICD-O-4 C50)

Die Definitionen der T-, N- und M-Kategorien entsprechen denen der 8. Auflage des AJCC Cancer Staging Manual (2016).

Regeln zur Klassifikation

Die Klassifikation gilt nur für Karzinome sowohl der männlichen als auch der weiblichen Brust. Histologische Diagnosesicherung ist erforderlich. Der anatomische Unterbezirk sollte registriert werden, er wird jedoch nicht in der Klassifikation berücksichtigt.

Im Falle multipler simultaner Tumoren in einer Brust wird der Tumor mit der höchsten T-Kategorie klassifiziert. Simultane *bilaterale* Mammakarzinome sollen getrennt klassifiziert werden, um eine eventuelle Zuordnung der Tumoren zu verschiedenen histologischen Typen zu ermöglichen.

Anatomische Unterbezirke

1. Mamille (C50.0)
2. Zentraler Drüsenkörper (C50.1)
3. Oberer innerer Quadrant (C50.2)
4. Unterer innerer Quadrant (C50.3)
5. Oberer äußerer Quadrant (C50.4)
6. Unterer äußerer Quadrant (C50.5)
7. Axilläre Ausläufer (C50.6)

Regionäre Lymphknoten

Regionäre Lymphknoten sind:

1. *Axilläre (ipsilaterale) Lymphknoten*: interpektorale (Rotter) Lymphknoten und Lymphknoten entlang der V. axillaris und ihrer Äste. Sie können in folgende Level unterteilt werden:
   (i) *Level I (untere Axilla)*: Lymphknoten lateral des lateralen Randes des M. pectoralis minor

TNM – *Klassifikation maligner Tumoren*, Neunte Auflage. Herausgegeben von James Brierley, Meredith Giuliani, Brian O'Sullivan, Brian Rous und Elizabeth Van Eycken. Übersetzung herausgegeben von Christian Wittekind. Veröffentlicht 2026 von Wiley-VCH GmbH.

(ii) *Level II (mittlere Axilla)*: Lymphknoten zwischen dem medialen und lateralen Rand des M. pectoralis minor und interpektorale (Rotter) Lymphknoten

(iii) *Level III (apikale Axilla)*: apikale Lymphknoten und Lymphknoten medial des medialen Randes des M. pectoralis minor außer der als subklavikulär oder infraklavikulär bezeichneten Lymphknoten

2. *Infraklavikuläre Lymphknoten (subklavikuläre)* (ipsilateral)
3. *Ipsilaterale Lymphknoten an der A. mammaria interna*: Lymphknoten, die entlang dem Rand des Brustbeins in der endothorakalen Faszie der ipsilateralen Interkostalräume lokalisiert sind
4. *Supraklavikuläre Lymphknoten* (ipsilateral)

Anmerkung

Die intramammären Lymphknoten werden als axilläre Lymphknoten klassifiziert. Jede andere Lymphknotenmetastase wird als Fernmetastase (M1) klassifiziert, einschließlich zervikaler oder kontralateraler Lymphknotenmetastasen an der A. mammaria interna.

cTNM: Klinische Klassifikation

T – Primärtumor

cTX	Primärtumor kann nicht beurteilt werden
cT0	Kein Anhalt für Primärtumor
cTis	Carcinoma in situ:
cTis (DCIS)	Duktales Carcinoma in situ
cTis (LCIS)	Lobuläres Carcinoma in situ[1]
cTis (Paget)	M. Paget der Mamille ohne nachweisbaren Tumor[2]

cT1	Tumor 2 cm oder weniger in größter Ausdehnung	
	cT1mi	Mikroinvasion 0,1 cm oder weniger in größter Ausdehnung[3]
	cT1a	Mehr als 0,1 cm, aber nicht mehr als 0,5 cm in größter Ausdehnung
	cT1b	Mehr als 0,5 cm, aber nicht mehr als 1 cm in größter Ausdehnung
	cT1c	Mehr als 1 cm, aber nicht mehr als 2 cm in größter Ausdehnung
cT2	Tumor mehr als 2 cm, aber nicht mehr als 5 cm in größter Ausdehnung	
cT3	Tumor mehr als 5 cm in größter Ausdehnung	
cT4	Tumor jeder Größe mit direkter Ausdehnung auf Brustwand[4] oder Haut, soweit unter T4a bis T4d beschrieben	
	cT4a	Ausdehnung auf die Brustwand[4]

cT4b	Ödem (einschließlich Apfelsinenhaut) oder Ulzeration der Brusthaut oder Satellitenknötchen der Haut der gleichen Brust
cT4c	Kriterien 4a und 4b gemeinsam
cT4d	Entzündliches (inflammatorisches) Karzinom[5]

Anmerkungen

[1] Das AJCC schließt Tis vom Typ LCIS nicht mit ein.

[2] Tis (Paget) ist nicht mit einem invasiven Karzinom und/oder duktalem oder lobulärem Carcinoma in situ kombiniert. Mammakarzinome kombiniert mit M. Paget werden aufgrund der Größe und Charakteristika des Karzinoms im Brustdrüsenparenchym klassifiziert, die Anwesenheit eine M. Paget der Brustwarze sollte aber vermerkt werden.

[3] Unter Mikroinvasion wird ein Eindringen von Karzinomzellen über die Basalmembran hinaus in das angrenzende Gewebe verstanden, wobei kein Invasionsherd mehr als 0,1 cm in größter Ausdehnung messen darf. Wenn multiple Mikroinvasionsherde vorliegen, wird nur die Ausdehnung des größten Herdes für die Klassifikation verwendet. (Eine Summe aus der Größe aller Mikroinvasionsherde darf nicht gebildet werden.) Das Vorhandensein multipler Mikroinvasionsherde sollte ebenso wie bei multiplen größeren Karzinomen festgehalten werden.

[4] Die Brustwand schließt die Rippen, die Interkostalmuskeln und den vorderen Serratusmuskel mit ein, nicht aber die Pektoralismuskulatur.

[5] Das entzündliche (inflammatorische) Karzinom der Brust ist durch eine diffuse braune Induration der Haut mit erysipelähnlichem Rand gekennzeichnet, gewöhnlich ohne eine darunter befindliche palpable Tumormasse. Wenn die Hautbiopsie negativ ist und sich kein lokalisierter messbarer Primärtumor findet, entspricht dies dem klinischen entzündlichen (inflammatorischen) Karzinom (T4d), bei der pathologischen Klassifikation pTX.

Einziehungen der Haut oder der Mamille oder andere Hautveränderungen außer denjenigen, die unter T4b und T4d aufgeführt sind, können in T1, T2 oder T3 vorkommen, ohne die T-Klassifikation zu beeinflussen.

N – Regionäre Lymphknoten

cNX	Regionäre Lymphknoten können nicht beurteilt werden (z. B. vor klinischer Klassifikation entfernt)
cN0	Keine regionären Lymphknotenmetastasen
cN1	Metastase(n) in beweglichen ipsilateralen axillären Lymphknoten der Level I und II
cN2	Metastase(n) in ipsilateralen axillären Lymphknoten der Level I und II, untereinander oder an andere Strukturen fixiert *oder* in klinisch erkennbaren[1] ipsilateralen Lymphknoten entlang der A. mammaria interna *in Abwesenheit* klinisch erkennbarer axillärer Lymphknotenmetastasen
cN2a	Metastase(n) in ipsilateralen axillären Lymphknoten, untereinander oder an andere Strukturen fixiert

cN2b Metastase(n) in klinisch erkennbaren[1] ipsilateralen Lymphknoten entlang der A. mammaria interna *in Abwesenheit* klinisch erkennbarer axillärer Lymphknotenmetastasen

cN3 Metastase(n) in ipsilateralen infraklavikulären Lymphknoten (Level III) mit oder ohne Beteiligung der axillären Lymphknoten des Level I und II *oder* in klinisch erkennbaren[1] ipsilateralen Lymphknoten entlang der A. mammaria interna in Anwesenheit klinisch erkennbarer axillärer Lymphknotenmetastasen des Level I und II *oder* Metastase(n) in ipsilateralen supraklavikulären Lymphknoten mit oder ohne Beteiligung der axillären Lymphknoten oder der Lymphknoten entlang der A. mammaria interna

cN3a Metastase(n) in ipsilateralen infraklavikulären Lymphknoten

cN3b Metastase(n) in ipsilateralen Lymphknoten entlang der A. mammaria interna in Anwesenheit axillärer Lymphknotenmetastasen

cN3c Metastase(n) in ipsilateralen supraklavikulären Lymphknoten

Anmerkungen

[1] Als „klinisch erkennbar" werden Metastasen bezeichnet, die durch klinische Untersuchung oder durch bildgebende Verfahren (ausgeschlossen Lymphszintigraphie) diagnostiziert werden und die hoch verdächtig auf Malignität sind oder eine vermutete pathologische Metastase nachgewiesen durch eine Feinnadelaspiration und zytologische Untersuchung. Eine Bestätigung einer „klinisch erkennbaren" Metastase durch eine Feinnadelbiopsie mit zytologischer Untersuchung allerdings ohne bioptische Sicherung wird mit einem Suffix „f" gekennzeichnet, z. B. cN3a(f).

Eine Exzisionsbiopsie eines Lymphknotens oder eine Biopsie eines Schildwächterlymphknotens, in der Abwesenheit einer pT-Kategorie, wird klinisch klassifiziert, also cN1. Eine pathologische Klassifikation (pN) bei der Exzision eines Schildwächterlymphknotens kann nur beim Vorliegen einer pT-Kategorie verwendet werden.

M – Fernmetastasen

cM0 Keine Fernmetastasen

cM1 Fernmetastasen

pTNM: Pathologische Klassifikation

pT – Primärtumor

Die pathologische Klassifikation erfordert die Untersuchung des Primärtumors ohne makroskopisch erkennbaren Tumor an den Resektionsrändern.

Ein Fall kann nach pT klassifiziert werden, wenn an den Resektionsrändern nur histologisch Tumor nachgewiesen wird.

Die pT-Kategorien entsprechen den cT-Kategorien.

Anmerkungen

Bei der pT-Klassifikation wird zur Bestimmung der Tumorgröße nur die *invasive* Komponente gemessen.

Wenn eine große In-situ-Komponente (z. B. 4 cm) und eine kleine invasive Komponente (z. B. 0,5 cm) vorhanden sind, wird der Tumor als pT1a klassifiziert.

pN – Regionäre Lymphknoten

Die pathologische Klassifikation erfordert die Resektion und Untersuchung zumindest der unteren axillären Lymphknoten (Level I, siehe Seite 173).

Hierbei werden üblicherweise 6 oder mehr Lymphknoten histologisch untersucht.

Wenn die untersuchten Lymphknoten tumorfrei sind, aber die Zahl der üblicherweise untersuchten Lymphknoten nicht erreicht wird, soll pN0 klassifiziert werden und in Klammern die Zahl der untersuchten Lymphknoten hinzugefügt werden.

pNX Regionäre Lymphknoten können nicht beurteilt werden (zur Untersuchung nicht entnommen oder bereits früher entfernt)

pN0 Keine regionären Lymphknotenmetastasen

Anmerkung

Fälle mit isolierten Tumorzellen (ITC) in regionären Lymphknoten werden als pN0 klassifiziert. Isolierte Tumorzellen sind definiert als einzelne Tumorzellen oder kleine Kluster von Zellen, die nicht größer als 0,2 mm in der größten Ausdehnung sind und die üblicherweise durch immunhistochemische oder molekulare Methoden entdeckt und manchmal in der HE-Färbung verifiziert werden können. Als zusätzliches Kriterium wurde vorgeschlagen, ein Kluster von weniger als 200 Zellen (in einem histologischen Schnitt) einzuschließen. Lymphknoten, die nur isolierte Tumorzellen enthalten, werden nicht bei der Zählung von Lymphknoten mit Metastasen berücksichtigt. Sie sollen aber in die Zählung der gesamt untersuchten Lymphknoten mit einbezogen werden. Siehe Seite 9.

pN1 Mikrometastasen; Metastase(n) in 1–3 ipsilateralen axillären Lymphknoten und/oder ipsilateralen Lymphknoten entlang der A. mammaria interna mit mikroskopischer(en) Metastase(n), nachgewiesen durch Untersuchung des Schildwächterlymphknotens, aber nicht klinisch erkennbar*

- pN1mi Mikrometastase(n) (größer als 0,2 mm und/oder mehr als 200 Tumorzellen aber nicht größer als 0,2 cm)
- pN1a Metastase(n) in 1–3 axillären Lymphknoten, zumindest eine Metastase mehr als 0,2 cm in größter Ausdehnung

pN1b Lymphknoten entlang der ipsilateralen A. mammaria interna mit Metastasen, nicht klinisch erkennbar

pN1c Metastasen in 1–3 axillären Lymphknoten, zumindest eine Metastase mehr als 0,2 cm in größter Ausdehnung, *und* Lymphknoten entlang der A. mammaria interna, nicht klinisch erkennbar

pN2 Metastase(n) in 4–9 axillären Lymphknoten *oder* in klinisch erkennbaren* ipsilateralen Lymphknoten entlang der A. mammaria interna ohne axilläre Lymphknotenmetastasen

pN2a Metastasen in 4–9 axillären Lymphknoten, zumindest eine Metastase mehr als 0,2 cm in größter Ausdehnung

pN2b Metastase(n) in klinisch erkennbaren Lymphknoten entlang der A. mammaria interna ohne axillärer Lymphknotenmetastasen

pN3 Metastasen wie nachfolgend beschrieben:

pN3a Metastase(n) in 10 oder mehr axillären Lymphknoten (zumindest eine größer als 0,2 cm) *oder* in ipsilateralen infraklavikulären Lymphknoten (Level-II-Lymphknoten)

pN3b Metastase(n) in klinisch erkennbaren Lymphknoten entlang der A. mammaria interna mit mindestens einer axillären Lymphknotenmetastase *oder* Lymphknotenmetastasen in mehr als 3 axillären Lymphknoten und in Lymphknoten entlang der A. mammaria interna, nachgewiesen durch Untersuchung des/der Schildwächterlymphknoten(s), aber nicht klinisch erkennbar*

pN3c Metastase(n) in ipsilateralen supraklavikulären Lymphknoten

Anmerkungen

*Als „klinisch erkennbar" werden Metastasen bezeichnet, die durch klinische Untersuchung oder durch bildgebende Verfahren (ausgeschlossen Lymphszintigraphie) diagnostiziert werden und die hoch verdächtig auf Malignität sind oder eine vermutete pathologische Metastase nachgewiesen durch eine Feinnadelaspiration und zytologische Untersuchung.

„Nicht klinisch erkennbar" wird definiert als nicht erkennbar durch bildgebende Verfahren (ausgeschlossen Lymphszintigraphie) oder durch klinische Untersuchung.

yp-Klassifikation nach Behandlung

- Nach der Behandlung sollte eine yp-Klassifikation vorgenommen werden, die auf der Information des yc-Stadiums beruht und zusätzliche Befunde aus der oerativen Behandlung sowie aus der pathologischen Untersuchtung einer Resektionsprobe berücksichtigt.

- Die ypT- und ypN-Kategorien entsprechen den pT- und pN-Kategorien. Die ypT-Kategorie wird durch die größte zusammenhängende Struktur des Residualtumors bestimmt (sofern vorhanden und ohne Berücksichtigung einer durch die Behandlung bedingten Fibrose). Liegen mehrere Residualtumoren vor, soll der Zusatz "m" verwendet werden. Es wird empfohlen, in den Pathologiebericht weitere Angaben zur Größenabschätzung des Residualtumors nach der „Residual Cancer Burden" (RCB)-Methode aufzunehmen [1].
- Der Zusatz „sn" wird nur dann verwendet, wenn eine Schildwächterlymphknotenuntersuchung nach der Behandlung vorgenommen wurde. Wenn kein Zusatz angegeben ist, ist davon auszugehen, dass die Untersuchung der axillären Lymphknoten an durch Dissection entfernten Lymphknoten vorgenommen wurde.
- Der Zusatz „X" soll verwendet werden (ypNX), wenn nach der Behandlung keine Untersuchung des Schildwächterlymphknotens oder eines Axilladissektates erfolgte.

pM – Fernmetastasen

Für pM siehe Seite 10.

G: Histopathologisches Grading

Für invasive Karzinome wird das Grading nach Elston und Ellis empfohlen [2].

Stadien* – Mammatumoren

Stadium 0	Tis	N0	M0
Stadium IA	T1**	N0	M0
Stadium IB	T0, T1	N1mi	M0
Stadium IIA	T0, T1[2]	N1	M0
	T2	N0	M0
Stadium IIB	T2	N1	M0
	T3	N0	M0
Stadium IIIA	T0, T1[2], T2	N2	M0
	T3	N1, N2	M0
Stadium IIIB	T4	N0, N1, N2	M0
Stadium IIIC	Jedes T	N3	M0
Stadium IV	Jedes T	Jedes N	M1

Anmerkungen

*Das AJCC publiziert zusätzlich eine prognostische Gruppeneinteilung für Tumoren der Brust.

**T1 schließt T1mi ein.

Prognosefaktoren-Gitter – Mammatumoren

Prognose-faktoren	Tumor-bezogen	Wirt-bezogen	Umwelt-bezogen[a)]
Essentiell	TNM Entzündliches Karzinom Östrogenrezeptor HER2-Rezeptor Histologischer Grad Anzahl und Prozentsatz der beteiligten Lymphknoten Tumorgröße Vorhandensein einer Lymphgefäß- und Veneninvasion Chirurgische Resektionsränder	Alter Menopausen-status Geschlecht	Entfernung zum nächsten Behandlungszentrum Zugang zu speziellen Untersuchungen und Behandlungen Sozioökonomischer Status Vorausgegangene Strahlentherapie des Thorax oder Mediastinum (z. B. wegen Hodgkin-Lymphom)
Zusätzlich	Progesteronrezeptor Tumorprofil (UPA, PAI1)	BRCA1- und BRCA2-Mutationen starkes Übergewicht	Expertise in der Behandlung (Chirurgie, Strahlentherapie) Zugang zu Informationen Resektionsränder Anwendung einer postmenopausalen Hormonersatztherapie

[a)] Siehe Seite 16 für eine umfassende Darstellung der umweltbezogenen und sozialen Gesundheitsfaktoren.

Verändert nach: UICC Manual of Clinical Oncology, 9th ed. O'Sullivan B, Brierley J, D'Cruz A, Fey M, Pollock R, Vermorken J, Huang S. John Wiley & Sons. 2015.

Literatur

1 Symmans, W.F., Peintinger, F., Hatzis, C. et al. (2007). Measurement of residual breast cancer burden to predict survival after neoadjuvant chemotherapy. *J Clin Oncol* 25 (5): 441–51. 2.

2 Elston, C.W. and Ellis, I.O. (1991). Pathological prognostic factors in breast cancer. The value of histological grade in breast cancer: experience from a large study with long-term follow-up. *Histopathology* 19: 403–410

Gynäkologische Tumoren

Einführende Bemerkungen

Folgende anatomische Bezirke werden behandelt:

- Vulva
- Vagina
- Cervix uteri
- Corpus uteri
  - Endometrium
  - Uterussarkome
- Ovar, Tuba uterina (Tuba Fallopii) und primäre peritoneale Karzinome
- Trophoblastäre Schwangerschaftstumoren
- Die Cervix uteri und das Corpus uteri waren unter den ersten Lokalisationen, die durch das TNM-System klassifiziert wurden. Die von der League of Nations festgelegten Stadien für Zervixkarzinome finden mit geringen Veränderungen seit mehr als 50 Jahren Anwendung und sind von der Federation Internationale de Gynecologie et d'Obstetrique (FIGO) anerkannt. Aus diesem Grund wurden die TNM-Kategorien so definiert, dass sie mit den FIGO-Stadien übereinstimmen. FIGO, UICC und AJCC arbeiten in der Weiterentwicklung der Klassifikationen gynäkologischer Tumoren eng zusammen.

Histopathologisches Grading

Die folgenden Definitionen der G-Kategorien gelten für alle Tumoren außer trophoblastäre Schwangerschaftstumoren.

G – Histopathologisches Grading

GX Differenzierungsgrad kann nicht bestimmt werden
G1 Gut differenziert
G2 Mäßig differenziert
G3 Schlecht differenziert oder undifferenziert

Vulva
(ICD-O-4 C51)

Die Definitionen der T-, N- und M-Kategorien entsprechen den verschiedenen FIGO-Stadien [1] und der 9. Auflage des AJCC Cancer Staging Manual (2024). Das FIGO-System ist zum Vergleich aufgeführt.

Regeln zur Klassifikation

Die Klassifikation gilt nur für primäre Karzinome und Keimzelltumoren der Vulva. Histologische Diagnosesicherung ist erforderlich.

Regionäre Lymphknoten

Die regionären Lymphknoten sind die inguinofemoralen (Leisten-) Lymphknoten.

cTNM: Klinische Klassifikation

T – Primärtumor

	FIGO-Stadium	
cTX	N/A	Primärtumor kann nicht beurteilt werden
cT0	N/A	Kein Anhalt für Primärtumor
cTis	N/A	Carcinoma in situ (präinvasives Karzinom), hochgradige HPV-assoziierte Plattenepithel-intraepitheliale Läsion (VIN II oder VIN III), HPV-unabhängige intraepitheliale Neoplasie der Vulva (differenzierte VIN)
cT1	I	Tumor begrenzt auf Vulva oder Vulva und Perineum
cT1a	IA	Tumor 2 cm oder weniger in größter Ausdehnung und mit einer Stromainvasion nicht größer als 1,0 mm*
cT1b	IB	Tumor mehr als 2 cm in größter Ausdehnung und/oder mit einer Stromainvasion von mehr als 1,0 mm*
cT2	II	Tumor jeglicher Größe, infiltriert eine der folgenden Strukturen: unteres Drittel der Urethra, unteres Drittel der Vagina, Anus

(Fortsetzung)

	FIGO-Stadium	
cT3	III	Tumor jeglicher Größe, infiltriert eine der folgenden Strukturen: obere zwei Drittel der Urethra, obere zwei Drittel der Vagina, Blasenschleimhaut, Rektumschleimhaut
cT4	IVA	Tumor ist an Beckenknochen fixiert

Anmerkung

* Die Invasionstiefe wird gemessen von der Basalmembran der am tiefsten liegenden angrenzenden tumorfreien dysplatischen Rete-Leiste bis zum tiefsten Punkt der Invasion. Dies stellt eine Veränderung der Messmethodik im Vergleich zur 8. Auflage der TNM Klassifikation dar.

N – Regionäre Lymphknoten

	FIGO-Stadium	
cNX	N/A	Regionäre Lymphknoten können nicht beurteilt werden
cN0	N/A	Keine regionären Lymphknotenmetastasen
cN0(i+)	N/A	Isolierte Tumorzellen oder Kluster von Tumorzellen, nicht größer als 0,2 mm im Durchmesser in einem oder mehreren regionären Lymphknoten *oder* Kluster aus nicht mehr als 200 Tumorzellen in einem einzelnen histologischen Lymphknotenquerschnitt
cN1	III	Nicht fixierte und nicht ulzerierte regionäre Lymphknotenmetastasen
cN1mi	IIIA	Lymphknotenmetastase(n), jede größer als 0,2 mm und nicht mehr als 2,0 mm im Durchmesser
cN1a	IIIA	Lymphknotenmetastase(n), jede größer als 2,0 mm und nicht mehr als 5 mm im Durchmesser
cN1b	IIIB	Lymphknotenmetastase(n), mehr als 5 mm im Durchmesser.
cN1c	IIIC	Lymphknotenmetastase(n) mit extranodaler Ausdehnung
cN2	IVA	Fixierte oder ulzerierte regionäre Lymphknotenmetastasen

M – Fernmetastasen

	FIGO-Stadium	
cM0	N/A	Keine Fernmetastasen
cM1	IVB	Fernmetastasen (einschließlich) Beckenlymphknotenmetastasen

pTNM: Pathologische Klassifikation

Die pT- und pN-Kategorien entsprechen den T- und N-Kategorien. Für pM siehe Seite 10.

pN0 Regionäre Lymphadenektomie und histologische Untersuchung sollen üblicherweise 6 oder mehr Lymphknoten umfassen.

Wenn die untersuchten Lymphknoten tumorfrei sind, aber die Zahl der üblicherweise untersuchten Lymphknoten nicht erreicht wird, soll pN0 klassifiziert werden und in Klammern die Zahl der untersuchten Lymphknoten hinzugefügt werden.

Stadien – Vulva

Stadium 0	Tis	N0	M0
Stadium I	T1	N0	M0
Stadium IA	T1a	N0	M0
Stadium IB	T1b	N0	M0
Stadium II	T2	N0	M0
Stadium IIIA	T3	N0	M0
	TX-T3	N1a, N1mi	M0
Stadium IIIB	TX-T3	N1b	M0
Stadium IIIC	TX-T3	N1c	M0
Stadium IVA	T4	Jedes N	M0
	Jedes T	N2	M0
Stadium IVB	Jedes T	Jedes N	M1

Prognosefaktoren-Gitter – Vulva

Prognose-faktoren	Tumor-bezogen	Wirt-bezogen	Umwelt-bezogen[a)]
Essentiell	TNM Anzahl der Lymphknoten-metastasen Lymphovaskuläre Invasion Perineurale Invasion Resektionsränder	Alter Rauchen Immunstatus	Entfernung zum nächsten Behandlungszentrum Zugang zu speziellen Untersuchungen und Behandlungen Erfahrung des Behandlungszentrums Sozioökonomischer Status
Zusätzlich	FIGO-Stadium Durchmesser des Primärtumors Histologischer Typ Multifokale Erkrankung P16/HPV-Status P53-Überexpression	Benachbarte Dermatosen (LS; VIN)	Expertise in der Behandlung (z. B. Chirurgie, Ablation) Zugang zu Informationen Resektionsränder

a) Siehe Seite 16 für eine umfassende Darstellung der umweltbezogenen und sozialen Gesundheitsfaktoren.

Verändert nach: UICC Manual of Clinical Oncology, 9th ed. O'Sullivan B, Brierley J, D'Cruz A, Fey M, Pollock R, Vermorken J, Huang S. John Wiley & Sons. 2015.

Vagina
(ICD-O-4 C52)

Die Definitionen der T- und M-Kategorien entsprechen den verschiedenen FIGO-Stadien und der 9. Auflage des AJCC Cancer Staging Manual (2024). Das FIGO-System ist zum Vergleich aufgeführt.

Regeln zur Klassifikation

Die Klassifikation gilt nur für primäre Karzinome. Tumoren, die sekundär in der Vagina auftreten und deren Ursprung entweder genital oder extragenital liegt, sind ausgeschlossen.

Ein Tumor, der sich auf die Portio ausdehnt und den äußeren Muttermund erreicht hat, wird als Zervixkarzinom klassifiziert.

Ein Vaginalkarzinom, das 5 Jahre nach erfolgreicher Behandlung (kompletter Response) eines Karzinoms der Zervix auftritt, wird als primäres Vaginalkarzinom angesehen.

Ein Tumor, der die Vulva mitbefällt, wird als Karzinom der Vulva klassifiziert.

Histologische Diagnosesicherung ist erforderlich.

Die FIGO-Stadien beruhen auf chirurgischem Staging, die TNM-Stadien auf klinischem und/oder pathologischem Staging.

Regionäre Lymphknoten

Obere zwei Drittel der Vagina: Beckenlymphknoten einschließlich Obturator-, interne iliakale (hypogastrische), externe iliakale und nicht näher definierte Beckenlymphknoten

Unteres Drittel der Vagina: inguinale und femorale Lymphknoten

cTNM: Klinische Klassifikation

T – Primärtumor

cTNM-Kategorien	FIGO Stadien	
cTX		Primärtumor kann nicht beurteilt werden
cT0		Kein Anhalt für Primärtumor
cTis		Carcinoma in situ (präinvasives Karzinom); hochgradige Plattenepithel-intraepitheliale Läsion

(Fortsetzung)

cTNM-Kategorien	FIGO Stadien	
cT1	I	Tumor begrenzt auf die Vagina
cT2	II	Tumor infiltriert paravaginales Gewebe (Paracolpium)
cT3	III	Tumor erreicht die Beckenwand
cT4	IVA	Tumor infiltriert die *Mukosa* der Blase und/oder des Rektums und/oder überschreitet die Grenzen des kleinen Beckens*
cM1	IVB	Fernmetastasen

Anmerkung

* Das Vorhandensein eines bullösen Ödems genügt nicht, um einen Tumor als cT4 zu klassifizieren.

N – Regionäre Lymphknoten

cNX Regionäre Lymphknoten können nicht beurteilt werden
cN0 Keine regionären Lymphknotenmetastasen
cN1 Regionäre Lymphknotenmetastasen

M – Fernmetastasen

cM0 Keine Fernmetastasen
cM1 Fernmetastasen

pTNM: Pathologische Klassifikation

Die pT- und pN-Kategorien entsprechen den T- und N-Kategorien. Für pM siehe Seite 10.

pN0 Inguinale Lymphadenektomie und histologische Untersuchung sollen üblicherweise 6 oder mehr Lymphknoten und/oder pelvine Lymphadenektomie und histologische Untersuchung sollen 10 oder mehr Lymphknoten umfassen.

Wenn die untersuchten Lymphknoten tumorfrei sind, aber die Zahl der üblicherweise untersuchten Lymphknoten nicht erreicht wird, soll pN0 klassifiziert werden und in Klammern die Zahl der untersuchten Lymphknoten hinzugefügt werden.

Stadien – Vagina

Stadium 0	Tis	N0	M0
Stadium I	T1	N0	M0
Stadium II	T2	N0	M0
Stadium III	T3	N0	M0
	T1, T2, T3	N1	M0
Stadium IVA	T4	Jedes N	M0
Stadium IVB	Jedes T	Jedes N	M1

Anmerkung der Übersetzer

Ein Prognosefaktoren-Gitter ist nicht vorgesehen

Cervix uteri (ICD-O-4 C53)

Die Definitionen der T-, N- und M-Kategorien entsprechen den verschiedenen FIGO-Stadien [2] und der 9. Auflage des AJCC Cancer Staging Manual (2024). Das FIGO-System ist zum Vergleich aufgeführt.

Regeln zur Klassifikation

Die Klassifikation gilt nur für Karzinome. Histologische Diagnosesicherung ist erforderlich.

Anmerkung

Die Verwendung bildgebender Verfahren und pathologischer Befunde, soweit vorhanden, zur Beurteilung der Größe und der Ausbreitung des Primärtumors ist für alle Stadien möglich.

Anatomische Unterbezirke

1. Endozervix (C53.0)
2. Ektozervix (C53.1)

Regionäre Lymphknoten

Die regionären Lymphknoten sind die parazervikalen, parametranen und hypogastrischen Lymphknoten (Lymphknoten an Aa. iliacae internae, Obturatorlymphknoten), ferner die Lymphknoten an den Aa. iliacae communes und externae sowie die präsakralen, die lateralen sakralen und para-aortalen Lymphknoten.

cTNM: Klinische Klassifikation

cT – Primärtumor

TNM-Kategorien	FIGO Stadien	
cTX		Primärtumor kann nicht beurteilt werden
cT0		Kein Anhalt für Primärtumor
cTis		Carcinoma in situ (präinvasives Karzinom)[1]

(Fortsetzung)

Gynäkologie

(Fortsetzung)

TNM-Kategorien	FIGO Stadien	
cT1	I	Zervixkarzinom begrenzt auf den Uterus (die Ausdehnung auf das Corpus uteri sollte dabei unbeachtet bleiben)
cT1a	IA	Invasives Karzinom, ausschließlich durch Mikroskopie diagnostiziert mit einer Stromainvasion von 5,0 mm oder weniger Eindringtiefe[2]
cT1a1	IA1	Tumor mit einer Stromainvasion von 3,0 mm oder weniger Eindringtiefe[2]
cT1a2	IA2	Tumor mit einer Stromainvasion von mehr als 3,0 mm, aber nicht mehr als 5,0 mm Eindringtiefe[2]
cT1b	IB	Läsion beschränkt auf die Zervix, mit mehr als 5 mm Eindringtiefe[2]
cT1b1	IB1	Läsion von 2,0 cm oder weniger in größter Ausdehnung
cT1b2	IB2	Läsion von mehr als 2,0 cm und nicht mehr als 4,0 cm in größter Ausdehnung
cT1b3	IB3	Läsion von mehr als 4,0 cm in größter Ausdehnung
cT2	II	Zervixkarzinom infiltriert jenseits des Uterus, aber nicht bis zur Beckenwand und nicht bis zum unteren Drittel der Vagina
cT2a	IIA	Ohne Infiltration des Parametriums
cT2a1	IIA1	Läsion von 4 cm oder weniger in größter Ausdehnung
cT2a2	IIA2	Läsion von mehr als 4 cm in größter Ausdehnung
cT2b	IIB	mit Infiltration des Parametriums
cT3	III	Zervixkarzinom breitet sich bis zur Beckenwand aus und/oder befällt das untere Drittel der Vagina und/oder verursacht Hydronephrose oder stumme Niere
cT3a	IIIA	Tumor befällt unteres Drittel der Vagina, keine Ausbreitung zur Beckenwand

(Fortsetzung)

TNM-Kategorien	FIGO Stadien	
cT3b	IIIB	Tumor breitet sich bis zur Beckenwand aus und/oder verursacht Hydronephrose oder stumme Niere
cT4	IVA	Tumor infiltriert *Schleimhaut* von Blase oder Rektum und/oder überschreitet die Grenzen des kleinen Beckens[3]

Anmerkungen

[1] Ohne FIGO-Äquivalent. Die FIGO verwendet das Stadium 0 (Tis) nicht mehr.

[2] Die Invasionstiefe wird gemessen von der Epithel-Stroma-Grenze der angrenzenden oberflächlichsten Papille bis zum tiefsten Punkt der Invasion. Befall von Venen oder Lymphgefäßen beeinflusst die Klassifikation nicht.

[3] Das Vorhandensein eines bullösen Ödems genügt nicht, um einen Tumor als cT4 zu klassifizieren. Infiltration der Schleimhaut von Blase oder Rektum bedarf des Nachweises durch Biopsie.

N – Regionäre Lymphknoten

cNX Regionäre Lymphknoten können nicht beurteilt werden
cN0 Keine regionären Lymphknotenmetastasen
cN1 Regionäre Lymphknotenmetastasen in Beckenlymphknoten
cN2 Regionäre Lymphknotenmetastasen in para-aortalen Lymphknoten mit/ohne Metastasen in Beckenlymphknoten

M – Fernmetastasen

cM0 Keine Fernmetastasen
cM1 Fernmetastasen (eingeschlossen Metastasen in inguinalen Lymphknoten und intraperitoneale Metastasen). Nicht eingeschlossen sind Metastasen in der Vagina und der Serosa des Beckens. Fernmetastasen der Serosa der Vaginaund in den Adnexe(n) werden berücksichtigt.

Anmerkung

Fernmetasasen der Serosa des Uterus und in den Adnexen werden in der M1-Definition der FIGO ausgeschlossen, nicht jedoch in den M1-Definitionen der UICC und der AJCC.

pTNM: Pathologische Klassifikation

Die pT- und pN-Kategorien entsprechen den cT- und cN-Kategorien. Für pM siehe Seite 10.

pN0 Regionäre Lymphadenektomie und histologische Untersuchung sollen üblicherweise 10 oder mehr Lymphknoten umfassen. Wenn die untersuchten Lymphknoten tumorfrei sind, aber die Zahl der üblicherweise untersuchten Lymphknoten nicht erreicht wird, soll pN0 klassifiziert werden und in Klammern die Zahl der untersuchten Lymphknoten hinzugefügt werden.

Stadien – Cervix uteri

Stadium 0	Tis	N0	M0
Stadium I	T1	N0	M0
Stadium IA	T1a	N0	M0
Stadium IA1	T1a1	N0	M0
Stadium IA2	T1a2	N0	M0
Stadium IB	T1b	N0	M0
Stadium IB1	T1b1	N0	M0
Stadium IB2	T1b2	N0	M0
Stadium IB3	T1b3	N0	M0
Stadium II	T2	N0	M0
Stadium IIA	T2a	N0	M0
Stadium IIA1	T2a1	N0	M0
Stadium IIA2	T2a2	N0	M0
Stadium IIB	T2b	N0	M0
Stadium III	T3	N0	M0
Stadium IIIA	T3a	N0	M0
Stadium IIIB	T3b	Jedes N	M0
Stadium IIIC1	T0, Tis, T1, T2, T3	N1	M0
Stadium IVA	T4	Jedes N	M0
Stadium IVB	Jedes T	Jedes N	M1

Prognosefaktoren-Gitter – Cervix uteri

Prognose-faktoren	Tumor-bezogen	Wirt-bezogen	Umwelt-bezogen[a)]
Essentiell	TNM Unilaterale versus bilaterale Erkrankung Resektionsrand mit Tumor	Immunsuppression (HIV-Infektion) Allgemeinzustand Fettsucht Raucheranamnese	Entfernung zum nächsten Behandlungszentrum Zugang zu speziellen Untersuchungen und Behandlungen Sozioökonomischer Status
Zusätzlich	Lymphgefäß-invasion Histologischer Typ P16/HPV-Status PDL-1-Status	Anämie während der Behandlung	Expertise in der Behandlung (Chirurgie, Strahlentherapie) Zugang zu Informationen postoperativer R-Status

a) Siehe Seite 16 für eine umfassende Darstellung der umweltbezogenen und sozialen Gesundheitsfaktoren.

Verändert nach: UICC Manual of Clinical Oncology, 9th ed. O'Sullivan B, Brierley J, D'Cruz A, Fey M, Pollock R, Vermorken J, Huang S. John Wiley & Sons. 2015.

Uterus – Endometrium (ICD-O-4 C54.0, 1, 3, 8, 9, C55)

Die Definitionen der T-, N- und M-Kategorien entsprechen denen der 8. Auflage des AJCC Cancer Staging Manual (2016).

Regeln zur Klassifikation

Die Klassifikation gilt nur für Karzinome und Karzinomsarkome des Endometrium.

Histologische Diagnosesicherung und Unterteilung nach histologischem Subtyp sowie Grad der Tumoren sind erforderlich.

Anatomische Unterbezirke

1. Isthmus uteri (C54.0)
2. Fundus uteri (C54.3)
3. Endometrium (C54.1)

Regionäre Lymphknoten

Regionäre Lymphknoten sind die Beckenlymphknoten [hypogastrische Lymphknoten (an Aa. obturatoriae und iliacae internae), Lymphknoten an Aa. iliacae communes und externae, parametrane und sakrale Lymphknoten] und die paraaortalen Lymphknoten.

cTNM: Klinische Klassifikation

T – Primärtumor

cTX Primärtumor kann nicht beurteilt werden
cT0 Kein Anhalt für Primärtumor

cT1 Tumor begrenzt auf Corpus uteri[1]
- cT1a Tumor begrenzt auf Endometrium oder infiltriert weniger als die Hälfte des Myometriums
- cT1b Tumor infiltriert die Hälfte oder mehr des Myometriums

cT2 Tumor infiltriert das Stroma der Zervix, breitet sich jedoch nicht jenseits des Uterus aus

cT3[2] Lokale und/oder regionäre Ausbreitung wie nachfolgend beschrieben:

cT3a Tumor befällt Serosa und/oder Adnexe (direkte Ausbreitung oder Metastasen)

cT3b Vaginal- oder Parametriumbefall (direkte Ausbreitung oder Metastasen)

cT4[3] Tumor infiltriert Blasen- und/oder Rektumschleimhaut

M1 Fernmetastasen (ausgenommen Metastasen in Vagina, Beckenserosa oder Adnexen, einschließlich Metastasen in inguinalen und anderen intraabdominalen Lymphknoten als paraaortalen und/oder Beckenlymphknoten)

Anmerkungen

[1] Die alleinige Beteiligung von endozervikalen Drüsen soll als Stadium I klassifiziert werden.

[2] Eine positive Zytologie soll gesondert diagnostiziert und ohne Änderung des Stadiums dokumentiert werden.

[3] Das Vorhandensein eines bullösen Ödems genügt nicht, um einen Tumor als cT4 zu klassifizieren. Infiltration der Schleimhaut von Blase oder Rektum bedarf des Nachweises durch Biopsie.

Anmerkung der Übersetzer

Der Nachweis durch Biopsie wird in der englischen Ausgabe nicht gefordert.

N – Regionäre Lymphknoten

cNX Regionäre Lymphknoten können nicht beurteilt werden

cN0 Keine regionären Lymphknotenmetastasen

cN1 Regionäre Lymphknotenmetastasen in Beckenlymphknoten

cN2 Regionäre Lymphknotenmetastasen in para-aortalen Lymphknoten mit/ohne Metastasen in Beckenlymphknoten

M – Fernmetastasen

cM0 Keine Fernmetastasen

cM1 Fernmetastasen

pTNM: Pathologische Klassifikation

Die pT- und pN-Kategorien entsprechen den cT- und cN-Kategorien. Für pM siehe Seite 10.

pN0 Regionäre Lymphadenektomie und histologische Untersuchung sollen üblicherweise 10 oder mehr Lymphknoten umfassen. Wenn die untersuchten Lymphknoten tumorfrei sind, aber die Zahl der üblicherweise untersuchten Lymphknoten nicht erreicht wird, soll pN0 klassifiziert werden und in Klammern die Zahl der untersuchten Lymphknoten hinzugefügt werden.

G: Histopathologisches Grading

Für das Grading sollen die Grade G1, G2 und G3 verwendet werden. Hinsichtlich des histopathologischen Gradings wird auf folgende Publikation verwiesen: Creasman WT, Odicino F, Maisoneuve P et al. FIGO Annual Report on the results of treatment in gynaecological cancer. Vol. 26. Carcinoma of the corpus uteri. *Int J Gynecol Obstet* 2006; 95; Suppl 1: 105–143

Stadien – Endometrium

Stadium 0	Tis	N0	M0
Stadium I	T1	N0	M0
Stadium IA	T1a	N0	M0
Stadium IB	T1b	N0	M0
Stadium II	T2	N0	M0
Stadium IIIA	T3a	N0	M0
Stadium IIIB	T3b	N0	M0
Stadium IIIC1	T1, T2, T3	N1	M0
Stadium IIIC2	T1, T2, T3	N2	M0
Stadium IVA	T4	Jedes N	M0
Stadium IVB	Jedes T	Jedes N	M1

Prognosefaktoren-Gitter – Endometrium

Prognose faktoren	Tumor-bezogen	Wirt-bezogen	Umwelt-bezogen[a)]
Essentiell	TNM Tiefe der Myometriuminvasion Differenzierungsgrad Tumorzelltyp Lymphgefäßinvasion	Fettleibigkeit	Behandlung nach chirurgischen Eingriffen

(Fortsetzung)

Prognose faktoren	Tumor-bezogen	Wirt-bezogen	Umwelt-bezogen[a)]
Zusätzlich	Lymphknotenmetastasen Lokalisation der Fernmetastasen Molekulares Profil (POLE-Status, Status der DNA-Mismatch-Reparatur und P53-Status)	Alter Allgemeinzustand Ethnie Komorbiditäten	Ausmaß der Resektion Behandlung nach chirurgischen Eingriffen

[a)] Siehe Seite 16 für eine umfassende Darstellung der umweltbezogenen und sozialen Gesundheitsfaktoren.
Verändert nach: UICC Manual of Clinical Oncology, 9th ed. O'Sullivan B, Brierley J, D'Cruz A, Fey M, Pollock R, Vermorken J, Huang S. John Wiley & Sons. 2015.

Uterussarkome (Leiomyosarkom, Endometriales Stromasarkom, Adenosarkom) (ICD-O-4 C53, C54, C55)

Die Definitionen der T-, N- und M-Kategorien entsprechen den verschiedenen FIGO-Stadien und der 8. Auflage des AJCC Cancer Staging Manual (2016). Das FIGO-System ist zum Vergleich aufgeführt.

Es wird auf folgende Publikationen verwiesen:

- Prat J. FIGO staging for uterine sarcomas. Int J Gynaecol Obstet 2009; 104: 177–178
- FIGO Committee on Gyn Onc Report. FIGO staging for uterine sarcomas. Int J Gynaecol Obstet 2009; 104: 179

Regeln zur Klassifikation

Die Klassifikation gilt nur für Uterussarkome, ausgenommen Karzinosarkome, die wie Endometriumkarzinome klassifiziert werden.

Histologische Diagnosesicherung und Unterteilung nach histologischem Subtyp der Tumoren sind erforderlich.

Die FIGO-Stadien beruhen auf chirurgischem Staging, die TNM-Stadien auf klinischer und/oder pathologischer Klassifikation.

Anatomische Unterbezirke

1. Cervix uteri (C53)
2. Isthmus uteri (C54.0)
3. Myometrium (C54.2)
4. Fundus uteri (C54.3)

Regionäre Lymphknoten

Regionäre Lymphknoten sind die Beckenlymphknoten [hypogastrische Lymphknoten (an Aa. obturatoriae und iliacae internae), Lymphknoten an Aa. iliacae communes und externae, parametrane und sakrale Lymphknoten] und die paraaortalen Lymphknoten.

cTNM: Klinische Klassifikation

T – Primärtumor (Leiomyosarkom, Endometriales Stromasarkom)

TNM-Kategorien	FIGO Stadien	Definitionen
cT1	I	Tumor begrenzt auf den Uterus
cT1a	IA	Tumor 5 cm oder weniger in größter Ausdehnung
cT1b	IB	Tumor mehr als 5 cm in größter Ausdehnung
cT2	II	Tumor dehnt sich jenseits des Uterus innerhalb des Beckens aus
cT2a	IIA	Tumor involviert Adnexe
cT2b	IIB	Tumor involviert andere Strukturen des Beckens
cT3	III	Tumor infiltriert Strukturen des Abdomens
cT3a	IIIA	Eine Lokalisation
cT3b	IIIB	Mehr als eine Lokalisation
cN1	IIIC	Metastase(n) in regionären Lymphknoten
cT4	IVA	Tumor infiltriert Blasen- oder Rektumschleimhaut
cM1	IVB	Fernmetastasen

Anmerkung

Simultane Tumoren von Corpus uteri und von Ovar/Becken in Begleitung einer Endometriose von Ovar/Becken sollen als unabhängige Primärtumoren klassifiziert werden.

T – Primärtumor (Adenosarkom)

TNM-Kategorien	FIGO Stadien	Definitionen
cT1	I	Tumor begrenzt auf den Uterus
cT1a	IA	Tumor begrenzt auf das Endometrium/Endozervix

(Fortsetzung)

Gynäkologie

(Fortsetzung)

TNM-Kategorien	FIGO Stadien	Definitionen
cT1b	IB	Tumor infiltriert weniger als die Hälfte des Myometrium
cT1c	IC	Tumor infiltriert die Hälfte des Myometrium oder mehr
cT2	II	Tumor breitet sich jenseits des Uterus aber innerhalb des Beckens aus
cT2a	IIA	Tumor involviert Adnexe
cT2b	IIB	Tumor involviert andere Strukturen des Beckens
cT3	III	Tumor involviert Strukturen des Abdomens
cT3a	IIIA	Eine Lokalisation
cT3b	IIIB	Mehr als eine Lokalisation
cN1	IIIC	Metastase(n) in regionären Lymphknoten
cT4	IVA	Tumor infiltriert Blasen- oder Rektumschleimhaut
cM1	IVB	Fernmetastasen

Anmerkung

Simultane Tumoren von Corpus uteri und von Ovar/Becken in Begleitung einer Endometriose von Ovar/Becken sollen als unabhängige Primärtumoren klassifiziert werden.

N – Regionäre Lymphknoten

cNX Regionäre Lymphknoten können nicht beurteilt werden
cN0 Keine regionären Lymphknotenmetastasen
cN1 Regionäre Lymphknotenmetastasen

M – Fernmetastasen

cM0 Keine Fernmetastasen
cM1 Fernmetastasen (ausgeschlossen direkte Invasion von Adnexen, Strukturen des Beckens und des Abdomens)

pTNM: Pathologische Klassifikation

Die pT- und pN-Kategorien entsprechen den cT- und cN-Kategorien. Für pM siehe Seite 10.

Stadien – Uterussarkome

Stadium I	T1	N0	M0
Stadium IA	T1a	N0	M0
Stadium IB	T1b	N0	M0
Stadium IC*	T1c	N0	M0
Stadium II	T2	N0	M0
Stadium IIA	T2a	N0	M0
Stadium IIB	T2b	N0	M0
Stadium IIIA	T3a	N0	M0
Stadium IIIB	T3b	N0	M0
Stadium IIIC	T1, T2, T3	N1	M0
Stadium IVA	T4	Jedes N	M0
Stadium IVB	Jedes T	Jedes N	M1

Anmerkung

*Stadium IC darf nicht für Leiomyosarkome und endometriale Stromasarkome verwendet werden.

Ovar, Tube und primäres Peritonealkarzinom (ICD-O-4 C48.1-2, C56, C57)

Die Definitionen der T-, N- und M-Kategorien entsprechen den verschiedenen FIGO-Stadien und der 8. Auflage des AJCC Cancer Staging Manual (2016). Das FIGO-System ist zum Vergleich aufgeführt.

Regeln zur Klassifikation

Die Klassifikation gilt für maligne Tumoren des Ovars sowohl epithelialen als auch stromalen Ursprungs einschließlich Tumoren von Borderline-Malignität [Prat J, FIGO Committee on Gynecologic Oncology. Staging classification for cancer of the ovary, fallo pian tube, and peritoneum. *Int J Gynecol Obstet* 2014; 124: 1–5.] entsprechend den sog. „common primary epithelial tumors" der früheren Nomenklatur.

Die Klassifikation gilt für maligne und Borderline-Tumoren epithelialen oder stromalen Ursprungs der Tube und des Peritoneums (ausgehend vom Müller'schen Epithel).

Histologische Diagnosesicherung und Unterteilung der Fälle nach histologischem Typ ist erforderlich.

Die FIGO-Stadien beruhen auf chirurgischem Staging, die TNM-Stadien auf klinischer und/oder pathologischer Klassifikation.

Regionäre Lymphknoten

Regionäre Lymphknoten sind die hypogastrischen Lymphknoten (Obturatorius-Lymphknoten), an den Aa. iliacae internae communes und externae sowie die lateralen sakralen, paraaortalen, retroperitonealen

Lymphknoten*. Metastasen in inguinalen Lymphknoten werden als Fernmetastasen klassifiziert.

Anmerkung

* Eingeschlossen sind die intraabdominalen Lymphknoten, z. B. Lymphknoten des großen Netzes.

cTNM: Klinische Klassifikation

T – Primärtumor

TNM-Kategorien	FIGO Stadien	
cTX		Primärtumor kann nicht beurteilt werden
cT0		Kein Anhalt für Primärtumor
cT1	I	Tumor begrenzt auf Ovarien (eines oder beide) oder auf Tube(n)
cT1a	IA	Tumor auf ein Ovar begrenzt (Kapsel intakt) oder eine Tube, kein Tumor auf der Oberfläche des Ovars oder der Tube; keine malignen Zellen im Aszites oder bei Peritonealspülung
cT1b	IB	Tumor auf beide Ovarien oder Tuben begrenzt; Kapsel intakt, kein Tumor auf der Oberfläche der beiden Ovarien oder Tuben; keine malignen Zellen im Aszites oder bei Peritonealspülung
cT1c	IC	Tumor begrenzt auf ein oder beide Ovarien oder Tuben mit einem der nachfolgenden:
cT1c1	IC1	Tumorzelldissemination während Operation
cT1c2	IC2	Kapselruptur vor Chirurgie oder Tumor an Ovar- oder Tubenoberfläche
cT1c3	IC3	oder maligne Zellen im Aszites oder bei Peritonealspülung
cT2	II	Tumor befällt ein oder beide Ovarien oder Tube(n) und breitet sich im Becken aus, unterhalb des Beckenrandes, oder primäres Peritonealkarzinom
cT2a	IIA	Ausbreitung auf und/oder Implantate an Uterus und/oder Tube(n) und/oder Ovarien
cT2b	IIB	Ausbreitung auf andere Beckengewebe
cT3 und/oder cN1	III	Tumor befällt ein oder beide Ovarien oder Tuben oder primäres Karzinom des Peritoneum mit zytologisch oder histologisch nachgewiesener Ausbreitung auf das Peritoneum außerhalb des Beckens und/oder regionären Lymphknotenmetastasen

(Fortsetzung)

(Fortsetzung)

TNM-Kategorien	FIGO Stadien	
cN1		Nur retroperitoneale Lymphknotenmetastasen
cN1a	IIIA1i	Lymphknotenmetastasen 10 mm oder weniger in größter Ausdehnung
cN1b	IIIA1ii	Lymphknotenmetasen größer als 10 mm in größter Ausdehnung
cT3a Jedes N	IIIA2	Mikroskopisch Ausbreitung jenseits des Beckens (oberhalb Beckenrand) mit oder ohne retroperitoneale Lymphknotenmetastasen jenseits des Beckens
cT3b Jedes N	IIIB	Makroskopische Peritonealmetastasen jenseits des Beckens, 2 cm oder weniger in größter Ausdehnung, eingeschlossen Darmbeteiligung außerhalb des Beckens mit oder ohne retroperitoneale Lymphknotenmetastasen
cT3c Jedes N	IIIC	Peritonealmetastasen jenseits des Beckens, mehr als 2 cm in größter Ausdehnung und/ oder regionäre Lymphknotenmetastasen einschließlich Tumorausbreitung auf die Leber- und Milzkapsel ohne parenchymale Beteiligung dieser Organe
cM1	IV	Fernmetastasen (ohne Berücksichtigung von Peritonealmetastasen)
cM1a	IVA	Pleuraergüsse und positive Zytologie
cM1b	IVB	Parenchymmetastasen und Fernmetastasen in extraabdominelle Organen (eingeschlossen inguinale Lymphknoten und Lymphknoten außerhalb der Bauchhöhle)

Anmerkung

Metastasen an der Leberkapsel entsprechen T3/Stadium III, Leberparenchymmetastasen M1/Stadium IV.

N – Regionäre Lymphknoten

TNM-Kategorien	FIGO-Stadien	
cNX		Regionäre Lymphknoten können nicht beurteilt werden
cN0		Keine regionären Lymphknotenmetastasen
cN1	IIIA1	Regionäre Lymphknotenmetastasen (nur retroperitoneale)
cN1a	IIIA1i	Lymphknotenmetastasen 10 mm oder weniger in größter Ausdehnung
cN1b	IIIA1ii	Lymphknotenmetastasen größer als 10 mm in größter Ausdehnung

M – Fernmetastasen

cM0 Keine Fernmetastasen

cM1 Fernmetastasen (ohne Berücksichtigung von Peritonealmetastasen)

- cM1a Pleuraergüsse und positive Zytologie
- cM1b Parenchymmetastasen und Fernmetastasen in extraabdominellen Organen (eingeschlossen inguinale Lymphknoten und Lymphknoten außerhalb der Bauchhöhle)

pTNM: Pathologische Klassifikation

Die pT- und pN-Kategorien entsprechen den cT- und cN-Kategorien. Für pM siehe Seite 10.

pN0 Regionäre Lymphadenektomie und histologische Untersuchung sollen üblicherweise 10 oder mehr Lymphknoten umfassen.

Wenn die untersuchten Lymphknoten tumorfrei sind, aber die Zahl der üblicherweise untersuchten Lymphknoten nicht erreicht wird, soll pN0 klassifiziert werden und in Klammern die Zahl der untersuchten Lymphknoten hinzugefügt werden.

Stadien – Ovar, Tube und primäres Peritonealkarzinom

Stadium I	T1	N0	M0
Stadium IA	T1a	N0	M0
Stadium IB	T1b	N0	M0
Stadium IC	T1c	N0	M0
Stadium II	T2	N0	M0

Stadium IIA	T2a	N0	M0
Stadium IIB	T2b	N0	M0
Stadium IIIA1	T1, T2	N1	M0
Stadium IIIA2	T3a	N0, N1	M0
Stadium IIIB	T3b	N0, N1	M0
Stadium IIIC	T3c	N0, N1	M0
Stadium IV	Jedes T	Jedes N	M1
Stadium IVA	Jedes T	Jedes N	M1a
Stadium IVB	Jedes T	Jedes N	M1b

Prognosefaktoren-Gitter – Ovar, Tube, Peritonealkarzinom

Prognose-faktoren	Tumor-bezogen	Wirt-bezogen	Umwelt-bezogen[a)]
Essentiell	Histologischer Typ Grad TNM Residualtumor	Alter Komorbiditäten Allgemeinzustand	Entfernung zum nächsten Behandlungszentrum Zugang zu speziellen Untersuchungen und Behandlungen Sozioökonomischer Status
Zusätzlich	Regionäre Lymphknoten-metastasen Lokalisation der Fernmetastasen DNA-Ploidie CA12.5 HR-Status Mikrosatelliten-Instabilität (MSI), DNA-Mismatch-Reparatur (MMR) Tumormutationslast (TML) BRAF und NTRK	BRCA1 Genetische Prädisposition	Expertise in der Behandlung (Chirurgie, Strahlentherapie) Zugang zu Informationen postoperativer R-Status

a) Siehe Seite 16 für eine umfassende Darstellung der umweltbezogenen und sozialen Gesundheitsfaktoren.

Verändert nach: UICC Manual of Clinical Oncology, 9th ed. O'Sullivan B, Brierley J, D'Cruz A, Fey M, Pollock R, Vermorken J, Huang S. John Wiley & Sons. 2015.

Trophoblastäre Schwangerschaftstumoren (ICD-O-4 C58)

Die Klassifikation der trophoblastären Schwangerschaftstumoren basiert auf jener der FIGO von 1992 und wurde 2002 ergänzt [Ngan HYS, Bender H, Benedet JL et al. (FIGO Committee on Gynecologic Oncology) Gestational trophoblastic neoplasia. Int J Gynecol Obstet 2002; 77: 285–287].

Die Definitionen der T- und M-Kategorien entsprechen den verschiedenen FIGO-Stadien und der 8. Auflage des AJCC Cancer Staging Manual (2016). Das FIGO-System ist zum Vergleich aufgeführt.

Im Gegensatz zu anderen Tumoren ist eine N-Klassifikation (regionäre Lymphknoten) für diese Tumoren nicht vorgesehen. Ein Prognosescore, der auf nichtanatomischen Faktoren beruht, wird verwendet, um die Fälle Hoch- und Niedrigrisikokategorien zuordnen zu können. Diese Kategorien werden für die Stadiengruppierung berücksichtigt.

Regeln zur Klassifikation

Die Klassifikation gilt für Chorionkarzinome, invasive hydatiforme Molen und für den trophoblastischen Plazentatumor. Der letztere soll gesondert analysiert werden. Eine histologische Diagnosesicherung des Tumors ist dann nicht erforderlich, wenn der Wert des humanen Choriogonadotropin (βhCG) abnormal erhöht ist. Eine vorausgegangene Chemotherapie sollte dokumentiert werden.

Anmerkung der Übersetzer

Es wird empfohlen, auch den epithelioiden Trophoblasttumor (ETT) in die Klassifikation mit einzubeziehen.

Verfahren zur Bestimmung der T- und M-Kategorien sind:

T-Kategorien:	Klinische Untersuchung, bildgebende Verfahren einschließlich Endoskopie sowie Serum/Urin βHCG-Wert
M-Kategorien:	Klinische Untersuchung, bildgebende Verfahren sowie Serum/Urin βHCG-Wert
Risikofaktoren:	Alter, Art der vorausgegangenen Schwangerschaft, Interval zur Indexschwangerschaft, Serum/Urin-βHCGWert vor Behandlung, Durchmesser des größten Tumors, Lokalisation der Metastasen, Anzahl der Metastasen, vorausgegangene Behandlungen werden berücksichtigt, um einen Prognosescore zu errechnen, der die Fälle in solche mit niedrigem und hohem Risiko einteilt.

Anmerkung der Übersetzer

Ein histologisches Grading wird nicht angewendet.

cTNM: Klinische Klassifikation

T – Primärtumor

TNM-Kategorien	FIGO Stadien[1]	
cTX		Primärtumor kann nicht beurteilt werden
cT0		Kein Anhalt für Primärtumor
cT1	I	Tumor auf den Uterus beschränkt
cT2[2]	II	Tumor breitet sich auf andere Genitalstrukturen aus: Vagina, Ovar, Ligamentum latum, Tuba uterina (Metastasen oder direkte Ausbreitung)
cM0		Keine Fernmetastasen
cM1a	III	Lungenmetastasen
cM1b[3]	IV	Andere Fernmetastasen (mit oder ohne Lungenmetastasen)

Anmerkungen

[1] Die Stadien I–IV werden nach dem Prognosescore in A und B unterteilt.

[2] Metastasen in anderen Genitalstrukturen (Vagina, Ovar, Ligamentum latum, Tuba uterina) werden als T2 klassifiziert.

[3] Jede Beteiligung extragenitaler Strukturen, entweder durch direkte Infiltration oder durch Metastasen, wird in der M-Kategorie klassifiziert.

pTNM: Pathologische Klassifikation

Die pT-Kategorien entsprechen den cT-Kategorien. Für pM siehe Seite 10.

Stadien – Trophoblastäre Schwangerschaftstumoren

Stadium I	T1	M0
Stadium II	T2	M0
Stadium III	Jedes T	M1a
Stadium IV	Jedes T	M1b

Prognosescore

Prognosefaktor	0	1	2	4
Alter	< 40	≥ 40		
Vorausgegangene Schwangerschaft	Hytadiforme Mole	Abort	Schwangerschaft am Termin	
Monate nach Schwangerschaft	<4	4– < 7	7–12	> 12
Serum-HCG vor Behandlung (IU/l)	$< 10^3$	10^3– < 10^4	10^4–< 10^5	$\geq 10^5$
Größter Tumordurchmesser (eingeschlossen Uterus)	< 3 cm	3–5 cm	> 5 cm	
Lokalisation der Metastasen	Lunge	Milz, Niere	Verdauungstrakt	Leber, Gehirn
Anzahl der Metastasen		1–4	5–8	>8
Fehlgeschlagene Chemotherapien			Monochemotherapie	Polychemotherapie

Risikokategorien

Totaler Prognosescore 6 oder weniger = niedriges Risiko
Totaler Prognosescore 7 der mehr = hohes Risiko

Prognostische Gruppeneinteilung

Stadium und Prognosescore sollten festgehalten und durch einen Doppelpunkt getrennt werden, z. B. II: 4 oder IV: 9

Literatur

1 Olawaiye, A.B., Cotler, J., Cuello, M.A. et al. (2021). FIGO staging for carcinoma of the vulva: 2021 revision. *Int J Gynaecol Obstet* 155 (1): 43–47.

2 Bhatla, N., Berek, J.S., Cuello Fredes, M. et al. (2019). Revised FIGO staging for carcinoma of the cervix uteri. *Int J Gynecol Obstet* 145: 129–135. doi:https://doi.org/10.1002/ijgo.12749. Siehe auch das Korrigendum: Int J Gynecol Obstet; 147: 279–280. doi:10.1002/ijgo.12969; Int J Gynecol Obstet. 2021; 155: 43–47. doi:10.1002/ijgo.13880.

Urologische Tumoren

Einführende Bemerkungen

Folgende anatomische Bezirke werden klassifiziert:

- Penis
- Prostata
- Hoden
- Niere
- Nierenbecken und Harnleiter
- Harnblase
- Harnröhre

Penis (ICD-O-4 C60)

Die Definitionen der T-, N- und M-Kategorien entsprechen denen der 8. Auflage des AJCC Cancer Staging Manual (2016).

Regeln zur Klassifikation

Die Klassifikation gilt nur für Karzinome. Histologische Diagnosesicherung ist erforderlich.

Anatomische Unterbezirke

1. Präputium (C60.0)
2. Glans penis (C60.1)
3. Penisschaft (C60.2)

Regionäre Lymphknoten

Die regionären Lymphknoten sind die oberflächlichen und tiefen Leistenlymphknoten und die Beckenlymphknoten.

cTNM: Klinische Klassifikation

T – Primärtumor

cTX Primärtumor kann nicht beurteilt werden
cT0 Kein Anhalt für Primärtumor
cTis Carcinoma in situ (penile intraepitheliale Neoplasie)
cTa Nichtinvasives lokalisiertes Plattenepithelkarzinom

cT1 Glans: Tumor infiltriert Lamina propria; Vorhaut: Tumor infiltriert Dermis, Lamina propria oder Dartos'sche Faszie; Schaft: Tumor infiltriert das Bindegewebe zwischen Epidermis und Corpora unabhängig von der Lokalisation; Alle: Lokalisation mit/ohne lymphvaskuläre oder perineurale Infiltration und/oder schlecht differenziert/undifferenziert
- cT1a Tumor ohne lymphovaskuläre oder perineurale Infiltration, nicht schlecht differenziert/undifferenziert/sarkomatoid
- cT1b Tumor mit lymphovaskulärer Infiltration und/oder perineuraler Invasion oder ist schlecht differenziert/undifferenziert/sarkomatoid

cT2 Tumor infiltriert Corpus spongiosum (entweder Glans oder ventraler Schaft) mit/ohne Invasion der Urethra
cT3 Tumor infiltriert Corpus cavernosum (eingeschlossen Tunica albuginea) mit/ohne Invasion der Urethra
cT4 Tumor infiltriert andere Nachbarstrukturen (z. B. Skrotum, Prostata, Schambein)

N – Regionäre Lymphknoten

cNX Regionäre Lymphknoten können nicht beurteilt werden
cN0 Keine palpablen oder sichtbar vergrößerten Leistenlymphknoten
cN1 Ein palpabler mobiler unilateraler Leistenlymphknoten
cN2 Multiple oder bilaterale palpable mobile Leistenlymphknoten
cN3 Fixierte Leistenlymphknotenpakete oder uni- oder bilaterale pelvine Lymphadenopathie

M – Fernmetastasen

cM0 Keine Fernmetastasen
cM1 Fernmetastasen

pTNM: Pathologische Klassifikation

Die pT-Kategorien entsprechen den cT-Kategorien. Die pN-Kategorien basieren auf Biopsien oder chirurgischer Entfernung. Für pM siehe Seite 10.

pNX Regionäre Lymphknoten können nicht beurteilt werden
pN0 Keine regionären Lymphknotenmetastasen
pN1 Metastase(n) in einem oder zwei Leistenlymphknoten
pN2 Metastasen in mehr als zwei unilateralen inguinalen oder bilateralen Leistenlymphknoten
pN3 Metastase(n) in Beckenlymphknoten (uni- oder bilateral), oder extranodale Ausbreitung regionärer Lymphknotenmetastasen

Stadien – Penis

Stadium 0	Tis	N0	M0
	Ta	N0	M0
Stadium I	T1a	N0	M0
Stadium IIA	T1b, T2	N0	M0
Stadium IIB	T3	N0	M0

Stadium IIIA	T1, T2, T3	N1	M0
Stadium IIIB	T1, T2, T3	N2	M0
Stadium IV	T4	Jedes N	M0
	Jedes T	N3	M0
	Jedes T	Jedes N	M1

Prognosefaktoren-Gitter – Penis

Prognose-faktoren	Tumor-bezogen	Wirt-bezogen	Umwelt-bezogen[a)]
Essentiell	TNM Tumorgrad Lymphgefäß-invasion	Genitale Kondylome in der Anamnese Lichen sclerosus Schlechte Genitalhygiene	Entfernung zum nächsten Behandlungszentrum Zugang zu speziellen Untersuchungen und Behandlungen Sozioökonomischer Status
Zusätzlich	HPV/p16	Rauchen HIV/Immun-suppression	Expertise in der Behandlung (Onkologie, Strahlentherapie) Zugang zu Informationen

a) Siehe Seite 16 für eine umfassende Darstellung der umweltbezogenen und sozialen Gesundheitsfaktoren.

Verändert nach: UICC Manual of Clinical Oncology, 9th ed. O'Sullivan B, Brierley J, D'Cruz A, Fey M, Pollock R, Vermorken J, Huang S. John Wiley & Sons. 2015.

Prostata
(ICD-O-4 C61.9)

Die Definitionen der T-, N- und M-Kategorien entsprechen denen der 8. Auflage des AJCC Cancer Staging Manual (2016).

Regeln zur Klassifikation

Die Klassifikation gilt für alle Karzinome mit Ausnahme von Urothelkarzinomen der Prostata. Diese werden bei den Tumoren der Urethra klassifiziert.

Histologische Diagnosesicherung ist erforderlich.

Regionäre Lymphknoten

Regionäre Lymphknoten sind die Lymphknoten des kleinen Beckens, die im Wesentlichen den Beckenlymphknoten unterhalb der Bifurkation der Aa. iliacae communes entsprechen. Die Seitenlokalisation beeinflusst die N-Klassifikation nicht.

cTNM: Klinische Klassifikation

T – Primärtumor

cTX Primärtumor kann nicht beurteilt werden
cT0 Kein Anhalt für Primärtumor

cT1 Klinisch nicht erkennbarer Tumor, der weder tastbar noch in bildgebenden Verfahren sichtbar ist
- cT1a Tumor zufälliger histologischer Befund („incidental carcinoma“) in 5 % oder weniger des resezierten Gewebes
- cT1b Tumor zufälliger histologischer Befund („incidental carcinoma“) in mehr als 5 % des resezierten Gewebes
- cT1c Tumor durch Nadelbiopsie diagnostiziert (z. B. wegen erhöhtem PSA)

cT2 Tumor begrenzt auf Prostata
- cT2a Tumor befällt die Hälfte eines Lappens oder weniger
- cT2b Tumor befällt mehr als die Hälfte eines Lappens
- cT2c Tumor in beiden Lappen

cT3 Tumor durchbricht die Prostatakapsel[1]

- cT3a Extraprostatische Ausbreitung (einseitig oder beidseitig) eingeschlossen mikroskopisch nachweisbare Infiltration des Blasenhalses
- cT3b Tumor infiltriert Samenblase(n)

cT4 Tumor ist fixiert oder infiltriert andere benachbarte Strukturen als Samenblasen, z. B. Sphincter externus, Rektum, und/oder Levatormuskel und/oder ist an Beckenwand fixiert

Anmerkung

[1] Invasion in den Apex der Prostata oder in die Prostatakapsel (aber nicht darüber hinaus) wird als cT2 (nicht cT3) klassifiziert.

N – Regionäre Lymphknoten[1]

cNX Regionäre Lymphknoten können nicht beurteilt werden

cN0 Keine regionären Lymphknotenmetastasen

cN1 Regionäre Lymphknotenmetastasen

M – Fernmetastasen[2]

cM0 Keine Fernmetastasen

cM1 Fernmetastasen

- cM1a Nichtregionäre(r) Lymphknoten
- cM1b Knochen
- cM1c Andere Lokalisation(en)

Anmerkungen

Wegen der Auswirkungen der Stadienmigration (siehe Seite 19) ist es empfehlenswert, die Verfahren zur Bestimmung der T-, N- und M-Kategorien zu dokumentieren. Die Anwendung unterschiedlicher bildgebender Verfahren hat bei Prostatakarzinomen eine erhöhte Stadienmigration zur Folge, insbesondere wenn MRI das Abtasten zur Bestimmung der T-Kategorie ersetzt, oder wenn PSMAPET zur Bestimmung der N- und M-Kategorien eingesetzt wird. Folgende Suffixe sollen zur Kennzeichnung des jeweils verwendeten bildgebenden Verfahrens verwendet werden:

MRI: (mr), z. B. T2b(mr), Stadium II(mr)

PSMAPET: (PET), z. B. N1(PET), Stadium IV(PET)

Wenn keine Information zum verwendeten Verfahren angegeben wird, ist davon auszugehen, dass die T-Kategorie durch Abtasten bestimmt wurde.

[1] Eine Metastase, die nicht größer als 0,2 cm ist, kann mit pN1mi verschlüsselt werden (siehe Seite 9).

[2] Wenn Metastasen in mehr als einer Lokalisation nachweisbar sind, soll die höchste Kategorie benutzt werden (pM1c).

pTNM: Pathologische Klassifikation

Die pT- und pN-Kategorien entsprechen den cT- und cN-Kategorien. Für pM siehe Seite 10.

Eine pT1-Kategorie existiert nicht, da die Definitionen von cT1 nicht auf die pathologische Klassifikation übertragbar sind. pT2 besitzt keine Unterkategorien.

G: Histopathologisches Grading

GX Differenzierungsgrad kann nicht bestimmt werden

WHO-Gruppe	Gleasonscore	Gleasonmuster
1	≤ 6	≤ 3 + 3
2	7	3 + 4
3	7	4 + 3
4	8	4 + 4, 5 + 3, 3 + 5
5	9–10	4 + 5, 5 + 4, 5 + 5

Stadien – Prostatatumoren

Klinische Stadien

Stadium I	T1, cT2a	N0	cM0
Stadium II	pT2	cN0	cM0
	cT2b, cT2c	N0	cM0
Stadium III	T3, T4	N0	cM0
Stadium IV	Jedes T	N1	cM0
	Jedes T	Jedes N	cM1

Pathologische Stadien

Stadium II	pT2	pN0	cM0
Stadium III	pT3, pT4	pN0	cM0
Stadium IV	Jedes pT	pN1	cM0
	Jedes T	Jedes N	pM1

Anmerkungen

Ein pathologisches Stadium I existiert nicht.

Das AJCC publiziert für Prostatakarzinom eine eigene prognostische Gruppeneinteilung.

Prognosefaktoren-Gitter – Prostatakarzinome

Prognose-faktoren	Tumor-bezogen	Wirt-bezogen	Umwelt-bezogen[a)]
Essentiell	Gleason-Score Tumorgrad TNM PSA-Wert % Ausmaß in Core-Biopsien und Anzahl der positiven Biopsien	Komorbiditäten Alter Allgemein-zustand	Entfernung zum nächsten Behand-lungszentrum Zugang zu speziellen Untersuchungen und Behandlungen Sozioökonomischer Status
Zusätzlich	Histologischer Typ (intraduktal oder cribiform) PSA-Dichte Alkalische Phospha-tase (bei Knochen-Beteiligung) Genexpression Veränderungen in Genen für die somatische DNA-Reparatur	Veränderungen in Genen für die Keimbahn-DNA-Reparatur (BRCA1/2, ATM, PALB3, CHEK2, etc.) Lynch-Syndrom	Expertise in der Behand-lung (Chirurgie, Strahlentherapie, Brachytherapie) Zugang zu Infor-mationen

[a)] Siehe Seite 16 für eine umfassende Darstellung der umweltbezogenen und sozialen Gesundheitsfaktoren.
Verändert nach: UICC Manual of Clinical Oncology, 9th ed. O'Sullivan B, Brierley J, D'Cruz A, Fey M, Pollock R, Vermorken J, Huang S. John Wiley & Sons. 2015.

Hoden
(ICD-O-4 C62)

Die Definitionen der T-, N- und M-Kategorien entsprechen denen der 8. Auflage des AJCC Cancer Staging Manual (2016).

Regeln zur Klassifikation

Die Klassifikation gilt nur für Keimzelltumoren des Hodens. Histologische Diagnosesicherung und Unterteilung der Fälle nach histologischem Typ ist erforderlich. Ein histologisches Grading wird nicht angewendet. Bei Hodentumoren werden häufig erhöhte Serumtumormarker gefunden [Alphafetoprotein (AFP), humanes Choriogonadotropin (HCG) und Laktatdehydrogenase (LDH)]. Die Stadiengruppierung beruht auf der anatomischen Ausbreitung des Tumors und auf der Bestimmung der Serumtumormarker.

Die Stadien können auf der Basis einer Erhöhung der Serumtumormarker und ihres Ausmaßes weiter unterteilt werden.

Serumtumormarker werden sofort nach der Orchiektomie bestimmt und sollten, sofern erhöht, in regelmäßigen Abständen kontrolliert werden, angepasst an den normalen Abfall der Serumwerte von AFP (Halbwertszeit < 7 Tage) und HCG (Halbwertzeit < 3 Tage), um eine Serumtumormarkererhöhung festzustellen. Die S-Klassifikation basiert auf dem niedrigsten Wert von AFP und HCG nach Orchiektomie. Der Serumwert von LDH (aber nicht seine Halbwertszeit) hat prognostische Bedeutung bei Patienten mit Metastasen und wird in die Klassifikation mit einbezogen.

Anmerkung der Übersetzer

Nach Angaben eines interdisziplinaren Arbeitskreises beträgt die (biologische) Halbwertszeit für AFP 5 Tage, für HCG 12–36 h [Wolter C, Luppa P, Breul J, Fink U, Hanauske A-R, Prauer HW, Sendler A, Wilhelm O, Neumeier D (1996) Humorale Tumormarker. Dtsch Ärzteblatt 93: A346–352].

Regionäre Lymphknoten

Regionäre Lymphknoten sind die abdominalen paraaortalen, präaortalen, interaortokavalen, präkavalen, parakavalen, retrokavalen und retroaortalen Lymphknoten. Die Lymphknoten entlang der Vena spermatica werden den regionären zugeordnet. Die Seitenlokalisation beeinflusst die N-Klassifikation nicht. Nach skrotaler oder inguinaler Operation vor einer Tumordiagnose werden auch die intrapelvinen und inguinalen Lymphknoten als regionär eingeordnet.

cTNM: Klinische Klassifikation

T – Primärtumor

Ausgenommen bei pTis und pT4, bei denen eine radikale Orchiektomie nicht notwendig für die Klassifikation ist, wird die Ausdehnung des Primärtumors nach radikaler Orchiektomie bestimmt (s. pT). Falls keine radikale Orchiektomie vorgenommen wurde, wird TX verschlüsselt.

N – Regionäre Lymphknoten

cNX Regionäre Lymphknoten können nicht beurteilt werden
cN0 Keine regionären Lymphknotenmetastasen
cN1 Metastasierung in Form eines Lymphknotenkonglomerats oder in (solitärem oder multiplen) Lymphknoten, jeweils nicht mehr als 2 cm in größter Ausdehnung
cN2 Metastasierung in Form eines Lymphknotenkonglomerats oder in multiplen Lymphknoten, mehr als 2 cm, aber nicht mehr als 5 cm in größter Ausdehnung
cN3 Metastasierung in Form eines Lymphknotenkonglomerats, mehr als 5 cm in größter Ausdehnung

M – Fernmetastasen

cM0 Keine Fernmetastasen
cM1 Fernmetastasen
cM1a Nichtregionäre Lymphknoten- oder Lungenmetastase(n)
cM1b Andere Fernmetastase(n)

pTNM: Pathologische Klassifikation

pT – Primärtumor

pTX Primärtumor kann nicht beurteilt werden
pT0 Kein Anhalt für Primärtumor (z. B. histologische Narbe im Hoden)
pTis Intratubuläre Keimzellneoplasie (Carcinoma in situ)

pT1 Tumor begrenzt auf Hoden (eingeschlossen Invasion des Rete testis), ohne Invasion der Blut-/Lymphgefäße oder des Nebenhodens; einschließlich Befall der Tunica albuginea und ohne Befall der Tunica vaginalis[1].

pT2 Tumor begrenzt auf Hoden (eingeschlossen Invasion des Rete testis), mit Blut-/Lymphgefäßinvasion oder Tumor mit Invasion des hilären Weichgewebes, des Nebenhodens oder mit Penetration des Mesothels über der äußeren Oberfläche der Tunica albuginea mit Befall der Tunica vaginalis

pT3 Tumor infiltriert Samenstrang (mit/ohne Blut-/Lymphgefäßinvasion)[2]

pT4 Tumor infiltriert Skrotum (mit/ohne Blut-/Lymphgefäßinvasion)

Anmerkungen

[1] Das AJCC unterteilt ein pT1-Seminom nach Größe in die Katgorien pT1a (3 cm oder weniger in größter Ausdehnung) und pT1b (mehr als 3 cm in größter Ausdehnung)

[2] Laut AJCC soll eine diskontinuierliche Ausbreitung entlang des Samenstrangs als M1 klassifiziert werden.

pN – Regionäre Lymphknoten

pNX Regionäre Lymphknoten können nicht beurteilt werden

pN0 Keine regionären Lymphknotenmetastasen

pN1 Metastasen in Form eines Lymphknotenkonglomerats, 2 cm oder weniger in größter Ausdehnung, oder 5 oder weniger positive Lymphknoten, keiner mehr als 2 cm in größter Ausdehnung

pN2 Metastasen in Form eines Lymphknotenkonglomerats, mehr als 2 cm, aber nicht mehr als 5 cm in größter Ausdehnung, oder mehr als 5 positive Lymphknoten, keiner mehr als 5 cm in größter Ausdehnung, oder extranodale Tumorausbreitung

pN3 Metastasen in Form eines Lymphknotenkonglomerats, mehr als 5 cm in größter Ausdehnung

pM – Fernmetastasen

Für pM siehe Seite 10.

S – Serumtumormarker

SX Werte der Serumtumormarker nicht verfügbar oder entsprechende Untersuchungen nicht vorgenommen

S0 Serumtumormarker innerhalb der normalen Grenzen

S1–S3 Wenigstens einer der Serumtumormarker erhöht

	LDH		HCG [mIU/ml]		AFP [ng/ml]
S1	< 1,5 N	und	< 5000	und	< 1000
S2	1,5–10 N	oder	5000–50 000	oder	1000–10 000
S3	> 10 N	oder	> 50 000	oder	> 10 000

(N = obere Grenze des Normwertes für LDH)

Prognostische Gruppeneinteilung

Stadium 0	pTis	N0	M0	S0, SX
Stadium I	pT1–4	N0	M0	SX
Stadium IA	pT1	N0	M0	S0
Stadium IB	pT2–pT4	N0	M0	S0
Stadium IS	Jedes pT/TX	N0	M0	S1, S2, S3
Stadium II	Jedes pT/TX	N1, N2, N3	M0	SX
Stadium IIA	Jedes pT/TX	N1	M0	S0, S1
Stadium IIB	Jedes pT/TX	N2	M0	S0, S1
Stadium IIC	Jedes pT/TX	N3	M0	S0, S1
Stadium III	Jedes pT/TX	Jedes N	M1a	SX
Stadium IIIA	Jedes pT/TX	Jedes N	M1a	S0, S1
Stadium IIIB	Jedes pT/TX	N1, N2, N3	M0	S2
	Jedes pT/TX	Jedes N	M1, M1a	S2
Stadium IIIC	Jedes pT/TX	N1, N2, N3	M0	S3
	Jedes pT/TX	Jedes N	M1, M1a	S3
	Jedes pT/TX	Jedes N	M1b	Jedes S

Prognosefaktoren-Gitter – Keimzelltumoren des Hodens

Prognose-faktoren	Tumor-bezogen	Wirt-bezogen	Umwelt-bezogen[a)]
Essentiell	Histologischer Typ TNM Tumormarker (Nichtseminom) LDH (Seminom) Fernmetastasen außerhalb der Lunge	Alter Allgemein-zustand	Entfernung zum nächsten Behand-lungszentrum Zugang zu speziellen Untersuchungen und Behandlungen Sozioökonomischer Status

(Fortsetzung)

Prognose-faktoren	Tumor-bezogen	Wirt-bezogen	Umwelt-bezogen[a]
Zusätzlich	Rate des Markerabfalls (Nicht-seminom)	Verzögerung bis zur Diagnose	Expertise in der Behandlung (Onkologie, Strahlentherapie) Zugang zu Informationen

[a] Siehe Seite 16 für eine umfassende Darstellung der umweltbezogenen und sozialen Gesundheitsfaktoren.

Verändert nach: UICC Manual of Clinical Oncology, 9th ed. O'Sullivan B, Brierley J, D'Cruz A, Fey M, Pollock R, Vermorken J, Huang S. John Wiley & Sons. 2015.

Niere (ICD-O-4 C64)

Die Definitionen der T-, N- und M-Kategorien entsprechen denen der 8. Auflage des AJCC Cancer Staging Manual (2016).

Regeln zur Klassifikation

Die Klassifikation gilt nur für Nierenzellkarzinome. Histologische Diagnosesicherung ist erforderlich. Nephroblastome werden bei den Kindertumoren klassifiziert (siehe Seite 283).

Regionäre Lymphknoten

Die regionären Lymphknoten sind die hilären sowie die abdominalen paraaortalen und parakavalen Lymphknoten. Die Seitenlokalisation beeinflusst die N-Klassifikation nicht.

cTNM: Klinische Klassifikation

T – Primärtumor

cTX Primärtumor kann nicht beurteilt werden
cT0 Kein Anhalt für Primärtumor

cT1 Tumor 7 cm oder weniger in größter Ausdehnung, begrenzt auf die Niere
- cT1a Tumor 4 cm oder weniger in größter Ausdehnung
- cT1b Tumor mehr als 4 cm, aber nicht mehr als 7 cm in größter Ausdehnung

cT2 Tumor mehr als 7 cm in größter Ausdehnung, begrenzt auf die Niere
- cT2a Tumor mehr als 7 cm, aber nicht mehr als 10 cm in größter Ausdehnung
- cT2b Tumor mehr als 10 cm in größter Ausdehnung

cT3 Tumor breitet sich in größere Venen aus oder infiltriert direkt perirenales Gewebe, jedoch nicht in ipsilaterale Nebenniere und nicht über die Gerota-Faszie hinaus
- cT3a Tumor mit makroskopischer Ausbreitung in die Nierenvene oder ihre segmentalen Äste *oder* Tumor infiltriert das

Nierenbeckenkelchsystem *oder* Tumor infiltriert die perirenalen und peripelvinen Fettgewebe, aber nicht über die Gerota-Faszie hinaus

cT3b Tumor mit Ausbreitung in die Vena cava unterhalb des Zwerchfells

cT3c Tumor mit Ausbreitung in die Vena cava oberhalb des Zwerchfells oder mit Infiltration der Wand der V. cava

cT4 Tumor infiltriert über die Gerota-Faszie hinaus (eingeschlossen die kontinuierliche Ausbreitung in die ipsilaterale Nebenniere)

N – Regionäre Lymphknoten

cNX Regionäre Lymphknoten können nicht beurteilt werden

cN0 Keine regionären Lymphknotenmetastasen

cN1 Metastase(n) in regionärem Lymphknoten

M – Fernmetastasen

cM0 Keine Fernmetastasen

cM1 Fernmetastasen

pTNM: Pathologische Klassifikation

Die pT- und pN-Kategorien entsprechen den cT- und cN-Kategorien. Für pM siehe Seite 10.

Stadien – Niere

Stadium I	T1	N0	M0
Stadium II	T2	N0	M0
Stadium III	T3	N0	M0
	T1, T2, T3	N1	M0
Stadium IV	T4	Jedes N	M0
	Jedes T	Jedes N	M1

Prognosefaktoren-Gitter – Nierenkarzinome

Prognose-faktoren	Tumor-bezogen	Wirt-bezogen	Umwelt-bezogen[a]
Essentiell	TNM	Alter Allgemein-zustand	Entfernung zum nächsten Behand-lungszentrum Zugang zu speziellen Untersuchungen und Behandlungen Sozioökonomischer Status
Zusätzlich	Histologischer Subtyp und Grad Sarkomatoide oder rhabdoide Histologie Lymphovaskuläre Invasion Nekrose	Serumwerte für LDH, Calcium, Hämoglobin, Neutrophile, Thrombozyten Hereditäre Erkrankung	Expertise in der Behand-lung (Onkologie, Strahlentherapie) Zugang zu Informationen

[a] Siehe Seite 16 für eine umfassende Darstellung der umweltbezogenen und sozialen Gesundheitsfaktoren.

Verändert nach:UICC Manual of Clinical Oncology, 9th ed. O'Sullivan B, Brierley J, D'Cruz A, Fey M, Pollock R, Vermorken J, Huang S. John Wiley & Sons. 2015.

Nierenbecken und Harnleiter (ICD-O-4 C65, C66)

Die Definitionen der T-, N- und M-Kategorien entsprechen denen der 8. Auflage des AJCC Cancer Staging Manual (2016).

Regeln zur Klassifikation

Die Klassifikation gilt nur für Karzinome, nicht für Papillome und papilläre Urothelkarzinome mit geringem Malignitätspotenzial (PUNLMP). Histologische oder zytologische Diagnosesicherung ist erforderlich.

Anatomische Bezirke

1. Nierenbecken (C65)
2. Harnleiter (C66)

Regionäre Lymphknoten

Die regionären Lymphknoten sind die hilären, abdominalen paraaortalen und parakavalen sowie für den Harnleiter die intrapelvinen Lymphknoten. Die Seitenlokalisation beeinflusst die N-Klassifikation nicht.

cTNM: Klinische Klassifikation

T – Primärtumor

cTX Primärtumor kann nicht beurteilt werden
cT0 Kein Anhalt für Primärtumor
cTa Nichtinvasives papilläres Karzinom
cTis Carcinoma in situ

cT1 Tumor infiltriert subepitheliales Bindegewebe
cT2 Tumor infiltriert Muskularis
cT3 **Nierenbecken:** Tumor infiltriert durch die Muskulatur in das peripelvine Fettgewebe oder Nierenparenchym
Harnleiter: Tumor infiltriert durch die Muskulatur in das periureterale Fettgewebe
cT4 Tumor infiltriert Nachbarorgane oder durch die Niere in das perirenale Fettgewebe

N – Regionäre Lymphknoten

cNX Regionäre Lymphknoten können nicht beurteilt werden
cN0 Keine regionären Lymphknotenmetastasen
cN1 Metastase(n) in solitärem Lymphknoten, 2 cm oder weniger in größter Ausdehnung
cN2 Metastase(n) in solitärem Lymphknoten, mehr als 2 cm in größter Ausdehnung *oder* in multiplen Lymphknoten

M – Fernmetastasen

cM0 Keine Fernmetastasen
cM1 Fernmetastasen

pTNM: Pathologische Klassifikation

Die pT- und pN-Kategorien entsprechen den T- und N-Kategorien. Für pM siehe Seite 10.

Stadien – Nierenbecken und Harnleiter

Stadium 0a	Ta	N0	M0
Stadium 0is	Tis	N0	M0
Stadium I	T1	N0	M0
Stadium II	T2	N0	M0
Stadium III	T3	N0	M0
Stadium IV	T4	N0	M0
	Jedes T	N1, N2	M0
	Jedes T	Jedes N	M1

Harnblase (ICD-O-4 C67)

Die Definitionen der T-, N- und M-Kategorien entsprechen denen der 8. Auflage des AJCC Cancer Staging Manual (2016).

Regeln zur Klassifikation

Die Klassifikation gilt nur für Karzinome, nicht für Papillome und papilläre Urothelkarzinome mit geringem Malignitätspotenzial (PUNLMP). Histologische oder zytologische Diagnosesicherung ist erforderlich.

Regionäre Lymphknoten

Regionäre Lymphknoten sind die Lymphknoten des kleinen Beckens, die den Beckenlymphknoten unter der Bifurkation der Aa. iliacae communes entsprechen. Die Seitenlokalisation beeinflusst die N-Klassifikation nicht.

cTNM: Klinische Klassifikation

Der Zusatz (m) soll bei der entsprechenden T-Kategorie verwendet werden, um multiple Läsionen anzuzeigen. Der Zusatz (is) kann zu jeder T-Kategorie verwendet werden, um das Vorhandensein eines assoziierten Carcinoma in situ anzuzeigen.

T – Primärtumor

cTX Primärtumor kann nicht beurteilt werden
cT0 Kein Anhalt für Primärtumor
cTa Nichtinvasives papilläres Karzinom
cTis Carcinoma in situ („flat tumour“)

cT1 Tumor infiltriert subepitheliales Bindegewebe
cT2 Tumor infiltriert Muskulatur
- cT2a Tumor infiltriert oberflächliche Muscularis propria (innere Hälfte)
- cT2b Tumor infiltriert tiefe Muscularis propria (äußere Hälfte)

cT3 Tumor infiltriert perivesikales Fettgewebe
- cT3a Mikroskopisch
- cT3b Makroskopisch (extravesikaler Tumor)

cT4 Tumor infiltriert Prostatastroma, Samenblase(n), Uterus, Vagina oder Becken- oder Bauchwand
- cT4a Tumor infiltriert Prostatastroma, Samenblase(n), Uterus oder Vagina
- cT4b Tumor infiltriert Becken- oder Bauchwand

N – Regionäre Lymphknoten

cNX Regionäre Lymphknoten können nicht beurteilt werden
cN0 Keine regionären Lymphknotenmetastasen
cN1 Metastase(n) in solitärem Lymphknoten des kleinen Beckens (hypogastrische, Obturator-, externe iliacale oder präsakrale Lymphknoten)
cN2 Metastase(n) in multiplen Lymphknoten des kleinen Beckens (hypogastrische, Obturator-, externe iliakale oder präsakrale Lymphknoten)
cN3 Metastase(n) in Lymphknoten an Aa. Iliaca communis

M – Fernmetastasen

cM0 Keine Fernmetastasen
cM1a Metastasen in nichtregionäre Lymphknoten
cM1b Andere Fernmetastasen

pTNM: Pathologische Klassifikation

Die pT- und pN-Kategorien entsprechen den cT- und cN-Kategorien. Für pM siehe Seite 10.

Stadien – Harnblase

Stadium 0a	Ta	N0	M0
Stadium 0is	Tis	N0	M0
Stadium I	T1	N0	M0
Stadium II	T2a, T2b	N0	M0
Stadium IIIA	T3a, T3b, T4a	N0	M0
	T1, T2, T3, T4a	N1	M0
Stadium IIIB	T1, T2, T3, T4a	N2, N3	M0
Stadium IVA	T4b	Jedes N	M0
	Jedes T	Jedes N	M1a
Stadium IVB	Jedes T	Jedes N	M1b

Prognosefaktoren-Gitter – Lokal fortgeschrittenes Harnblasenkarzinom und/oder mit Lymphknotenmetastasen (T2–T4, N0–N1)

Prognose-faktoren	Tumor-bezogen	Wirt-bezogen	Umwelt-bezogen[a]
Essentiell	TNM	Alter Allgemein-zustand ALP Andere Komor-biditäten	Entfernung zum nächsten Behand-lungszentrum Zugang zu speziellen Untersuchungen und Behandlungen Sozioökonomischer Status
Zusätzlich	Grad Histologischer Typ Lymphgefäß-invasion Begleitendes Ca in situ Multifokale Erkran-kung Tumorgröße R-Status Hydronephrose FGFR3-Genver-änderung HER2- und PD-L1-Expression	Hämoglobin-gehalt Response auf die primäre Chemo-therapie	Expertise in der Behandlung (Onko-logie, Strahlen-therapie) Zugang zu Infor-mationen R-Status

[a] Siehe Seite 16 für eine umfassende Darstellung der umweltbezogenen und sozialen Gesundheitsfaktoren.

Verändert nach: UICC Manual of Clinical Oncology, 9th ed. O'Sullivan B, Brierley J, D'Cruz A, Fey M, Pollock R, Vermorken J, Huang S. John Wiley & Sons. 2015.

Harnröhre (ICD-O-4 C68.0, C61.9)

Die Definitionen der T-, N- und M-Kategorien entsprechen denen der 8. Auflage des AJCC Cancer Staging Manual (2016).

Regeln zur Klassifikation

Die Klassifikation gilt für Karzinome der Urethra (ICD-O-4 C68.0) und Urothelialkarzinome der Prostata (ICD-O-4 C61.9) und der prostatischen Harnröhre. Histologische oder zytologische Diagnosesicherung ist erforderlich.

Regionäre Lymphknoten

Die regionären Lymphknoten sind die Leisten- und Beckenlymphknoten. Die Seitenlokalisation beeinflusst die N-Klassifikation nicht.

cTNM: Klinische Klassifikation

T – Primärtumor

cTX Primärtumor kann nicht beurteilt werden
cT0 Kein Anhalt für Primärtumor

Urethra (des Mannes und der Frau)

cTa Nichtinvasives papilläres, polypoides oder verruköses Karzinom
cTis Carcinoma in situ

cT1 Tumor infiltriert subepitheliales Bindegewebe
cT2 Tumor infiltriert Corpus spongiosum oder Prostata oder periurethrale Muskulatur
cT3 Tumor infiltriert Corpus cavernosum oder über Prostatakapsel hinaus oder in vordere Vagina oder in den Blasenhals
cT4 Tumor infiltriert andere Nachbarorgane (Infiltration der Blase)

Urothelialkarzinom der Prostata und der prostatischen Harnröhre

cTis (pu) Carcinoma in situ, Befall der prostatischen Harnröhre, Befall von periurethralen und von Prostataausführungsgängen, ohne Stromainvasion

cT1 Tumor infiltriert subepitheliales Bindegewebe
cT2 Tumor infiltriert Stroma der Prostata, Corpus spongiosum *oder* periurethrale Muskulatur
cT3 Tumor infiltriert Corpus cavernosum *oder* über Prostatakapsel hinaus *oder* in den Blasenhals (extraprostatische Ausbreitung)
cT4 Tumor infiltriert andere Nachbarorgane (Infiltration der Harnblase)

N – Regionäre Lymphknoten

cNX Regionäre Lymphknoten können nicht beurteilt werden
cN0 Keine regionären Lymphknotenmetastasen
cN1 Metastase(n) in solitärem Lymphknoten
cN2 Metastasen in multiplen Lymphknoten

M – Fernmetastasen

cM0 Keine Fernmetastasen
cM1 Fernmetastasen

pTNM: Pathologische Klassifikation

Die pT- und pN-Kategorien entsprechen den cT- und cN-Kategorien. Für pM siehe Seite 10.

Stadien – Harnröhre

Stadium 0a	Ta	N0	M0
Stadium 0is	Tis	N0	M0
Stadium I	T1	N0	M0
Stadium II	T2	N0	M0
Stadium III	T1, T2	N1	M0
	T3	N0, N1	M0
Stadium IV	T4	N0, N1	M0
	Jedes T	N2	M0
	Jedes T	Jedes N	M1

Nebennierenrindentumoren
(ICD-O-4 C74.0)

Die Definitionen der T-, N- und M-Kategorien entsprechen denen der 8. Auflage des AJCC Cancer Staging Manual (2016).

Regeln zur Klassifikation

Die Klassifikation gilt für Karzinome der Nebennierenrinde. Sie gilt nicht für Tumoren des Nebennierenmarks oder für Sarkome.

Regionäre Lymphknoten

Die regionären Lymphknoten sind die hilären, die abdominalen paraaortalen und parakavalen Lymphknoten. Die Seitenlokalisation beeinflusst die N-Klassifikation nicht.

cTNM: Klinische Klassifikation

T – Primärtumor

cTX Primärtumor kann nicht beurteilt werden
cT0 Kein Anhalt für Primärtumor

cT1 Tumor 5 cm oder weniger in der größten Ausdehnung, keine extraadrenale Invasion
cT2 Tumor größer als 5 cm, keine extraadrenale Invasion
cT3 Tumor jeder Größe mit lokaler Invasion, aber ohne Invasion von Nachbarorganen*
cT4 Tumor jeder Größe mit Invasion von Nachbarorganen*

Anmerkung

* Nachbarorgane schließen mit ein: Niere, Zwerchfell, große Gefäße (Nierenvene, Vena cava), Pankreas, Leber.

TNM – Klassifikation maligner Tumoren, Neunte Auflage. Herausgegeben von James Brierley, Meredith Giuliani, Brian O'Sullivan, Brian Rous und Elizabeth Van Eycken. Übersetzung herausgegeben von Christian Wittekind. Veröffentlicht 2026 von Wiley-VCH GmbH.

N – Regionäre Lymphknoten

cNX Regionäre Lymphknoten können nicht beurteilt werden
cN0 Keine regionären Lymphknotenmetastasen
cN1 Metastase(n) in regionären Lymphknoten

M – Fernmetastasen

cM0 Keine Fernmetastasen
cM1 Fernmetastasen

pTNM: Pathologische Klassifikation

Die pT- und pN-Kategorien entsprechen den cT- und cN-Kategorien. Für pM siehe Seite 10.

Stadien – Nebennierenrindentumoren

Stadium I	T1	N0	M0
Stadium II	T2	N0	M0
Stadium III	T1, T2	N1	M0
	T3, T4	N0, N1	M0
Stadium IV	Jedes T	Jedes N	M1

Prognosefaktoren-Gitter – Nebennierenrindenkarzinome

Prognose-faktoren	Tumor-bezogen	Wirt-bezogen	Umwelt-bezogen[a)]
Essentiell	TNM Funktion Tumorgrad Ki67 R-Status	Alter Allgemeinzustand	Entfernung zum nächsten Behandlungszentrum Zugang zu speziellen Untersuchungen und Behandlungen Sozioökonomischer Status

(Fortsetzung)

Prognose-faktoren	Tumor-bezogen	Wirt-bezogen	Umwelt-bezogen[a)]
Zusätzlich	Invasion der Kapsel Venen- und Sinusinvasion Molekulare Marker IGF-1		Expertise in der Behandlung (Chirurgie) Zugang zu Informationen postoperativer R-Status

[a)] Siehe Seite 16 für eine umfassende Darstellung der umweltbezogenen und sozialen Gesundheitsfaktoren.

Verändert nach: UICC Manual of Clinical Oncology, 9th ed. O'Sullivan B, Brierley J, D'Cruz A, Fey M, Pollock R, Vermorken J, Huang S. John Wiley & Sons. 2015.

Tumoren des Nebennierenmarks und der extra-adrenalen Paraganglien (ICD-O-4 C74.1, C75.5)

Die Definitionen der T-, N- und M-Kategorien entsprechen denen der 8. Auflage des AJCC Cancer Staging Manual (2016).

Regeln zur Klassifikation

Die Klassifikation gilt für neuroendocrine Tumoren der Paraganglien, dazu gehören Phaeochromozytome des Nebennierenmarks (C74.1), Paragangliome[1] des Aortenkörpers und andere Paragangliome (C75.5). Sie gilt nicht für Tumoren des Glomus caroticum.[2]

Anmerkungen

[1] Sympathische Paragangliome sind functional

[2] Parasympathische Paragangliome sind nicht-funktional und treten in der Regel im Kopf- und Halsbereich auf (im Glomus caroticum). Sie besitzen in der Regel eine sehr günstige Prognose.

Regionäre Lymphknoten

Die regionären Lymphknoten sind die paraaortalen und retroperitonealen Lymphknoten für Paragangliome und Phaeochromozytome des Beckens und des Abdomens, sowie die paraaortalen und hinteren mediastinalen Lymphknoten für Paragangliome des Thorax.

cTNM: Klinische Klassifikation

T – Primärtumor

cTX Primärtumor kann nicht beurteilt werden

cT0 Kein Anhalt für Primärtumor

cT1 Phaeochromozytom 5 cm oder weniger in der größten Ausdehnung, ohne extraadrenale Invasion

cT2 Phaeochromozytom größer als 5 cm in der größten Ausdehnung, ohne extraadrenale Invasion *oder* Paragangliom jeder Größe ohne lokale Invasion

cT3 Tumor jeder Größe mit lokaler Invasion oder Invasion von Nachbarorganen*

Anmerkung

*Nachbarorgane schließen mit ein: Niere, Leber, Pankreas, Milz

N – Regionäre Lymphknoten

cNX Regionäre Lymphknoten können nicht beurteilt werden
cN0 Keine regionären Lymphknotenmetastasen
cN1 Metastase(n) in regionären Lymphknoten

M – Fernmetastasen

cM0 Keine Fernmetastasen
cM1 Fernmetastasen
- cM1a Fernmetastasen beschränkt auf Knochen
- cM1b Fermetastasen ausschließlich außerhalb der Knochen
- cM1c Fermetastasen sowohl innerhalb als auch außerhalb der Knochen

pTNM: Pathologische Klassifikation

Die pT- und pN-Kategorien entsprechen den cT- und cN-Kategorien. Für pM siehe Seite 10.

Stadien – Tumoren des Nebennierenmarks und der extra-adrenalen Paraganglien

Stadium I	T1	N0	M0
Stadium II	T2	N0	M0
Stadium III	T1, T2	N1	M0
	T3	N0, N1	M0
Stadium IV	Jedes T	Jedes N	M1

Augentumoren

Einführende Bemerkungen

Die Tumoren des Auges und seiner Anhangsstrukturen sind eine heterogene Gruppe, welche Karzinome, Melanome, Sarkome und Retinoblastome einschließt. Aus klinischen Gründen soll die Klassifikation in einem Kapitel dargestellt werden.

Tumoren folgender anatomischer Bezirke werden klassifiziert

- Konjunktiva
- Uvea
- Retina
- Orbita
- Tränendrüsen
- Augenlid (Diese Tumoren werden bei den Hauttumoren aufgeführt)

Für histologische Nomenklatur und diagnostische Kriterien wird die WHO-Klassifikation [WHO Classification of Tumours of the Eye, vol. 13, 5th Edition, Lyon (France): International Agency for Research on Cancer, 2023. https://tumourclassification.iarc.who.int] empfohlen.

TNM – *Klassifikation maligner Tumoren*, Neunte Auflage. Herausgegeben von James Brierley, Meredith Giuliani, Brian O'Sullivan, Brian Rous und Elizabeth Van Eycken. Übersetzung herausgegeben von Christian Wittekind. Veröffentlicht 2026 von Wiley-VCH GmbH.

Karzinom der Konjunktiva (ICD-O-4 C69.0)

Die Definitionen der T-, N- und M-Kategorien entsprechen denen der 8. Auflage des AJCC Cancer Staging Manual (2016).

Regeln zur Klassifikation

Histologische Diagnosesicherung und Unterteilung der Fälle nach dem histologischen Typ, z. B. Mukoepidermoid- und Plattenepithelkarzinom, sind erforderlich.

Regionäre Lymphknoten

Die regionären Lymphknoten sind die präaurikulären, submandibulären und Halslymphknoten.

cTNM: Klinische Klassifikation

T – Primärtumor

cTX Primärtumor kann nicht beurteilt werden
cT0 Kein Anhalt für Primärtumor
cTis Carcinoma in situ

cT1 Tumor 5 mm oder weniger in größter Ausdehnung, infiltriert durch die Basalmembran der Conjunctiva
cT2 Tumor mehr als 5 mm in größter Ausdehnung, infiltriert durch die Basalmembran der Conjunctiva, ohne Infiltration von Nachbarstrukturen
cT3 Tumor infiltriert Nachbarstrukturen*
cT4 Tumor infiltriert Orbita und Strukturen jenseits der Orbita
- cT4a Tumor infiltriert Weichteile der Orbita, keine Knocheninfiltration
- cT4b Tumor infiltriert Knochen
- cT4c Tumor infiltriert angrenzende Nasennebenhöhlen
- cT4d Tumor infiltriert Gehirn

Anmerkung

*Nachbarstrukturen umfassen die Hornhaut (3, 6, 9, 12 Uhrenstunden), intraokuläre Abschnitte, die fornikale Konjunktiva (untere und/oder obere), die palpebrale Konjunktiva (untere und/oder obere), die tarsale Konjunktiva (untere und/oder obere),

Tränenpünktchen und Tränenkanäle (untere und/oder obere), Plica, Karunkel, hinteres Blatt des Augenlides, vorderes Blatt des Augenlides und/oder den Lidrand (unterer und/oder oberer).

N – Regionäre Lymphknoten

cNX Regionäre Lymphknoten können nicht beurteilt werden
cN0 Keine regionären Lymphknotenmetastasen
cN1 Regionäre Lymphknotenmetastasen

M – Fernmetastasen

cM0 Keine Fernmetastasen
cM1 Fernmetastasen

pTNM: Pathologische Klassifikation

Die pT- und pN-Kategorien entsprechen den cT- und cN-Kategorien. Für pM siehe Seite 10.

Stadien

Stadien werden derzeit nicht empfohlen.

Melanom der Konjunktiva (ICD-O-4 C69.0)

Die Definitionen der T-, N- und M-Kategorien entsprechen denen der 8. Auflage des AJCC Cancer Staging Manual (2016).

Regeln zur Klassifikation

Die Klassifikation gilt ausschließlich für Melanome der Konjuktiva. Histologische Diagnosesicherung ist erforderlich.

Regionäre Lymphknoten

Die regionären Lymphknoten sind die präaurikulären, submandibulären und Halslymphknoten.

cTNM: Klinische Klassifikation

T – Primärtumor

cTX Primärtumor kann nicht beurteilt werden
cT0 Kein Anhalt für Primärtumor
cTis Melanom begrenzt auf das Konjunktivaepithel (in situ)[1]

cT1 Tumor(en) der Bulbuskonjunktiva
- cT1a Tumor infiltriert 1 Quadrant oder weniger[2]
- cT1b Tumor infiltriert mehr als einen, aber nicht mehr als 2 Quadranten
- cT1c Tumor infiltriert mehr als zwei, aber nicht mehr als drei Quadranten
- cT1d Tumor infiltriert mehr als drei Quadranten

cT2 Melanom der nicht-bulbären Konjunktiva mit Infiltration der palpebralen, fornikalen und/oder karunkulären Konjunktiva
- cT2a Nicht-karunkulärer Tumor infiltriert einen Quadranten oder weniger
- cT2b Nicht-karunkulärer Tumor infiltriert mehr als einen Quadranten
- cT2c Karunkulärer Tumor infiltriert einen Quadranten oder weniger
- cT2d Karunkulärer Tumor infiltriert mehr als einen Quadranten

cT3 Tumor(en) mit lokaler Ausbreitung auf:
- cT3a Augapfel
- cT3b Augenlid

cT3c Orbita
cT3d Nasennebenhöhlen, Tränengang und/oder Tränendrüse
cT4 Tumor infiltriert Zentralnervensystem

Anmerkungen

[1] Melanoma in situ mit Atypien (eingeschlossen die „primäre erworbene Melanose"), das mehr als 75 % der normalen Epitheldicke einnimmt, mit zytologischen Kriterien epithelialer Zellen, eingeschlossen reichlich Zytoplasma, bläschenförmigen Kernen und prominenten Nukleolen und/oder Vorhandensein von intraepithelialen Nestern atypischer Zellen.
[2] Die Quadranten werden durch die Ziffern der Uhr definiert, beginnend am Limbus (z. B. 6, 9, 12, 3), sich vom Zentrum der Hornhaut auf und jenseits der Augenlider ausdehnend. Dadurch wird der Karunkel in zwei Teile geteilt.

N – Regionäre Lymphknoten

cNX Regionäre Lymphknoten können nicht beurteilt werden
cN0 Keine regionären Lymphknotenmetastasen
cN1 Regionäre Lymphknotenmetastasen

M – Fernmetastasen

cM0 Keine Fernmetastasen
cM1 Fernmetastasen

pTNM: Pathologische Klassifikation

pT – Primärtumor

pTX Primärtumor kann nicht beurteilt werden
pT0 Kein Anhalt für Primärtumor
pTis Melanom begrenzt auf das Konjunktivaepithel (in situ)[1]

pT1 Melanom der Bulbuskonjunktiva
pT1a Tumor 2,0 mm oder weniger dick, mit Infiltration der Substantia propria
pT1b Tumor mehr als 2,0 mm dick, mit Infiltration der Substantia propria
pT2 Malignes Melanom der palpebralen, fornikalen oder karunkulären Konjunktiva
pT2a Tumor 2,0 mm oder weniger dick, mit Infiltration der Substantia propria
pT2b Tumor mehr als 2,0 mm dick, mit Infiltration der Substantia propria

pT3 Tumor(en) mit Infiltration von Augapfel, Augenlid, nasolakrimalem System *oder* Orbita
- pT3a infiltriert Augapfel
- pT3b infiltriert Augenlid
- pT3c infiltriert Orbita
- pT3d infiltriert Nasennebenhöhlen, Tränengang oder Tränensack

pT4 Tumor(en) infiltriert Gehirn

Anmerkung

[1] pTis: Melanoma in situ mit Atypien (eingeschlossen die „primäre erworbene Melanose"), das mehr als 75 % der normalen Epitheldicke einnimmt, mit zytologischen Kriterien epithelialer Zellen, eingeschlossen reichlich Zytoplasma, bläschenförmige Kerne und prominente Nukleolen und/oder Vorhandensein von intraepithelialen Nestern atypischer Zellen.

pN – Regionäre Lymphknoten

Die pN-Kategorien entsprechen den N-Kategorien.

pM – Fernmetastasen

Für pM siehe Seite 10.

G: Histopathologisches Grading

Der histologische Grad entspricht dem Ausgangspunkt des Primärtumors.

GX Differenzierungsgrad kann nicht beurteilt werden
G0 Primäre erworbene Melanose ohne zelluläre Atypien
G1 Malignes Melanom auf dem Boden eines Nävus
G2 Malignes Melanom auf dem Boden einer primären erworbenen Melanose mit Zellatypien (ausschließlich epitheliale Veränderungen)
G3 Malignes Melanom auf dem Boden einer primär erworbenen Melanose mit epithelialen Zellatypien und invasivem Melanom
G4 Malignes Melanom de novo

Stadien

Stadien werden derzeit nicht empfohlen.

Melanom der Uvea (ICD-O-4 C69.3, 4)

Die Definitionen der T-, N- und M-Kategorien entsprechen denen der 8. Auflage des AJCC Cancer Staging Manual (2016).

Regeln zur Klassifikation

Histologische Diagnosesicherung ist erforderlich.

Regionäre Lymphknoten

Die regionären Lymphknoten sind die präaurikulären, submandibulären und Halslymphknoten.

Anatomische Bezirke

1. Iris (C69.4)
2. Ziliarkörper (C69.4)
3. Chorioidea (C69.3)

cTNM: Klinische Klassifikation

T – Primärtumor

cTX Primärtumor kann nicht beurteilt werden

cT0 Kein Anhalt für Primärturmor

Iris*

cT1 Tumor begrenzt auf Iris
- cT1a Tumor begrenzt auf Iris, nicht mehr als 3 Uhrstunden groß
- cT1b Tumor begrenzt auf Iris, mehr als 3 Uhrstunden groß
- cT1c Tumor begrenzt auf Iris, mit sekundärem Glaukom

cT2 Tumor konfluierend oder mit Ausbreitung auf Ziliarkörper und/oder Chorioidea *oder* beide
- cT2a Tumor konfluierend oder mit Ausbreitung auf Ziliarkörper ohne sekundäres Glaukom

cT2b Tumor konfluierend oder mit Ausbreitung auf Chorioidea ohne sekundäres Glaukom

cT2c Tumor konfluierend oder mit Ausbreitung auf Ziliarkörper und/oder Chorioidea mit sekundärem Glaukom

cT3 Tumor konfluierend oder mit Ausbreitung auf Ziliarkörper und/oder Chorioidea oder mit Ausbreitung auf Sklera

cT4 Tumor mit extraskleraler Ausbreitung

cT4a Durchmesser 5 mm oder weniger

cT4b Durchmesser mehr als 5 mm

Anmerkung

* Irismelanome stammen aus der Uvearegion und sind meistens dort lokalisiert. Wenn weniger als die Hälfte des Tumorvolumens in der Iris lokalisiert ist, könnte der Tumor im Ziliarkörper entstanden sein und sollte dementsprechend klassifiziert werden.

Anmerkung der Übersetzer

Bei der Definition von T2 wurde in der englischen Originalausgabe vom allgemeinen Grundsatz, dass Hauptkategorien (T1–T4) so definiert sein müssen, dass alle Subkategorien (a, b, c) eingeschlossen sind (siehe Seite 6), abgewichen. Diese Inkonsequenz wird in der deutschen Übersetzung beibehalten, um die internationale Vergleichbarkeit nicht zu behindern.

Ziliarkörper und Chorioidea

Primäre maligne Melanome des Ziliarkörpers und der Chorioidea werden entsprechend den unten erwähnten vier Größenkategorien klassifiziert (Abb. 1).[1,2]

cT1 Tumor der Kategorie 1

cT1a Ohne Beteiligung des Ziliarkörpers und ohne extraokuläre Ausbreitung

cT1b Mit Beteiligung des Ziliarkörpers

Dicke (mm)	≤ 3,0	3,1–6,0	6,1–9,0	9,1–12,0	12,1–15,0	15,1–18	> 18
> 15					4	4	4
12,1–15,0				3	3	4	4
9,1–12,0		3	3	3	3	3	4
6,1–9,0	2	2	2	2	3	3	4
3,1–6,0	1	1	1	2	2	3	4
< 3,0	1	1	1	1	2	2	4

Größter basaler Durchmesser (mm)

Abb. 1 Klassifikation der malignen Melanome des Ziliarkörpers und der Chorioidea basierend auf Dicke und Durchmesser.

- cT1c Ohne Beteiligung des Ziliarkörpers, aber mit extraokulärer Ausbreitung von 5 mm oder weniger
- cT1d Mit Beteiligung des Ziliarkörpers und mit extraokulärer Ausbreitung von 5 mm oder weniger

cT2 Tumor der Kategorie 2

- cT2a Ohne Beteiligung des Ziliarkörpers und ohne extraokuläre Ausbreitung
- cT2b Mit Beteiligung des Ziliarkörpers
- cT2c Ohne Beteiligung des Ziliarkörpers, aber mit extraokulärer Ausbreitung von 5 mm oder weniger
- cT2d Mit Beteiligung des Ziliarkörpers und mit extraokulärer Ausbreitung von 5 mm oder weniger

cT3 Tumor der Kategorie 3

- cT3a Ohne Beteiligung des Ziliarkörpers und ohne extraokuläre Ausbreitung
- cT3b Mit Beteiligung des Ziliarkörpers
- cT3c Ohne Beteiligung des Ziliarkörpers, aber mit extraokulärer Ausbreitung von 5 mm oder weniger
- cT3d Mit Beteiligung des Ziliarkörpers und mit extraokulärer Ausbreitung von 5 mm oder weniger

cT4 Tumor der Kategorie 4

- cT4a Ohne Beteiligung des Ziliarkörpers und ohne extraokuläre Ausbreitung
- cT4b Mit Beteiligung des Ziliarkörpers
- cT4c Ohne Beteiligung des Ziliarkörpers, aber mit extraokulärer Ausbreitung von 5 mm oder weniger
- cT4d Mit Beteiligung des Ziliarkörpers und mit extraokulärer Ausbreitung von 5 mm oder weniger
- cT4e Mit Beteiligung des Ziliarkörpers und mit extraokulärer Ausbreitung größer als 5 mm

Anmerkungen

1. In der klinischen Praxis kann die größte basale Ausdehnung in Pupillendurchmessern (DD) geschätzt werden, wobei ein Pupillendurchmesser im Durchschnitt 1,5 mm entspricht; die Schätzung der größten Höhe/Dicke kann in Dioptrien erfolgen, wobei durchschnittlich 2,5 Dioptrien 1 mm entsprechen. Andere Techniken wie der Ultraschall und die Fundusfotographie werden häufig benutzt, um genauere Messwerte zu erhalten. Die Beteiligung des Ziliarkörpers kann durch die Spaltlampe, Ophthalmoskopie, Gonioskopie und Transillumination festgestellt werden. Hochfrequenzultraschall (Ultrasachall-Biomikroskopie) ist für genauere Messungen besser geeignet. Eine Ausdehnung durch die Sklera ist möglicherweise vor oder nach einer Operation feststellbar, und zwar

durch Ultraschall, Computertomographie oder Magnet-Resonanz Tomographie (Magnetic resonance imaging).
2. Wenn die histopathologischen Messungen nach der Fixation vorgenommen werden, können Tumordurchmesser und -dicke aufgrund von Gewebeschrumpfungen unterschätzt werden.

N – Regionäre Lymphknoten

cNX Regionäre Lymphknoten können nicht beurteilt werden
cN0 Keine regionären Lymphknotenmetastasen
cN1 Regionäre Lymphknotenmetastasen

M – Fernmetastasen

cM0 Keine Fernmetastasen
cM1 Fernmetastasen
- cM1a Größte Metastase 3 cm oder weniger in größter Ausdehnung
- cM1b Größte Metastase größer als 3 cm aber nicht größer als 8 cm in größter Ausdehnung
- cM1c Größte Metastase größer als 8 cm in größter Ausdehnung

Anmerkung der Übersetzer

Ein Grading ist nicht vorgesehen.

pTNM: Pathologische Klassifikation

Die pT- und pN-Kategorien entsprechen den cT- und cN-Kategorien. Für pM siehe Seite 10.

Stadien* – Maligne Melanome der Uvea

Stadium I	T1a	N0	M0
Stadium IIA	T1b–d, T2a	N0	M0
Stadium IIB	T2b, T3a	N0	M0
Stadium IIIA	T2c–d	N0	M0
	T3b–c	N0	M0
	T4a	N0	M0
Stadium IIIB	T3d	N0	M0
	T4b–c	N0	M0
Stadium IIIC	T4d–e	N0	M0
Stadium IV	Jedes T	N1	M0
	Jedes T	Jedes N	M1

Anmerkung

* Die Stadien gelten für die malignen Melanome der Chorioidea und des Ziliarkörpers aber nicht für die der Iris.

Prognosefaktoren-Gitter – Maligne Melanome der Uvea

Prognose-faktoren	Tumor-bezogen	Wirt-bezogen	Umwelt bezogen[a)]
Essentiell	TNM Größter Tumordurchmesser	Alter Allgemeinzustand	Entfernung zum nächsten Behandlungszentrum Zugang zu speziellen Untersuchungen und Behandlungen Sozioökonomischer Status Screening
Zusätzlich	Extrasklerale extraokuläre Ausbreitung Histopathologischer Zelltyp Mitoseaktivität Mikrovaskuläres Gefäßmuster	HLA-Gewebetyp: HLA-A*02:01-positiv	Expertise in der Behandlung (Chirurgie) Zugang zu Informationen

[a)] Siehe Seite 10 für eine umfassende Darstellung der umweltbezogenen und sozialen Gesundheitsfaktoren.

Verändert nach: UICC Manual of Clinical Oncology, 9th ed. O'Sullivan B, Brierley J, D'Cruz A, Fey M, Pollock R, Vermorken J, Huang S. John Wiley & Sons. 2015.

Retinoblastom (ICD-O-4 C69.2)

Die Definitionen der T-, N- und M-Kategorien entsprechen denen der 8. Auflage des AJCC Cancer Staging Manual (2016).

Regeln zur Klassifikation

Bei beiderseitigem Befall soll jedes Auge gesondert klassifiziert werden. Die Klassifikation gilt nicht für Fälle mit kompletter spontaner Tumorregression. Histologische Diagnosesicherung am enukleierten Auge ist erforderlich.

Siehe Seite 285 zu Retinoblastomen bei Kindern.

Anmerkung der Übersetzer

Ein Grading ist nicht vorgesehen.

Regionäre Lymphknoten

Die regionären Lymphknoten sind die präaurikulären, submandibulären und Halslymphknoten.

Zusätzlicher Deskriptor: Klassifikation nach Heritabilität (H)

Die H-Klassifikation dient dazu, Patienten mit einer Keimbahnprädisposition und einem entsprechend erhöhten Risiko für primäre und sekundäre Tumoren bei bestimmten Krebsarten zu identifizieren, wie z. B. Melanome der Haut oder Osteosarkome.

- HX Unbekannt oder kein Anhalt für eine konstitutive RB1-Mutation
- H0 Normale RB1-Alle, nachgewiesen durch Assay mit hoher Sensitivität
- H1 Konstitutive RB1-Mutation *oder* bilaterales Retinoblastom, trilaterales Retinoblastom (mit zusätzlichem intrakranialen neuroektodermalen Tumor) bzw. familiärer Hintergrund mit Retinoblastom

Anmerkung

Das Stadium wird durch die Heritabilität nicht beeinflusst.

cTNM: Klinische Klassifikation

T – Primärtumor

cTX Primärtumor kann nicht beurteilt werden
cT0 Kein Anhalt für Primärtumor

cT1 Tumor auf Retina beschränkt mit subretinaler Flüssigkeit 5 mm oder weniger von der Basis jeglicher Tumor(en) entfernt, ohne Netzhautablösung
- cT1a Kein Tumor im Auge größer als 3 mm im größten Durchmesser oder mindestens 1,5 mm vom Nervus opticus oder der Papille entfernt
- cT1b Wenigstens ein Tumor ist größer als 3 mm im größten Durchmesser und weniger als 1,5 mm vom Nervus opticus oder der Fovea entfernt. Keine Netzhautablösung oder subretinale Flüssigkeitsansammlung mehr als 5 mm von der Basis des Tumors entfernt
- cT1c Wenigstens ein Tumor ist größer als 3 mm im größten Durchmesser oder weniger als 1,5 mm vom Nervus opticus oder der Fovea entfernt, mit einer Ablösung der Netzhaut oder subretinaler Flüssigkeitsansammlung mehr als 5 mm von der Basis des Tumors entfernt

cT2 Tumor(en) mit Nachweis von Tumorzellen im Glaskörper und subretinal oder mit Netzhautablösung
- cT2a Tumor(en) mit subretinaler Flüssigkeitsansammlung mehr als 5 mm von der Basis jeglichen Tumors entfernt
- cT2b Tumor(en) mit Nachweis von Tumorzellen im Glaskörper und/oder subretinal

cT3 Ausgedehnte Tumorausbreitung im Auge
- cT3a Phthisis oder Prä-Phthisis des Bulbus
- cT3b Tumor mit Infiltration der Choroidea, der Pars plana, des Ziliarkörpers, der Linse, der Zonulae, der Iris oder der vorderen Augenkammer
- cT3c Erhöhter intraokulärer Druck mit Neovaskularisation und/oder Bupththalmus
- cT3d Hyphem und/oder massive Glaskörperblutung
- cT3e Aseptische Entzündung der Orbita

cT4 Extraokulärer Tumor
- cT4a Invasion des Nervus opticus oder von Orbitagewebe
- cT4b Extraorbitale Ausbreitung mit Proptosis und/oder orbitalen Tumoren

N – Regionäre Lymphknoten

cNX Regionäre Lymphknoten können nicht beurteilt werden
cN0 Keine regionären Lymphknotenmetastasen
cN1 Regionäre Lymphknotenmetastasen

M – Fernmetastasen

cM0 Keine Fernmetastasen
cM1 Fernmetastasen
- cM1a Einzelne oder multiple Metastasen außerhalb von ZNS und Gehirn
- cM1b Metastasen(n) des ZNS eingeschlossen Gehirn

pTNM: Pathologische Klassifikation

T – Primärtumor

pTX Primärtumor kann nicht beurteilt werden
pT0Kein Anhalt für Primärtumor

pT1 Tumor auf das Auge beschränkt, ohne Invasion des Nervus opticus oder der Chorioidea
pT2 Tumor mit intraokulärer Ausbreitung
- pT2a Fokale Invasion der Chorioidea und prä- oder intralaminare Invasion des Nervus opticus
- pT2b Tumor mit Invasion des Irisstromas und/oder des trabekulären Netzwerkes und/oder des Schlemm'schen Kanals

pT3 Tumor mit ausgeprägter Invasion
- pT3a Tumor mit ausgeprägter Invasion der Chorioidea 3 mm oder größer in größter Ausdehnung und multiple Invasionsherde zusammen 3 mm ausmachend oder Beteiligung der ganzen Dicke
- pT3b Retrolaminäre Invasion des Nervus opticus ohne Invasion des Absetzungsrandes des Nervus opticus
- pT3c Tumor mit Partialinvasion der Sklera innerhalb der inneren zwei Drittel
- pT3d Tumor mit Invasion der ganzen Dicke in das äußere Drittel der Sklera und/oder Invasion in oder um die Auslasskanäle herum

pT4 Tumor mit extraokulärer Ausbreitung: Invasion des Nervus opticus bis an den chirurgischen Absetzungsrand, in die meningealen Hohlräume um den Nervus opticus, Invasion der ganzen Skleradicke mit Invasion der

Episklera, des Fettgewebes, des extraokulären Muskels, Knochen, Konjunktiva oder Augenlid

pN – Regionäre Lymphknoten

pNX	Regionäre Lymphknoten können nicht beurteilt werden
pN0	Keine regionären Lymphknotenmetastasen
pN1	Regionäre Lymphknotenmetastasen

pM – Fernmetastasen

cM0 Keine Fernmetastasen

pM1 Fernmetastasen

- pM1a Einzelne oder multiple Metastase(n) außerhalb des ZNS
- pM1b Multiple Metastasen des ZNS-Parenchyms oder des Liquor

Stadien – Retinoblastom

Klinisches Stadium

Stadium I	T1, T2, T3	N0	M0
Stadium II	T4a	N0	M0
Stadium III	T4b	N0	M0
	Jedes T	N1	M0
Stadium IV	Jedes T	Jedes N	M1

Pathologisches Stadium

Stadium I	T1, T2, T3	N0	M0
Stadium II	T4	N0	M0
Stadium III	Jedes T	N1	M0
Stadium IV	Jedes T	Jedes N	M1

Prognosefaktoren-Gitter – Retinoblastom

Prognose-faktoren	Tumor-bezogen	Wirt-bezogen	Umwelt-bezogen[a)]
Essentiell	TNM Ausgeprägte ≥ 3 mm Invasion der Uvea Extrasklerale Tumorausbreitung Invasion der Nervus opticus Invasion der vorderen Augenkammer	Alter Immunsuppression Keimbahnmutationen RB1-Allele	Entfernung zum nächsten Behandlungszentrum Zugang zu speziellen Untersuchungen und Behandlungen Sozioökonomischer Status Screening
Zusätzlich	Multidrug-Resistenzgene Vererbbarkeit		Expertise in der Behandlung Telepathologie *In utero*-Feststellung des Retinoblastoms Zugang zu Informationen

a) Siehe Seite 10 für eine umfassende Darstellung der umweltbezogenen und sozialen Gesundheitsfaktoren.
Verändert nach: UICC Manual of Clinical Oncology, 9th ed. O'Sullivan B, Brierley J, D'Cruz A, Fey M, Pollock R, Vermorken J, Huang S. John Wiley & Sons. 2015.

Orbitasarkom (ICD-O-4 C69.6)

Die Definitionen der T-, N- und M-Kategorien entsprechen denen der 8. Auflage des AJCC Cancer Staging Manual (2016).

Regeln zur Klassifikation

Die Klassifikation gilt nur für Sarkome der Weichteile und Knochen. Histologische Diagnosesicherung und Unterteilung der Fälle nach histologischem Typ sind erforderlich.

Regionäre Lymphknoten

Die regionären Lymphknoten sind die präaurikulären, submandibulären und Halslymphknoten.

cTNM: Klinische Klassifikation

T – Primärtumor

cTX Primärtumor kann nicht beurteilt werden
cT0 Kein Anhalt für Primärtumor

cT1 Tumor 20 mm oder weniger in größter Ausdehnung
cT2 Tumor mehr als 20 mm in größter Ausdehnung, ohne Infiltration des Augapfels oder der knöchernen Wand der Orbita
cT3 Tumor jeder Größe mit diffuser Infiltration des Orbitalgewebes und/oder der knöchernen Wände der Orbita
cT4 Tumor infiltriert Augapfel oder periorbitale Strukturen wie Augenlid, Fossa temporalis, Nasenhöhle, Nasennebenhöhlen und/oder Gehirn

N – Regionäre Lymphknoten

cNX Regionäre Lymphknoten können nicht beurteilt werden
cN0 Keine regionären Lymphknotenmetastasen
cN1 Regionäre Lymphknotenmetastasen

M – Fernmetastasen

cM0 Keine Fernmetastasen
cM1 Fernmetastasen

pTNM: Pathologische Klassifikation

Die pT- und pN-Kategorien entsprechen den cT- und cN-Kategorien. Für pM siehe Seite 10.

Stadien

Stadien werden derzeit nicht empfohlen.

Karzinom der Tränendrüsen (ICD-O-4 C69.5)

Regeln zur Klassifikation

Histologische Diagnosesicherung und Unterteilung der Fälle nach histologischem Typ sind erforderlich.

Regionäre Lymphknoten

Die regionären Lymphknoten sind die präaurikulären, submandibulären und Halslymphknoten.

cTNM: Klinische Klassifikation

T – Primärtumor

cTX Primärtumor kann nicht beurteilt werden
cT0 Kein Anhalt für Primärtumor

cT1 Tumor 2 cm oder weniger in größter Ausdehnung mit/ohne extraglanduläre Ausbreitung in das Weichgewebe der Orbita
- cT1a Ohne Infiltration des Periost oder des Knochens
- cT1b Infiltration des Periost ohne Knocheninfiltration
- cT1c Infiltration des Knochens

cT2 Tumor mehr als 2 cm, aber nicht mehr als 4 cm in größter Ausdehnung
- cT2a Ohne Infiltration des Periost oder des Knochens
- cT2b Infiltration des Periost ohne Knocheninfiltration
- cT2c Infiltration des Knochens

cT3 Tumor mehr als 4 cm in größter Ausdehnung *oder* extraglanduläre Ausbreitung in das Weichgewebe der Orbita, eingeschlossen Nervus opticus und Augapfel
- cT3a Ohne Infiltration des Periost oder des Knochens
- cT3b Infiltration des Periost ohne Knocheninfiltration
- cT3c Infiltration des Knochens

cT4 Tumor infiltriert angrenzende Strukturen (Nasennebenhöhlen, Fossa temporalis, Fossa pterygoidea, Fissura orbitalis superior, Sinus cavernosus, und/oder Gehirn)
- cT4a Tumor 2 cm oder weniger in größter Ausdehnung

cT4b Tumor mehr als 2 cm aber nicht mehr als 4 cm in größter Ausdehnung
cT4c Tumor mehr als 4 cm in größter Ausdehnung

N – Regionäre Lymphknoten

cNX Regionäre Lymphknoten können nicht beurteilt werden
cN0 Keine regionären Lymphknotenmetastasen
cN1 Regionäre Lymphknotenmetastasen

M – Fernmetastasen

cM0 Keine Fernmetastasen
cM1 Fernmetastasen

pTNM: Pathologische Klassifikation

Die pT- und pN-Kategorien entsprechen den cT- und cN-Kategorien. Für pM siehe Seite 10.

Stadien

Stadien werden derzeit nicht empfohlen.

Hirn und Rückenmark (ICD-O-C71, C72.0-C72.1, C75.3)

Die Definitionen der T-, N- und M-Kategorien entsprechen denen der 9. Auflage des AJCC Cancer Staging Manual (2024).

Regeln zur Klassifikation

Diese Klassifikation gilt für Medulloblastome, Medulloepitheliome, embryonale Tumoren des ZNS, atypische teratoide/rhabdoide Tumoren und Pineoblastome. Histologische Diagnosesicherung und Bestimmung des histologischen Typs sind erforderlich.

Siehe Seite 288 für Kindertumoren des Hirns und Rückenmarks.

Regionäre Lymphknoten

Regionäre Lymphknoten sind nicht vorhanden.

cTNM : Klinische Klassifikation

T – Primärtumor

Klassifikation nicht anwendbar auf Hirn- und Rückenmarkstumoren.

N – Regionäre Lymphknoten

Klassifikation nicht anwendbar auf Hirn- und Rückenmarkstumoren.

M – Fernmetastasen

TNM-Kategorien	Chang-Stadien (verändert)[1,2]	Definition
cM0	M0	Keine Fernmetastasen
cM1		Fernmetastasen
cM1b	M2	Intrakraniale Ausbreitung jenseits des Primärtumors
cM1c	M3	Großflächige Aussaat von Tumorzellen im Subarachnoidalraum des Rückenmarks, sichtbar im MRT
cM1d	M4	Einzelne oder multiple Metastase(n) außerhalb des ZNS (Knochenmark, Lunge)

pTNM : Pathologische Klassifikation

pT – Primärtumor

Klassifikation nicht anwendbar auf Hirn- und Rückenmarkstumoren.

pN – Regionäre Lymphknoten

Klassifikation nicht anwendbar auf Hirn- und Rückenmarkstumoren.

M – Fernmetastasen

TNM-Kategorien	Chang-Stadien (verändert)[1,2]	Definition
pM1		Fernmetastasen
pM1a	M1	Mikroskopisch nachweisbare Tumorzellen in Zerebrospinalflüssigkeit (CSF), zytologisch bestätigt
pM1b	M2	Mikroskopisch nachweisbare intrakraniale Ausbreitung jenseits des Primärtumors
pM1c	M3	Mikroskopisch nachweisbare großflächige Aussaat von Tumorzellen im Subarachnoidalraum des Rückenmarks
pM1d	M4	Mikroskopisch nachweisbare einzelne oder multiple Metastase(n) außerhalb des ZNS (Knochenmark, Lunge)

Stadien

Stadien werden derzeit nicht empfohlen.

Literatur

1 Harisiadis, L. and Chang, C.H. (1977). Medulloblastoma in children: a correlation between staging and results of treatment. *Int J Radiat Cncol Biol Phys* 2 (9–10): 833–841.

2 Chang, C.H., Housepian, E.M., and Herbert, C., Jr. (1969). An operative staging system and a megavoltage radiotherapeu tic technic for cerebellar medulloblastomas. *Radiology* 93 (6): 1351–1359.

Hodgkin-Lymphom

Einführende Bemerkungen

Die derzeit verwendete Stadieneinteilung der Hodgkin-Lymphome ist eine modifizierte Fassung der Ann-Arbor-Klassifikation aus dem Jahre 1971.

In den letzten 45 Jahren hat sich die Anwendungspraxis der Stadieneinteilung geändert, dahingehend, dass Staging-Laparotomien und die daraus resultierenden histologischpathologischen Untersuchungsergebnisse der Staging-Verfahren obsolet geworden sind.

Eine kürzlich erfolgte Konsensuskonferenz, die 2012 in Lugano stattfand, schlug ein noch einfacheres Stagingsystem vor, in dem das Stadium I und Stadium II als „Limited Stage" (begrenztes Stadium) und das Stadium III und IV als „advanced stage" (fortgeschrittenes Stadium) zusammengefasst werden sollen.

Die Lugano-Klassifikation, eine Modifikation der Ann-Arbor-Klassifikation, wurde von der UICC übernommen [1].

Klinische Stadien (cS)

Für die klinischen Stadien sind bestimmend: Anamnese, klinische Untersuchung, bildgebende Verfahren, Blutuntersuchung sowie das Ergebnis der Erstbiopsie. Die Knochenmarkpunktion muss in einem klinisch oder radiologisch nicht befallenen Knochenbereich durchgeführt werden.

Leberbefall

Klinischer Anhalt für einen Leberbefall ist gegeben, wenn entweder eine Vergrößerung der Leber, wenigstens ein pathologischer Wert der alkalischen Phosphatase im Blutserum und 2 verschiedene pathologische Leberfunktionstests oder ein pathologischer Leberbefund in einem bildgebenden Verfahren und ein pathologischer Leberfunktionstest vorliegen.

Milzbefall

Ein klinischer Anhalt für einen Milzbefall ist bei einer tastbaren Milzvergrößerung gegeben, die durch bildgebende Verfahren bestätigt wird.

TNM – Klassifikation maligner Tumoren, Neunte Auflage. Herausgegeben von James Brierley, Meredith Giuliani, Brian O'Sullivan, Brian Rous und Elizabeth Van Eycken. Übersetzung herausgegeben von Christian Wittekind.

Lymphatische und extralymphatische Erkrankung

Lymphatische Gewebe sind:

- Lymphknoten
- Waldeyer-Rachenring
- Milz
- Appendix
- Thymus
- Peyer-Plaques

Die Lymphknoten sind in Regionen zusammengefasst; es können eine oder mehrere Regionen befallen sein. Die Milz wird mit S, extralymphatische Organe oder Bezirke werden mit E gekennzeichnet.

Lungenbeteiligung beschränkt auf einen Lungenlappen oder perihiläre Ausdehnung mit homolateraler Lymphadenopathie oder einseitiger Pleuraerguss mit oder ohne Lungenbeteiligung, jedoch mit hilärer Lymphadenopathie, wird als **lokalisierte extralymphatische** Erkrankung angesehen.

Leberbeteiligung gilt stets als **diffuse extralymphatische** Erkrankung.

Klinische Stadien (cS)

Begrenztes Stadium

Stadium I

Befall einer einzelnen Lymphknotenregion (I) oder lokalisierter Befall eines einzelnen extralymphatischen Organs oder Bezirks (IE).

Stadium II

Befall von 2 oder mehr Lymphknotenregionen auf der gleichen Zwerchfellseite (II) oder lokalisierter Befall eines einzelnen extralymphatischen Organs oder Bezirks und seines (seiner) regionären Lymphknoten mit oder ohne Befall anderer Lymphknotenregionen auf der gleichen Zwerchfellseite (IIE).

Bulky Stadium II

Tumorerkrankung im Stadium II mit Lymphknotenvergrößerungen von mehr als 10 cm in größter Ausdehnung oder mehr als ein Drittel des Thoraxdurchmesser (Bestimmung durch CT).

Fortgeschrittenes Stadium („Avanced stage")

Stadium III

Befall von Lymphknotenregionen auf beiden Seiten des Zwerchfells (III), ggf. zusätzlich gleichzeitiger Befall der Milz (IIIS).

Stadium IV

Disseminierter (multifokaler) Befall eines oder mehrerer extralymphatischer Organe mit oder ohne gleichzeitigen Lymphknotenbefall; oder isolierter Befall eines extralymphatischen Organs mit Befall von Lymphknotenregionen auf einer oder beider Seiten des Zwerchfells.

A- und B-Kategorien der Allgemeinsymptome

Jedes Stadium soll entsprechend dem Fehlen oder Vorhandensein definierter Allgemeinsymptome in A oder B unterteilt werden. Als Allgemeinsymptome gelten:

1. Unerklärbarer Gewichtsverlust von mehr als 10 % des üblichen Körpergewichts in den vorangegangenen 6 Monaten
2. Ungeklärtes Fieber über 38 °C
3. Nachtschweiß

Anmerkung

Pruritus allein qualifiziert nicht für die B-Klassifikation, ebenso nicht kurze, durch bekannte Infektionen erklärbare fieberhafte Erkrankungen.

Prognosefaktoren-Gitter – Hodgkin-Lymphom

Prognose-faktoren	Tumor-bezogen	Wirt-bezogen	Umwelt-bezogen[a)]
Essentiell	Begrenztes oder ausgeweitetes histologisches Muster / Anzahl von Subtypen Mediastinaler Tumor im Bulky-Stadium oder Tumor mit mehr als 10 cm in größter Ausdehnung Anzahl der befallenen Lymphknoten B-Symptome Erythrozytensedimentationsrate (ESR) bei extranodaler Ausbreitung	Alter Geschlecht Allgemeinzustand	Entfernung zum nächsten Behandlungszentrum Zugang zu speziellen Untersuchungen und Behandlungen Sozioökonomischer Status

(Fortsetzung)

(Fortsetzung)

Prognose-faktoren	Tumor-bezogen	Wirt-bezogen	Umwelt-bezogen[a)]
Zusätzlich	Albuminspiegel unter 4 g/dL Niedriger Hb-Wert Hohe Anzahl weißer Blutkörperchen Leukozytenzahl Frühe metabolische Reaktion beim FDG-PET-Scan		Expertise in der Behandlung (Onkologie, Strahlentherapie) Zugang zu Informationen

[a)] Siehe Seite 16 für eine umfassende Darstellung der umweltbezogenen und sozialen Gesundheitsfaktoren.
Verändert nach: UICC Manual of Clinical Oncology, 9th ed. O'Sullivan B, Brierley J, D'Cruz A, Fey M, Pollock R, Vermorken J, Huang S. John Wiley & Sons. 2015.

Literatur

1 Cheson, B.D., Fisher, R.I., Barrington, S.F. et al. (2014). Recommendations for initial evaluation, staging and response assessment of Hodgkin- and Non-Hodgkin-Lymphoma: The Lugano Classification. *J Clin Oncol* 32:3059–3068.

Non-Hodgkin-Lymphome

Die Lugano-Klassifikation (eine Modifikation der Ann-Arbor-Klassifikation) wird auch für Non-Hodgkin-Lymphome empfohlen. Die sogenannte A- und B-Klassifikation (nach Symptomen) soll nicht angewandt werden (siehe Seite 263).

Im Stadium II wird die „Bulky disease" bereits diagnostiziert, wenn ein Lymphknoten„paket" bei follikulären Lymphomen größer als 6 cm und bei diffusen großzelligen Lymphomen größer als 10 cm ist.

In der Pädiatrie wird das St Jude/Murphy-System für Non-Hodgkin-Lymphome empfohlen (siehe Seite 286).

Prognosefaktoren-Gitter – Diffuses großzelliges B-Zell-Lymphom

Prognosefaktoren	Tumor-bezogen	Wirt-bezogen	Umwelt-bezogen[a)]
Essentiell	Ausgeprägte extranodale Ausbreitung Tumorgröße B-Symptome LDH Internationaler Prognoseindex	Alter Geschlecht Allgemeinzustand Immunschwäche	Entfernung zum nächsten Behandlungszentrum Zugang zu speziellen Untersuchungen und Behandlungen Sozioökonomischer Status

(Fortsetzung)

TNM – *Klassifikation maligner Tumoren*, Neunte Auflage. Herausgegeben von James Brierley, Meredith Giuliani, Brian O'Sullivan, Brian Rous und Elizabeth Van Eycken. Übersetzung herausgegeben von Christian Wittekind.

(Fortsetzung)

Prognose-faktoren	Tumor-bezogen	Wirt-bezogen	Umwelt-bezogen[a)]
Zusätzlich	WHO-Klassifikation hämatolym-phoider Tumoren (WHO-HAEMS) Genexpression-profil vergleichbar mit B-Zellen des Keimzentrums (GCB) und aktivierten B-Zellen (ABC) Urspungszelle Genomische Expression Beta-2-Mikroglobulin Verhältnis Lymphozyten: Monocyten	HIV-Status Hepatitis B/C-Status	Expertise in der Behandlung (Onkologie, Strahlentherapie) Zugang zu Informationen

a) Siehe Seite 16 für eine umfassende Darstellung der umweltbezogenen und sozialen Gesundheitsfaktoren.

Verändert nach: UICC Manual of Clinical Oncology, 9th ed. O'Sullivan B, Brierley J, D'Cruz A, Fey M, Pollock R, Vermorken J, Huang S. John Wiley & Sons. 2015.

Kutanes Lymphom

In der 8. Auflage der TNM Klassifikation war das kutane Lymphom nicht enthalten. Es wurde aber in die 5. Auflage des TNM Supplement aufgenommen. Die International Society for Cutaneous Lymphoma (ISCL), die United States Cutaneous Lymphoma Consortium (USCLC) und die Cutaneous Lymphoma Task Force of the European Organization for the Research and Treat of Cancer (EORTC) haben inzwischen aktualisierte Richtlinien für die Stadienbestimmung und das klinische Management von kutanen Lymphomen veröffentlicht. Die Empfehlungen zur Stadienbestimmung sind nachfolgend zusammengefasst. Für weitere Informationen wird auf die folgende Publikation verwiesen, die auch die Grundlage für die nachfolgenden tabellarischen Übersichten darstellt:

Olsen E, Whittaker S, Willemze, R et al. Primary cutaneous lymphoma: recommendations for clinical trial design and staging update from the ISCL, USCLC, and EORTC. *Blood* 2022; 140 (5): 419–437. https://doi.org/10.1182/blood.2021012057

Regeln zur Klassifikation

Die Klassifikation gilt für primäre kutane Lymphome, Mycosis fungoides (MF), Sézary-Syndrom (SS) sowie kutane B- und T-Zell-Lymphome.
Histologische Diagnosesicherung ist erforderlich

Anatomische Unterbezirke

Folgende Bezirke werden entsprechend ihren topographischen ICD-O-4 Rubriken unterschieden:

1. Haut des äußeren Ohres und andere Partien der Gesichtshaut, außer Lippe und Augenlid (C44.2-3)
2. Haut von Kopf und Hals (C44.4)
3. Haut des Stammes einschließlich Analrand und perianale Haut (C44.5, C21.3)
4. Haut von oberer Extremität und Schulter (C44.6)
5. Haut von unterer Extremität und Hüfte (C44.7)
6. Äußere und innere Schamlippen, Klitoris, Vulva (C51.0-2, 8-9)
7. Präputium, Glans penis, Penisschaft, Penis (C60.0-2, 8-9)
8. Skrotum (C63.2)

Regionäre Lymphknoten

Die regionären Lymphknoten sind die oberflächlichen Lymphknoten im Kopf- und Halsbereich (präaurikuläre, submandibuläre und Halslymphknoten) sowie die axiallären, epitrochlearen, inguinalen und poplitealen Lymphknoten..

Primäres kutanes Lymphom

Die Tabellen basieren auf Olsen E, Whittaker S, Willemze, R et al. Primary cutaneous lymphoma: recommendations for clinical trial design and staging update from the ISCL, USCLC, and EORTC. *Blood* 2022; 140 (5): 419–437. https://doi.org/10.1182/blood.2021012057

Kutanes T- und B-Zell-Lymphom (außer Mycosis Fungoides oder Sézary-Syndrom)

T – Primärtumor

cT1 Einzelne Läsion
- cT1a Läsion von weniger als 5 cm im Durchmesser
- cT1b Läsion von 5 cm oder mehr im Durchmesser

cT2 Multiple Läsionen begrenzt auf eine Körperregion oder zwei zusammenhängende Regionen
- cT2a Alle Läsionen von weniger als 15 cm im Durchmesser
- cT2b Alle Läsionen 15 cm oder mehr aber weniger als 30 cm im Durchmesser
- cT2c Alle Läsionen 30 cm oder mehr im Durchmesser ohne Ausdehnung auf mehr als zwei zusammenhängende Körperregionen

cT3 Generalisierte Erkrankung
- cT3a Multiple Läsionen in zwei nicht zusammenhängenden Körperregionen
- cT3b Befall von drei oder mehr Körperregionen

N – Regionäre Lymphknoten

cN0 Keine klinisch auffälligen peripheren Lymphknoten

cN1 Befall einer peripheren Lymphknotenregion, die für den Lymphabfluss aus der befallenen Hautregion zuständig ist

cN2 Befall von 2 oder mehr peripheren Lymphknotenregionen oder einer beliebigen Lymphknotenregion, die nicht für den Lymphabfluss aus der befallenen Hautregion zuständig ist

cN3 Befall eines zentralen Lymphknoten, nachgewiesen durch Biopsie

M – Fernmetastasen

cM0 Fernmetastasen ohne viszerale Beteiligung

cM1 Fernmetastasen mit viszeraler Beteiligung

Stadien

Stadien werden derzeit nicht empfohlen.

Mycosis Fungoides und Sézary-Syndrom

Es handelt sich hierbei um eine prognostische Gruppeneinteilung, da die N-Kategorie sowohl histophathologische Befunde als auch T-Zell-Klone erfordert. Darüberhinaus ist eine Beteiligung des peripheren Blut für die Gruppeneinteilung relevant.

T – Primärtumor

cT1 Abgegrenzte Flecken, Knötchen oder Plaques auf weniger als 10 % der Hautoberfläche
- cT1a Nur Flecken
- cT1b Knötchen oder Plaques, mit oder ohne Flecken

cT2 Abgegrenzte Flecken, Knötchen oder Plaques auf 10 % oder mehr der Hautoberfläche
- cT2a Nur Flecken
- cT2b Knötchen oder Plaques, mit oder ohne Flecken

cT3 Ein oder mehrere Tumoren mit 1 cm oder mehr im Durchmesser

cT4 Hautveränderungen auf 80 % oder mehr der Körperoberfläche

N – Regionäre Lymphknoten

NX Klinisch auffällige periphere Lymphknoten, ohne histologische Diagnosesicherung

N0 Keine klinisch auffälligen peripheren Lymphknoten*, mit oder ohne Biopsie

N1 Klinisch auffällige periphere Lymphknoten mit histopathologischem Grad 1 (Dutch) oder LN0-2 (National Cancer Institute).
- N1a T-Zell-Klon mit negativem oder nicht eindeutigem Befund**
- N1b T-Zell-Klon mit positivem Befund** und identisch mit Haut

N2 Klinisch auffällige periphere Lymphknoten mit histopathologischem Grad 2 (Dutch) oder LN3 (National Cancer Institute).
- N2a T-Zell-Klon mit negativem oder nicht eindeutigem Befund**
- N2b T-Zell-Klon mit positivem Befund** und identisch mit Haut

N3 Klinisch auffällige periphere Lymphknoten mit histopathologischem Grad 3–4 (Dutch) oder LN4 (National Cancer Institute).
- N3a T-Zell-Klon mit negativem oder nicht eindeutigem Befund**
- N3b T-Zell-Klon mit positivem Befund** und identisch mit Haut

Anmerkungen

* Ein Lymphknoten mit mehr als 1,5 cm in größter Ausdehnung gilt als klinisch auffällig, vor allem wenn zusätzliche auffällige Merkmale vorhanden sind (fester, gummiartiger und/oder fixierter Lymphknoten). Diagnosesicherung durch bildgebende Verfahren wird empfohlen. Zentrale Lymphknoten sind normalerweise für eine pathologische Beurteilung nicht zugänglich und werden nicht für die Klassifikation herangezogen, außer zur Zuweiseung des histopathologischen Grades N3.

** Ein T-Zell-Klon kann durch Polymerasekettenreaktion (PCR) oder durch Southern-Blot-Analyse der TCR-Gene bestimmt werden.

M – Fernmetastasen

M0 Fernmetastasen ohne viszerale Beteiligung
M1a Fernmetastasen ausschließlich im Knochenmark
M1a1 T-Zell-Klon mit negativem oder nicht eindeutigem Befund*
M1a2 T-Zell-Klon mit positivem Befund* und identisch mit Haut
M1b Fernmetastasen mit viszeraler Beteiligung außerhalb des Knochemarks, mit oder ohne Beteiligung des Knochemarks
M1b1 T-Zell-Klon mit negativem oder nicht eindeutigem Befund*
M1b2 T-Zell-Klon mit positivem Befund* und identisch mit Haut

Anmerkung

* Eine Diagnose durch bildgebende Verfahren ist möglich für Milz, Leber und andere viszerale Organe.

Histopathologische Gruppeneinteilung der Lymphknoten bei Mycosis Fungoides und Sézary-Syndrom

EORTC-Klassifikation	Dutch-System	NCI-VA-Klassifikation
N1	Grad 1: Dermatopathische Lymphadenopathie	LN0: keine auffälligen Lymphozyten
		LN1: vereinzelte isolierte auffällige Lymphozyten, ohne Clusterbildung
		LN2: zahlreiche auffällige Lymphozyten oder Lymphozyten mit Clusterbildung (3–6 Zellen)
N2	Grad 2: Dermatopathische Lymphadenopathie, frühes Auftreten von Mycosis fungoides (cerebriforme Zellkerne, < 7,5 µm)	LN3: auffällige Lymphozyten mit Aggregatbildung, Lymphknotenarchitektur nicht beeinträchtigt
N3	Grad 3: teilweise oder vollständige Auslöschung von neoplastischen oder Lymphknotenzellen	LN4: teilweise Auslöschung der Lymphknotenarchitektur, zahlreiche atypische mononukleare Zellen, cerebriforme Zellkerne in Lymphozyten
	Grad 4: vollständige Zellauslöschung	

Peripheres Blut (B)

B-Kategorie	Kriterien
B0	Keine nennenswerte Beteiligung des peripheren Blutes: $CD4^+/CD26^-$ oder $CD4^+/CD7^-$ nicht mehr als 250 Zellen/µl
B0a	T-Zell-Klon mit negativem Befund[a)]
B0b	T-Zell-Klon mit positivem Befund[a)]
B1	Geringe Tumorlast im peripheren Blut: $CD4^+/CD26^-$ oder $CD4^+/CD7^-$ mehr als 250 aber nicht mehr als 1000 Zellen/µl
B1a	T-Zell-Klon mit negativem Befund[a)]
B1b	T-Zell-Klon mit positivem Befund[a)]
B2	Hohe Tumorlast im peripheren Blut: $CD4^+/CD26^-$ oder $CD4^+/CD7^-$ mehr als 1000 Zellen/µl oder andere Typen aberranter Lymphozyten nachgewiesen mittels Durchflusszytometrie

a) Ein T-Zell-Klon kann durch Polymerasekettenreaktion (PCR) oder durch Southern-Blot-Analyse der TCR-Gene bestimmt werden.

Prognostische Gruppeneinteilung – Mycosis Fungoides und Sézary-Syndrom

IA	T1	N0	M0	B0, B1
IB	T2	N0	M0	B0, B1
IIA	T1, T2	N1, N2	M0	B0, B1
IIB	T3	N0, N1, N2	M0	B0, B1
III	T4	N0, N1, N2	M0	B0, B1
IIIA	T4	N0, N1, N2	M0	B0
IIIB	T4	N0, N1, N2	M0	B1
IVA1	Jedes T	N0, N1, N2	M0	B2
IVA2	Jedes T	N3	M0	Jedes B
IVB	Jedes T	Jedes N	M1	Jedes B

Essentielles TNM

Stagingdaten sind sehr wichtig für die Krebsüberwachung und die Bestimmung der Krebshäufigkeit. Die Daten liefern Informationen über die Stadienverteilung der wichtigen Krebsarten und zur Inzidenz und Krebssterblichkeit. Zentrale Krebsregister haben insbesondere in Ländern mit geringem oder mittlerem Einkommen häufig zu wenige Informationen um Daten für die TNM-Stadien zu vervollständigen, entweder weil die notwendigen Untersuchungen nicht durchgeführt werden können oder weil erhobene Informationen nicht dokumentiert werden können. Angesichts dieser Tatsache hat die TNM Prognostic Core Group zusammen mit der International Agency for Research in Cancer (IARC) ein sogenanntes essentielles TNM entwickelt. Dieses kann für die Sammlung von Stagingdaten durch die Registrare verwendet werden, wenn die kompletten Informationen nicht vorhanden sind. Essentielle TNM-Flussdiagramme wurden für Mammakarzinome, Zervixkarzinome, Kolonkarzinome und Prostatakarzinome entwickelt und wurden inzwischen um Oesophaguskarzinome, hepatozelluläre Karzinome, Ovarialkarzinome und Lymphome ergänzt. Sie sind unter https://publications.iarc.fr und unter www.uicc.org. abrufbar.

Grundprinzip des essentiellen TNM

Das essentielle TNM [1] ergänzt das traditionelle TNM bei der Erhebung von Stagingdaten für Krebsregister bei der Diagnose. Es soll immer dann von Registraren verwendet werden, wenn in der Patientenakte das vollständig bestimmte TNM-Stadium oder dessen Elementen (T, N, M) fehlen.

Das essentielle TNM folgt einem logischen Schema, um die Ausbreitung einer Tumorerkrankung im jeweiligen Patienten anhand einer Kombination von klinischen Informationen und/oder operativen bzw. pathologischen Informationen (sofern ein chirurgischer Eingriff durchgeführt wurde) zu dokumentieren

Regeln zur Klassifikation

Das essentielle TNM ist aus drei Schlüsselelementen zusammengesetzt, die zusammen die Ausbreitung einer Krebserkrankung im Patienten zum Zeitpunkt der Diagnose anzeigen.

M Vorhandensein oder Fehlen von Fernmetastasen
N Vorhandensein oder Fehlen von regionären Lymphknotenmetastasen
T Ausmaß der Infiltration und/oder Größe des Tumors

TNM – Klassifikation maligner Tumoren, Neunte Auflage. Herausgegeben von James Brierley, Meredith Giuliani, Brian O'Sullivan, Brian Rous und Elizabeth Van Eycken. Übersetzung herausgegeben von Christian Wittekind.

Die Datenerhebung aus der Patientenakte wird durch Flussdiagramme erleichtert, die anhand von vorgegebenen Fragen und Schemazeichnungen die Bestimmung des Ausmaßes der Erkrankung für bestimmte Krebsarten ermöglichen. Diese Flussdiagramme entsprechen der 8. bzw. der 9. Auflage der TNM Klassifikation der UICC (sofern diese der 8. Auflage entspricht) und werden nach Bedarf angepasst. Die jeweils aktuellen Versionen sind über die Anleitung (User's Guideline) auf www.uicc.org und http://www.iacr.com.fr zugänglich.

Das Flussdiagramm für die Stadienbestimmung bei Mammakarzinomen wird nachfolgend beispielhaft gezeigt. Es existieren analoge Schemata für Ösophaguskarzinome, Kolonkarzinome, Rektumkarzinome, hepatozelluläre Karzinome, Zervixkarzinome, Ovarialkarzinome, Prostatakarzinome und Lymphome.

Kodierung der Elemente des essentiellen TNM

Nachfolgend werden in vereinfachter Form die Grundlagen der Kodierung erläutert. Eine ausführliche Anleitung bietet der 'Essential TNM User's Guide', siehe www.iacr.com. Die Elemente des essentiellen TNM entsprechen der 8. bzw. 9. Auflage der TNM Klassifikation:

Fernmetastasen (M)

M+ Fernmetastasen, klinisch oder pathologisch
M− Keine Fernmetastasen

Regionäre Lymphknotenmetastasen (N)

R+ Regionäre Lymphknotenmetastasen, klinisch oder pathologisch
  R2 Fortgeschrittene regionäre Lymphknotenmetastasen
  R1 Begrenzte regionäre Lymphknotenmetastasen
R− Keine regionären Lymphknotenmetastasen

Bei nachgewiesener Beteiligung der regionären Lymphknoten soll R+ vermerkt werden, andernfalls R−.

Ausmaß der Infiltration und/oder Größe des Tumors (T)

A Ausmaß der Infiltration und/oder Tumorgröße ist fortgeschritten (advanced = A)
  A2 Ausmaß der Infiltration und/oder Größe des Tumors ist sehr fortgeschritten
  A1 Ausmaß der Infiltration und/oder Größe des Tumors ist fortgeschritten
L Ausmaß der Infiltration und/oder Tumorgröße ist begrenzt (limited = L)
  L2 Ausmaß der Infiltration und/oder Größe des Tumors ist begrenzt
  L1 Ausmaß der Infiltration und/oder Größe des Tumors ist sehr begrenzt
X Ausmaß der Infiltration und/oder Tumorgröße kann nicht bestimmt werden

Anmerkungen

Liegen keine spezifischen Informationen zu Fernmetastasen, Lymphknotenbeteiligung und Tumorgröße bzw. -ausdehnung und auch keine Hinweise auf das Auftreten von Fernmetastasen bzw. regionären Lymphknotenmetastasen vor, soll als M− und R− kodiert werden. Werden regiönäre Lymphknotenmetastasen erwähnt, ohne dass diese als begrenzt oder fortgeschritten eingestuft werden können, soll als R+ kodiert werden.

Wenn der Grad der Tumorausdehnung nicht ermittelt werden kann, soll je nach Lokalisation des Tumors (siehe Flussdiagramme) als A oder L kodiert werden. Wenn ein Primärtumor nachgewiesen ist, ohne dass dessen Größe oder Lokalisation beschrieben wird, soll als X kodiert werden.

Stadien – essentielles TNM

Nachdem die Komponenten des essentiellen TNM kodiert worden sind, können diese zu Stadien (I bis IV) gruppiert werden. Diese sind den Stadien des TNM vergleichbar und dienen dazu, Patienten nach deren Prognose einzuteilen.

Beispiel für essentielles TNM: Mammatumoren

Anleitung zur Stadienbestimmung bei Mammatumoren

1. Fernmetastasen treten häufig in Knochen, Lunge und Hirn auf. Liegen dafür Anhaltspunkte durch bildgebende Verfahren vor?
2. Beachten Sie, dass kontralaterals Lymphknoten der anderen Brustseite sowie Halslymphknoten als Fernmetastasen gelten (M+).
3. Bei Vorliegen von M+ kann sofort Stadium IV zugewiesen werden, ohne dass es einer weiteren Auswertung bedarf.
4. Liegt eine Infiltration der Brusthaut (Epidermis) vor?
5. Regiönäre Lymphknoten sind die axillären (einschließlich der intramammären), infraklavikulären, supraklavikulären und Brustwandlymphknoten auf der Seite des Primärtumors (siehe dazu die Bilder im nachfolgenden Flussdiagramm).
6. Wenn eine Beteiligung der Lymphknoten festgestellt wurde (R+), aber keine Angaben zu Anzahl und Lokalisation der Lymphknoten vorliegen, soll nach TNM-Regel 4 das niedrigere Stadium angenommen werden, d. h. Stadium II (regional beschränkt).
7. Die Tumorgröße ist für die Stadienbestimmung entscheidend. Ein Tumor von 2 cm oder weniger wird als 'sehr begrenzt' klassifiziert (Stadium I).
8. Wenn zwei oder mehr maligne Tumoren in derselben Brust vorliegen, soll das Stadium anhand des größten Tumors bestimmt werden.

Essentielles TNM für Mammatumoren

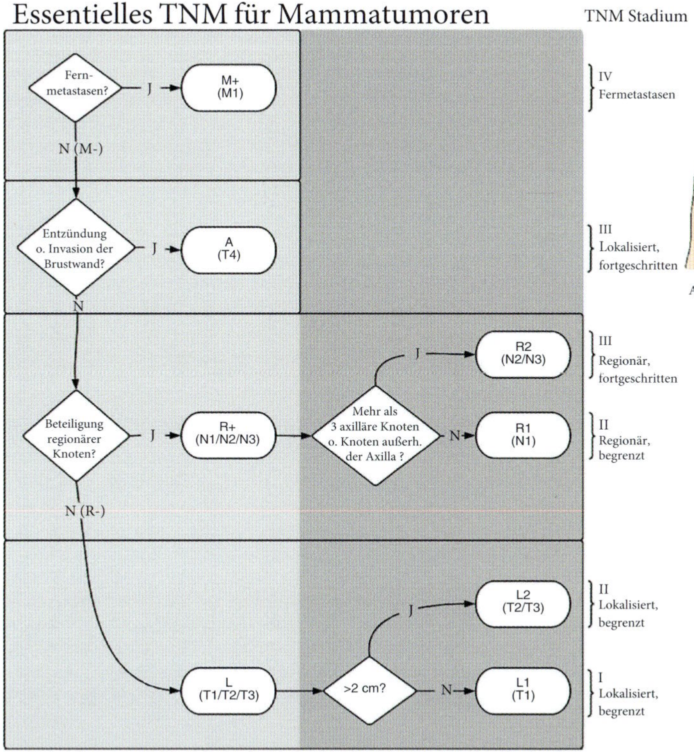

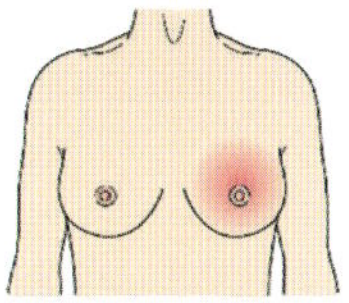
A(T4): inflammatorisches Karzinom

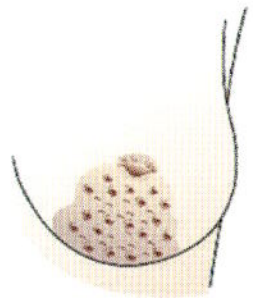
A(T4): Orangenhaut

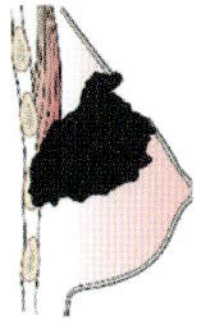
A(T4):
Ulzeration/
Ausdehnung
auf Brustwand

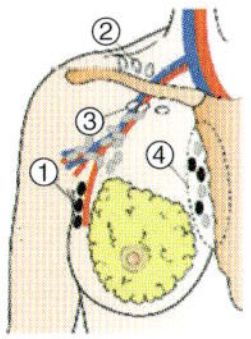

Regionäre Lymphknoten
1 Axillär
2 Supraklavikular
3 Intraklavikular
4 Intramammär

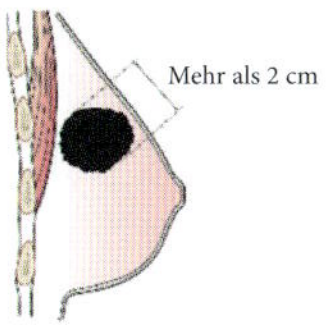

L2 (T2/T3)

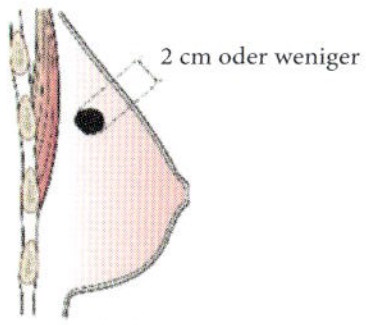

L1 (T1)

Literatur

1 Piñeros, M., Parkin, DM., and Brierley, J., (eds.) (2024). *User's Guide to Essential* TNM (IARC Technical Publications No. 48). Lyon, France: International Agency for Research on Cancer. Abrufbar unter: hhttps://publications.iarc.who.int/647.

Kindertumoren

Einführende Bemerkungen (siehe Seite 18)

Diese Klassifikationen sollen nicht die von den Klinikern für die Behandlung eines individuellen Patienten verwendeten, ersetzen, sondern die Sammlung von Staging-Daten erleichtern, die im Rahmen der Populations-basierten Register erhoben werden. Die Konsensustreffen von 2014 und 2019 empfahlen ein zweiarmiges mit detaillierteren Systemen (Arm 2) für gut ausgestattete Krebsregister und weniger detaillierteren Systemen (Arm 1) für Krebsregister mit begrenzten Ressourcen und Zugangsmöglichkeiten [1, 2]. Das essentielle TNM-System mit weniger Armen basiert auf der Reduzierung von mehrarmigen Systemen. Ein System mit drei Armen wird detaillierter sein als eine Unterteilung in zwei Arme ähnlich den Systemen, die von Klinikern in gut ausgestatteten Regionen verwendet werden. Diese werden nicht eingeschlossen aber zitiert wo es angebracht erscheint. Detaillierte Klassifikationsregeln können von der UICC-Website abgerufen werden [3].

Regeln zur Klassifikation

Die Klassifikationen gelten für maligne Kindertumoren.

Tumoren des Verdauungstraktes

Hepatoblastom

Arm 1 und 2

Lokalisiert	Tumor auf die Leber beschränkt eingeschlossen regionäre Lymphknotenmetastasen
Metastatisch	Fernmetastasen nachweisbar

Gut ausgestattete Krebsregister können zusätzlich die sogenannte PRETEXT-Klassifikation verwenden [4]. Die Pretext-Ziffer gibt das intrahepatische Ausmaß des Primärtumors zu Therapiebeginn wieder, basierend auf bildgebenden Verfahren.

TNM – Klassifikation maligner Tumoren, Neunte Auflage. Herausgegeben von James Brierley, Meredith Giuliani, Brian O'Sullivan, Brian Rous und Elizabeth Van Eycken. Übersetzung herausgegeben von Christian Wittekind.

I	Beteiligung eines Leberabschnitts* ohne Beteiligung von drei benachbarten Leberabschnitten
II	Beteiligung von bis zu zwei Leberabschnitten ohne Beteiligung von zwei benachbarten Leberabschnitten *oder* Tumor begrenzt auf caudalen Leberlappen
III	Beteiligung von zwei oder drei benachbarten Leberabschnitten ohne dass zwei benachbarte Leberabschnitte tumorfrei sind
IV	Beteiligung aller vier Leberabschnitte

Anmerkung

*Leberabschnitte werden in der PRETEXT-Klassifikation [4] festgelegt.

Knochen- und Weichteiltumoren

Osteosarkom

Arm 1 und 2

Lokalisiert	Tumor auf die Ursprungsregion beschränkt, eingeschlossen regionäre Lymphknotenmetastasen
Metastatisch	Fernmetastasen nachweisbar

Anmerkung

Diskontinuierliche Läsionen, Überspring-Metastasen oder Tumorzellaussaat im Knochen des Primärtumors gelten als lokalisierte Ausbreitung. Treten sie in einem anderen Knochen als dem des Primärtumors auf, gelten sie als metastatische Ausbreitung.

Ewing-Sarkom

Arm 1 und 2

Lokalisiert	Tumor auf die Ursprungsregion beschränkt eingeschlossen regionäre Lymphknotenmetastasen
Metastatisch	Fernmetastasen nachweisbar

Anmerkung

Diskontinuierliche Läsionen, Überspring-Metastasen oder Tumorzellaussaat im Knochen des Primärtumors gelten als lokalisierte Ausbreitung. Treten sie in einem anderen Knochen als dem des Primärtumors auf, gelten sie als metastatische Ausbreitung.

Rhabdomyosarkom

Arm 1

Lokalisiert	Tumor auf die Ursprungsregion beschränkt eingeschlossen regionäre Lymphknotenmetastasen
Metastatisch	Fernmetastasen nachweisbar

Arm 2

Eine modifizierte TNM-Klassifikation mit zusätzlichen günstigen und ungünstigen Prognosefaktoren wird empfohlen.

T – Primärtumor*

cTX Primärtumor kann nicht beurteilt werden
cT0 Kein Anhalt für Primärtumor

cT1 Tumor beschränkt auf einen anatomischen Bezirk
- cT1a Tumor 5 cm oder weniger in größter Ausdehnung
- cT1b Tumor mehr als 5 cm in größter Ausdehnung

cT2 Tumorausdehnung jenseits des anatomischen Bezirks
- cT2a Tumor 5 cm oder weniger in größter Ausdehnung
- cT2b Tumor mehr als 5 cm in größter Ausdehnung

N – Regionäre Lymphknoten

cNX Regionäre Lymphknoten können nicht beurteilt werden
cN0 Keine regionären Lymphknotenmetastasen
cN1 Regionäre Lymphknotenmetastasen

M – Fernmetastasen

cM0 Keine Fernmetastasen
cM1 Fernmetastasen

pTNM: Pathologische Klassifikation

Die pT-Kategorien entsprechen den cT-Kategorien

Anmerkung

*Siehe Seite 144 zur TNM Klassifikation für Erwachsene.

Prognostische Gruppeneinteilung

Die prognostische Gruppeeinteilung für Rhabdomosarkome schließt günstige anatomische Lokalisationen und ungünstige anatomische Lokalisationen ein.

Günstige anatomische Lokalisationen sind:

Orbita, Kopf- und Hals-Bereich (Kopfhaut, Glandula parotis, Mundhöhle, Larynx, Oropharynx, Wange, Hypopharynx, Schilddrüse, Nebenschilddrüse, Hals, ausgeschlossen paramenigeale Tumoren) urogenitale Tumoren (ausgeschlossen Blasentumoren und Prostatatumoren), Gallenblase und Gallengänge.

Ungünstige anatomische Lokalisationen sind:

Blase, Prostata, Extremitäten, Schädel, parameningealer Bereich (Mittelohr, Nasenhöhle, Nasennebenhöhlen einschließlich Tumoren, die sich in die Nasennebenhöhlen ausbreiten, Nasopharynx, Fossa infratemporalis, Fossa pterygopalatina, parapharyngealer Bereich), Rumpf, Retroperitoneum und alle anderen Lokalisationen, die nicht unter den günstigen anatomischen Lokalisationen aufgelistet sind.

Stadium I	Jedes T	Jedes N	M0	Günstige Lokal.
Stadium II	T1a, T2a	N0	M0	Ungünstige Lokal.
Stadium III	T1a, T2a	N1	M0	Ungünstige Lokal.
	T1b, T2b	Jedes N	M0	Ungünstige Lokal.
Stadium IV	Jedes T	Jedes N	M1	Jede Lokalisation

Weichteilsarkome (außer Rhabdomyosarkome)

Arm 1

Lokalisiert	Tumor auf die Ursprungsregion beschränkt eingeschlossen regionäre Lymphknotenmetastasen
Metastatisch	Fernmetastasen nachweisbar

Arm 2

Die TNM-Klassifikation für Weichteilsarkome der Extremitäten und des oberflächlichen Stamms für Erwachsene wird empfohlen, siehe Seite 144.

Gynäkologische Tumoren

Ovar*

Arm 1

Lokalisiert	Tumor auf ein oder beide Ovarien beschränkt
Regionär	Tumorausbreitung auf das Becken und/oder das Peritoneum außerhalb des Beckens und/oder retroperitoneale Lymphknoten
Metastatisch	Fernmetastasen nachweisbar, ausgeschlossen Peritonealmetastasen

Arm 2

Eine modifizierte FIGO-Klassifikation wird empfohlen:

Stadium IV	Fernmetastasen nachweisbar, ausgeschlossen Peritonealmetastasen
Stadium III	Tumorausbreitung auf das Peritoneum außerhalb des Beckens und/oder retroperitoneale Lymphknoten
Stadium II	Tumorausbreitung auf das Becken aber nicht auf Peritoneum jenseits des Beckens und nicht auf retroperitoneale Lymphknoten
Stadium I	Tumour auf ein oder beide Ovarien beschränkt

Alternativ kann die TNM/FIGO Klassifikation für Tumoren des Ovars für Erwachsene verwendet werden, siehe Seite 202.

Anmerkung

*Gilt für Keimzelltumoren des Ovars. Die Stadien der UICC entsprechen den FIGO-Stadien.

Urologische Tumoren

Hoden

Arm 1

Lokalisiert	Tumour auf Hoden beschränkt
Regionär	Tumorausbreitung auf regionäre Lymphknoten (interaortalkavale, paraaortale, parakavale, präaortale, präkavale, retroaortale, retrokavale und Lymphknoten entlang des Samenstrangs)
Metastatisch	Fernmetastasen nachweisbar, ausgeschlossen Peritonealmetastasen

Arm 2

Die TNM-Klassifikation für Hodentumoren für Erwachsene wird empfohlen (siehe Seite 219).

Nephroblastom (Wilms-Tumor)*

Arm 1

Lokalisiert	Tumor auf die Ursprungsregion beschränkt
Metastatisch	Fernmetastasen zum Zeitpunkt der Diagnose nachweisbar

Arm 2

Es gibt zwei wesentliche Staging-Systeme für Nephroblastome (Wilms-Tumoren). Die Klassifikation der Kinder-Onkologie-Gruppe/National Wilms Tumour Study Group (COG/NWTSG) wird nach chirurgischer Resektion aber vor einer Chemotherapie angewendet.

Falls präoperativ eine Chemotherapie gegeben wurde, dann wird die Klassifikation der internationalen Gesellschaft für pädiatrische Onkologie (SIOP) als präoperativ bezeichnet [5].

Anmerkung

*Gilt nicht für Nierenzellkarzinome.

COG/NWTSG

Basierend auf Befunden beim chirurgischen Eingriff für Patienten ohne vorangegangene Chemotherapie.

pStadium I: vollständig resezierter Tumor, begrenzt auf Niere

- Nierenkapsel intakt und ohne Infiltration
- Keine Invasion der Venen oder Lymphgefäße der Nierenbucht
- Keine Lymphknotenmetastasen oder hämatogene Metastasierung
- Keine vorausgegangene Biopsie
- Negative Resektionsränder

pStadium II: vollständig resezierter Tumor, mit Ausbreitung außerhalb der Niere

- Tumor durchbricht die Nierenkapsel
- Invasion der Venen oder Lymphgefäße der Nierenbucht
- Invasion der Nierenvene ohne Beteiligung des Resektionsrandes
- Keine Lymphknotenmetastasen oder hämatogene Metastasierung
- Negative Resektionsränder

pStadium III: Residualtumor oder nicht-hämatogene Metastasen, begrenzt auf Abdomen

- Beteiligung abdominaler Lymphknoten
- Infiltation des Peritoneums oder Implantatmetastasen
- Streuen des Tumors vor oder während des chirurgischen Eingriffs
- Makroskopischer Residualtumor im Abdomen
- Vorausgegangene Biopsie (einschließlich Feinnadelbiopsie) vor chirurgischer Entfernung der Niere
- Tumor infiltiert Resektionsränder

Stadium IV: Hämatogene Metastasen oder Ausbreitung außerhalb des Abdomens zum Zeitpunkt der Diagnose

SIOP

Basierend auf Befunden beim chirurgischen Eingriff für Patienten mit vorangegangener Chemotherapie.

ypStadium I: vollständig resezierter Tumor, begrenzt auf Niere
- Infiltration der Nierenkapsel ohne Erreichen der Kapseloberfläche
- Ausdehnung ins Nierenbeckensystem oder den Harnleiter ohne Infiltration
- Keine Infiltration der Blut- und Lymphgefäße der Nierenbucht

ypStadium II: vollständig resezierter Tumor, mit Ausbreitung außerhalb der Niere
- Tumor durchbricht die Nierenkapsel mit Ausbreitung in das perirenale Fettgewebe
- Tumor mit Infiltration der Nierenbucht und/oder der Blut- und Lymphgefäße außerhalb des Nierenparenchyms, vollständig resezierbar
- Tumor mit Infiltration benachbarter Organe oder der Hohlvene, vollständig resezierbar

ypStadium III: unvollständig resezierter Tumor mit makroskopischer oder mikroskopischer Ausbreitung jenseits der Resektionsränder
- Beteiligung abdominaler Lymphknoten, einschließlich Tumornekrosen oder Veränderungen durch Chemotherapie
- Tumorruptur vor oder während des chirurgischen Eingriffs
- Tumor durchbricht das Peritoneum
- Tumorthromben an den Resektionsrändern
- Biopsie (außer Nadelbiopsie) vor der Resektion

Stadium IV: Hämatogene Metastasen oder Ausbreitung außerhalb des Abdomens zum Zeitpunkt der Diagnose

Augentumoren

Retinoblastom

Arm 1

Lokalisiert	Intraokular
Regionär	Ausdehnung in Orbita oder regionäre Lymphknoten
Metastatisch	Fernmetastasen nachweisbar

Arm 2

Es wird empfohlen, das International Retinoblastome Staging System (IRSS) zu verwenden [6]. Diese Klassifikation wird nach einer Enukleation bestimmt und entspricht deswegen einer pathologischen Klassifikation.

Stadium 0	Der Tumor ist auf den Augapfel beschränkt, keine Enukleation
Stadium I	Enukleation mit negativen Resektionsrändern
Stadium II	Enukleation mit mikroskopischem Residualtumor
Stadium III	Ausdehnung in Orbita und/oder Metastasen in regionären Lymphknoten
Stadium IV	Fernmetastasen nachweisbar

Anmerkung

Gut ausgestattete Krebsregister werden die ausführliche Klassifikation verwenden wollen (siehe Seite 250).

Lymphome

Hodgkin-Lymphom

Arm 1 und Arm 2

Es wird empfohlen, die Lugano-Klassifikation (eine Modifikation der Ann-Arbor-Klassifikation) zu verwenden, wie sie auch für Erwachsene verwendet wird, siehe Seite 261.

Non-Hodgkin-Lymphome

Arm 1

Begrenzt	Keine Beteiligung von Knochenmark und/oder ZNS
Fortgeschritten	Beteiligung von Knochenmark und/oder ZNS

Arm 2

Das St. Jude/Murph-System wird zur Anwendung empfohlen [7].

Stadium I	Beteiligung einer Lymphknotenregion oder ein Tumorkonglomerat, ausgeschlossen Mediastinum und Abdomen
Stadium II	Lokalisierte einzelne Tumormasse mit regionären Lymphknoten oder zwei oder mehr Tumoren und/oder Lymphknotenregionen auf der derselben Seite des Zwerchfells oder ein vollständig resezierter Primärtumor mit/ohne regionäre Lymphknotenbeteiligung

Stadium III	Tumorkonglomerate und/oder regionäre Lymphknoten auf beiden Seiten des Zwerchfells *oder* primärer intrathorakaler Tumor (mediastinal, pleural oder im Thymus) *oder* ausgedehnte primäre intraabdominale Lymphomerkrankung *oder* paraspinaler Tumor *oder* epiduraler Tumor
Stadium IV	Beteiligung des Knochenmarks und/oder des ZNS

Leukämie

Akute lymphoblastische Leukämie (ALL)

Arm 1

CNS–	Keine klinischen Anzeichen* für eine Beteiligung des Zentralnervensystems (ZNS) und keine Blasten in der Zerebrospinalflüssigkeit (CSF) nachweisbar
CNS+	Klinische Anzeichen* für eine Beteiligung des ZNS oder Blasten in der CSF nachweisbar

Arm 2

Es wird die Anwendung des Staging Children's Oncology Group (COG) empfohlen, welches auf Anzeichen für eine Beteiligung des ZNS, dem Nachweis von Blasten in der CSF und der Leukozytenzahl (WBC) und Erythrozytenzahl (RBC) in CSF und Blut beruht [8].

CNS 1	Keine klinischen Anzeichen* für eine Beteiligung des ZNS und keine Blasten in CSF nachweisbar
CNS 2	Keine klinischen Anzeichen* für eine Beteiligung des ZNS, Blasten in CSF nachweisbar, mit folgenden Werten für die Leukozyten- und Erythrozytenzahl: WBC $< 5/\mu L$ in CSF *oder* WBC $\geq 5/\mu L$ in CSF und RBC $\geq 10/\mu L$ in CSF und WBC/ RBC in CSF $\leq$ 2x WBC/RBC in Blut
CNS 3	Klinische Anzeichen für eine Beteiligung des ZNS *oder* Blasten in CSF nachweisbar, mit folgenden Werten für die Leukozyten- und Erythrozytenzahl: WBC $\geq 5/\mu L$ in CSF und RBC $< 10/\mu L$ in CSF *oder* RBC $\geq 10/\mu L$ in CSF und WBC/ RBC in CSF $>$ 2x WBC/RBC in Blut

Anmerkung

* Klinische Anzeichen für eine Beteiligung des ZNS können sein: Radiologischer Nachweis einer intrakraniellen oder intraduralen Masse, Lähmung der Hirnnerven, Beteiligung von Auge oder Hirn, Auftreten eines hypothalamischen Syndroms (Fröhlich-Syndrom). Massen in den extraokularen Orbita, starke Kopfschmerzen und Augenschwellung (ohne Anhalt für Beteiligung der Hirnnerven) stellen keinen Nachweis einer ZNS-Beteiligung dar.

Zentralnervensystem

Astrozytom

Arm 1 und Arm 2

Lokalisiert	Lokalisierte Erkrankung
Metastatisch	Fernmetastasen nachweisbar

Medulloblastom, andere Embryonaltumoren des ZNS und Ependymom

Arm 1

Lokalisiert	Lokalisierte Erkrankung
Metastatisch	Ausdehnung der Erkrankung jenseits einer umgrenzten Lokalisation (z. B. andere Läsionen im Gehirn oder im Rückenmark, Tumorzellen im Liquor oder Fernmetastasen)

Arm 2

Es wird das Staging-System für Medulloblastome empfohlen, welches auf dem Ausmaß der Metastasen basiert [8,9]. Für den Eintrag im Krebsregister sollte die M-Kategorie wie auf Seite 259/260 gezeigt spezifiziert werden.

M0	Keine sichtbare Erkrankung außerhalb des Primärtumors mit bildgebenden Verfahren (MRI von Hirn und Rückenmark) und keine Tumorzellen in der Zerebrospinalflüssigkeit nachweisbar
M1	Tumorzellen in der Zerebrospinalflüssigkeit nachweisbar
M2	Sichtbare Metastasen im Hirn
M3	Sichtbare Metastasen im Rückenmark oder im kraniozervikalen Übergang
M4	Metastasen außerhalb des ZNS

Neuroblastom

Arm 1

Lokalisiert	Lokalisierte Erkrankung ohne Ausdehnung auf vitale Strukturen, beschränkt auf einen Körperbereich (Hals, Brust, Abdomen, Becken)
Lokoregionäre	Ausgedehnte Erkrankung ohne Fernmetastasen
Metastatische Erkrankung	

Metastatisch außer Stadium MS	Fernmetastasen
MS	Fernmetastasen beschränkt auf Haut, Leber und/oder Knochenmark bei Patienten, die weniger als 18 Monate alt sind

Arm 2

Es wird die Anwendung des Staging der International Neuroblastoma Risk Group Staging System (INRGSS) empfohlen [10], welches eine klinische Klassifizierung vor Beginn einer Behandlung oder eines chirurgischen Eingriffs vornimmt. Das System basiert auf Risikofaktoren, die mithilfe bildgebender Verfahren bei der Diagnose bestimmt werden (Image-defined Risk Factors, IDRFs*).

Stadium L1	Lokalisierte Erkrankung beschränkt auf einen Körperbereich (Hals, Brust, Abdomen, Becken) und ohne IDRFs. Isolierte intraspinale Tumorausdehnung, welche die IDRF-Kriterien nicht erfüllt, ist konsistent mit der Zuweisung von L1.
Stadium L2	Lokoregionärer Tumor bei Vorliegen von einem oder mehreren IDRF. Eine Ausbreitung auf ipsilateral benachbarte Strukturen ist konsistent mit der Zuweisung von L2 (z. B. ein linksseitiger Abdominaltumor mit Beteiligung der linken Brust). Dagegen liegt bei einem linksseitigen Abdominaltumor mit Beteiligung der rechten Brust (oder umgekehrt) eine metastatische Ausbreitung vor.
Stadium L3	Fernmetastasen (nicht benachbart zum Primärtumor) außer Stadium MS. Die Beteiligung von nicht-regionären Lymphknoten stellt eine metastatische Ausbreitung dar. Eine lokoregionäre Erkrankung liegt dagegen bei einem Tumor des oberen Abdomens mit vergrößerten mediastinalen Lymphknoten oder bei einem Beckentumor mit Beteiligung der inguinalen Lymphknoten vor. Ein Ascites- und/oder Pleuraerguss stellt selbst bei Vorhandensein maligner Zellen keine metastatische Ausbreitung dar, es sei denn, der Primärtumor befindet sich in einem entfernten Kompartiment.
Stadium MS	Fernmetastasen beschränkt auf Haut, Leber und/oder Knochenmark bei Patienten, die weniger als 18 Monate (547 Tage) alt sind, MIBG-Szintigraphie ohne Befund in Knochen und Knochenmark.

Anmerkungen

* Zu den Risikofaktoren (IDRFs) gehören:

- Tumor mit Ausbreitung in ein zweites ipsilaterales Kompartiment
  - Hals und Brust, Brust und Abdomen, Abdomen und Becken
- Halstumoren
  - Tumor umschließt Karotis und/oder A. vertrebralis und/oder V. jugularis interna
  - Tumor mit Ausbreitung in die Schädelbasis
  - Tumor drückt auf Trachea
- Tumoren des zervikothorakalen Übergangs
  - Tumor umschließt Wurzeln des Plexus brachialis
  - Tumor umschließt subklavikuläre Gefäße und/oder A. vertebralis und/oder Karotis
  - Tumor drückt auf Trachea
- Thoraxtumoren
  - Tumor umschließt Aorta und/oder große Aortenäste
  - Tumor drückt auf Trachea und/oder Hauptbronchien
  - Tumor des hinteren Mediastinum mit Infilration des Rippenwirbelgelenks zwischen T9 und T12
- Thorakoabdominale Tumoren
  - Tumor umschließt Aorta und/oder Hohlvene
- Tumoren des Abdomen und des Beckens
  - Tumor infiltriert Leberpforte und/oder Ligamentum hepatoduodenale
  - Tumor umschließt Äste der A. mesenterica superior an der Mesenterialwurzel
  - Tumor umschließt den Ursprung des Truncus coeliacus und/oder der A. mesenteriac superior
  - Tumor infiltriert einen oder beide Nierenstiele
  - Tumor umschließt Aorta und/oder Hohlvene
  - Tumor umschließt Gefäße des Beckens
  - Beckentumor mit Ausdehnung über die Sitzbeinöffnung hinaus
- Intraspinaler Tumor mit Ausbreitung in beliebige Strukturen
  - Invasion des Spinalkanals von mehr als einem Drittel in der Axialebene und/oder perimedulläre leptomeningeale Räume sind nicht sichtbar und/oder abnormales Rückenmarksignal
- Tumor mit Infiltration benachbarter Organe oder Strukturen
  - Perikard, Zwerchfell, Niere, Leber, Duodenum, Pankreas, Mesenterium

Literatur

1 Gupta, S., Aitken, J., Bartels, U. et al. (2016). Paediatric cancer stage in population-based cancer registries: the Toronto consensus principles and guidelines. *Lancet Oncology* 17: 163–172.

2 Gupta, S., Aitken, J., Bartels, U. et al. (2020). Development of paediatric non-stage prognosticator guidelines for population-based cancer registries and updates to the 2014 Toronto Paediatric Cancer Stage Guidelines. *Lancet Oncology* 21: 444–451.

3 Aitken, J.F., Youlden, D., O'Neill, L., Gupta S. et al. (eds.) (2021). *Childhood Cancer Staging for Population Registries According to the Toronto Childhood Cancer Stage Guidelines –Version* 2. Brisbane, Australia: Cancer Council Queensland and Cancer Australia. Available at http://www.iacr.com.fr.

4 Towbin, A.J., Meyers, R.L., Woodley, H. et al. (2018). 2017 PRETEXT: radiologic staging system for primary hepatic malignancies of childhood revised for the Paediatric Hepatic International Tumour Trial (PHITT). *Pediatr Radiol* 48:536–554.

5 Metzger, M.L. and Dome, J.S. (2005). Current therapy for Wilms' tumor. *Oncologist* 10: 815–826.

6 Chantada, G., Doz, F., Antoneli, C.B.G. et al. (2006). A proposal for an international retinoblastoma staging system. *Pediatr Blood Cancer* 47: 801–805.

7 Murphy, S.B. (1980). Classification, staging and end results of treatment of childhood non-Hodgkin's lymphomas: dissimilarities from lymphomas in adults. *Semin Oncol* 7: 332–39.

8 Harisiadis, L. and Chang, C.H. (1977). Medulloblastoma in children: a correlation between staging and results of treatment. *Int J Radiat Oncol Biol Phys* 2: 833–841.

9 Chang, C.H., Housepian, E.M. and Herbert, C., Jr. (1969). An operative staging system and a megavoltage radiotherapeutic technic for cerebellar medulloblastomas. *Radiology* 93 (6): 1351–1359.

10 Monclair, T., Brodeur, G.M., Ambros, P.F. et al. and the INRG Task Force. (2009). The International Neuroblastoma Risk Group (INRG) staging system: an INRG Task Force report. *J Clin Oncol* 27: 298–303.